NINA RUGE | DR. DR. MED. DOMINIK DUSCHER

Altern wird heilbar

Jung bleiben mit der Kraft der drei Zellkompetenzen

Inhalt

EIN WORT ZUVOR

Gestatten, wir sind die Autoren dieses Buches mit dem leicht provozierenden Titel „ALTERN WIRD HEILBAR“:
NINA RUGE, Jahrgang 1956. Durchschnittliche Lebenserwartung einer Frau dieses Jahrgangs in Deutschland: etwa 69 Jahre.
Dr. Dr. med. DOMINIK DUSCHER, Jahrgang 1987. Durchschnittliche Lebenserwartung eines Mannes dieses Jahrgangs in Deutschland: etwa 72 Jahre.

Obwohl der eine von uns beiden, Dr. DUSCHER, ein Mann ist – und Männer ja bekanntlich in etwa sieben Jahre früher das Zeitliche segnen als Frauen – wird Dominik wahrscheinlich eine höhere Lebenserwartung haben als Nina. Diese Erkenntnis ist nicht neu. Aber das Wissen um die Ursachen seines längeren Lebens ist hoch aktuell.
„Man baut halt ab.“ „Das ist der Zahn der Zeit.“ „Es geht nicht mehr so gut wie früher.“ Volksmund tut Wahrheit kund? Zum Thema Alterung verkündet des Volkes Mund sicherlich das, was viele Menschen fühlen. Doch die Unerbittlichkeit des Verfallsprozesses nährt sich aus Unwissenheit. Körper und Geist nutzen sich im Laufe der Jahrzehnte ab wie Sommerreifen auf heißem Asphalt? Irgendwann ist das Profil runtergefahren, ist das Ding platt?
Wir können aufatmen. So brutal einfach läuft die Sache mit dem Altern nicht. Denn zum Glück ist der menschliche Körper ein Wunderwerk. Und dieses Wunderwerk zeigt keinen schlichten Abrieb wie der Autoreifen. Die aktuellen Erkenntnisse der physiologischen und genetischen Altersforschung legen komplexe Prozesse der altersbedingten Systemstörungen frei, und damit keimt Hoffnung auf.
Denn diese vielfältigen Abläufe betreffen nicht einzelne Organe, bedeuten nicht Kapitulation des Herz-Kreislauf-Systems oder bestimmter Areale des Gehirns. Nein. Das Altern beginnt im Detail,

im Kleinen. Es beginnt in der Zelle – ja, „die Geburt des Todes" ist sogar noch viel kleiner dimensioniert: Sie wird auf molekularer Ebene definiert.
„Wie schrecklich!", mögen Sie denken. Dann löst sich der Körper ja geradezu von seiner Substanz her von ganz innen auf! Wir dürfen Sie beruhigen. Denn das Gegenteil ist der Fall. Wissen ist Macht. Und das Wissen über die zellulären Prozesse eröffnet uns die Chance auf Einflussnahme. Faktisch wurde das ja schon längst bewiesen! Dominik wird, statistisch gesehen, länger leben als Nina, weil Medizin und Erkenntnisse über gesunde Lebensweise Jahrgang für Jahrgang das Leben verlängern halfen. Dem ist so. Allerdings wissen wir erst heute, Anfang des 21. Jahrhunderts, ein wenig mehr über die genauen Mechanismen der Lebensverlängerung. Und exakt diese Spur eröffnet uns weitere ungeahnte Chancen. Jedem von uns. Egal, welcher Jahrgang.
Moment, sagen Sie jetzt vielleicht. Was ist denn mit den altersbedingten Krankheiten? Was ist mit Alzheimer, Altersdiabetes, Osteoporose, Arthrose, was ist mit Herzinfarkt und Schlaganfall? Wo liegen da die ungeahnten Chancen?
Müssen wir nicht, wenn wir ehrlich sind, das Alter als eine Krankheit betrachten?
Die modernen Forschungserkenntnisse lassen uns da zum Glück in eine neue Richtung denken. Wenn wir die molekularen, die zellulären Prozesse des Alterns kennen, dann können wir das Altern selbst als Ursache behandeln – und nicht die altersbedingte Krankheit als dessen Symptom.
Doch wie kann das gehen? Kann man das Altern therapieren? Und wenn ja, wie? Das Alter selbst zu behandeln würde ja bedeuten, auf Zellebene einzugreifen. Wie kommen wir denn an diese heran? Die Antwort lautet: Mit Medikamenten, mit Nahrungsergänzungsmitteln, mit stimulierender Ernährung und Lebensweise, mithilfe von Fasten, Fremdblut, Stammzellen … Wird Ihnen schwindelig?

Genau das wollen wir erreichen. Wir wollen, dass Ihnen schwindelig wird angesichts der Möglichkeiten, die die moderne Zellforschung eröffnet. Sie gibt uns sanfte (und auch nicht ganz so sanfte) Zell-Booster an die Hand, um die drei elementaren Kompetenzen unserer Zellen zu vitalisieren:

- Die natürliche Zellerneuerung
- Die Stabilisierung der Energieerzeugung in der Zelle
- Die Entgiftungsprozesse auf Zellebene

Wenn wir diese drei elementaren Kompetenzen unserer Zellen verstehen, werden wir erkennen, wie wir sie gezielt stärken können. Diesem Verstehen und Fördern gilt dieses Buch. Deshalb ist es auch in drei große Teile gegliedert und ein jedes widmet sich einer dieser Zellkompetenzen.

UNSERE ZUSAMMENARBEIT

Wir haben dieses Buch von Seite 1 bis Seite 352 gemeinsam geschrieben und diese Zusammenarbeit funktionierte so: Dominik hat den gesamten wissenschaftlichen Input geliefert, hat den Denkansatz, die Struktur entwickelt, hat seine eigenen Forschungsergebnisse eingebracht. Er hat die schier unendliche Fülle an Studien gesichtet und das seriöse Wesentliche, die Grundlagen für das Verständnis bis hin zu den brandaktuellen wissenschaftlichen Erkenntnisse zur Verfügung gestellt. Nina hat aus diesem hoch anspruchsvollen Konvolut etwas gemacht, das – so hoffen wir jedenfalls – die Faszination des Themas so spannend formuliert, dass jeder interessierte Nichtfachmann und jede neugierige Nichtfachfrau geradezu lustvoll eintauchen mag in die Welt der Stammzellennester, Zombiezellen und Miniaturkraftwerke ihrer Körper …, die jeden Tag um einen Tag älter und damit um einen Tag leistungsschwächer werden. Es geht in diesem Buch auch darum, was jeder Einzelne dagegen tun kann.

Wir haben diejenigen Passagen durch Kursivdruck kenntlich gemacht, die jeweils ganz eigene Erfahrungen, Erkenntnisse oder Einschätzungen von einem von uns beiden sind. Alles andere ist nicht dividierbares Gemeinschaftswerk.

Also dann! Wir wünschen Ihnen beim Lesen jede Menge Gänsehaut, Aha!-Effekte sowie Impulse fürs Verändern der Lebensweise – und am Ende eine gute Portion geballten Optimismus. Denn Altern wird heilbar!

Einleitung

» Wissen ist Macht – auch Macht über den Tod? Dieser Frage möchten wir zunächst den roten Teppich ausrollen. Die Antwort können Sie im Anschluss nur selbst geben. Sie erhalten einen Überblick über die rund 300 Theorien des Alterns – und werden nachvollziehen können, wie sich die Erklärungstheorien unseres unerbittlichen Verfallsprozesses mit der exponentiellen Zunahme der wissenschaftlichen Erkenntnisse immer weiter differenzierten und beeindruckende tödliche Stringenz entwickelten – und Sie werden eine gewisse Erleichterung verspüren. Denn wir bringen Licht in den Theoriendschungel. Dr. DUSCHER hatte die kühne Idee, nach den biochemischen und mikrobiologischen Wurzeln zu suchen, die sämtlichen Prozessen des Alterns zugrunde liegen. Dieser Denkansatz ist kein Hexenwerk, denn die Forschung auf dem Gebiet der Zellbiologie explodiert derzeit geradezu. Doch die wesentlichen und neuesten Ergebnisse der Zellbiologie im Zusammenhang mit der Altersforschung zu betrachten und dabei drei wesentliche Zellkompetenzen für unser Leben und Überleben zu erkennen, die den Alterungsprozess nicht nur erklärbar machen, sondern es auch ermöglichen, dem Altern das Siechtum zu nehmen – das ist neu, und es ist verbunden mit dem Gefühl der Erleichterung.

» Hier also der einführende Überblick über den Dschungel der Alterungstheorien und die kühle Erkenntnis des Ursprungs der Alterung auf der Ebene unserer Zellen. Denn diese lautet, dass die drei Zellkompetenzen Erneuerung, Energieerzeugung und Entgiftung mit der Zeit versagen.

ALTERN – EINES DER GROSSEN GEHEIMNISSE BIS HEUTE

„Das Leben ist
eine vorübergehende Verschleierung
tödlicher Wahrheiten."
RAINER KOHLMAYER

An meinem 60sten Geburtstag wurde mir (Nina) die Sache mit der Verschleierung zum ersten Mal so richtig bewusst. So richtig, weil überraschend, ja fast beleidigend – und auf jeden Fall desillusionierend. Ein paar Wochen vorher kamen die üblichen freundlichen Journalisten-Anfragen: Kleine Interviews zu meinem „runden Geburtstag". Und da ging es schon los.
Merkwürdig. Zehn Jahre zuvor wurde die Zahl noch einigermaßen locker ausgesprochen: kleine Interviews zu meinem „50sten". Immer mal versteckte Avancen zum Thema „körperlicher und geistiger Verfall". Ob denn die 50 so etwas wie eine „Schallmauer" sei in meinem Fernsehberuf, da komme es ja so arg auf die Optik an …
Ich nahm das nicht ernst. Schließlich sind wir Babyboomer so fit wie keine Generation vor uns. Für mich war stets klar: Das biologische Alter macht uns mindestens ein Jahrzehnt jünger …
Doch zum „60sten" war das völlig anders. Die – deutlich jüngeren – Journalist/innen vermieden die Zahl 60 so konsequent, dass mir mulmig wurde. Was ist denn an der 60 dran, dass Herr oder Frau Gesprächspartner sie noch nicht mal auszusprechen wagte? Ich merkte wohl: Irgendwie geschah das durchaus zu meinem Schutz. Das war nett gemeint. Als gäbe es eine unausgesprochene, „verschleierte" Übereinkunft, den mit der Zahl 60 verbundenen, nun wirklich unübersehbaren Verfall bloß nicht zu adressieren.
Bei der dritten in dieser Weise verschwurbelten Anfrage ging ich in die Offensive: „Sprechen Sie die Zahl ruhig aus! 60 – das ist doch keine Krankheit!" Freundliches Lachen war die Reaktion. Die Verschleierung nahm damit aber durchaus kein Ende.

60 Jahre alt zu werden – das hat in den Köpfen und Gefühlen von Jüngeren offenbar so stark den Beigeschmack von Degeneration, dass Menschen, die diese Altersgrenze überschreiten, halbbewusst und unumkehrbar, in den Verdacht des Überschreitens der Haltbarkeitsgrenze gelangen.
Entrüstung hilft hier nicht viel weiter. Vielmehr die Frage: Was ist denn dran an der „tödlichen Wahrheit" ab 60, einer Grenze, die sicherlich willkürlich gesetzt ist? Wann beginnt der Alterungsprozess? Was läuft da ab in unserem Körper? Wie weit sind die unerbittlichen Kaskaden des Verfalls schon entschlüsselt? Und was heißt denn eigentlich „natürlicher Tod"? Gibt es den überhaupt? Müssen wir nicht vielmehr – nüchtern betrachtet – das Altern als Krankheit betrachten, als die tödlichste Krankheit auf unserem Planeten? Und wenn Altern eine Krankheit ist, ist es dann nicht auch möglich, Heilmittel dagegen zu entwickeln? Darum geht es in diesem Buch.

DAS WICHTIGSTE ZUERST

Wir wissen, dass wir noch sehr, sehr wenig wissen. Altern ist ein so hochkomplexer, multipler Prozess auf allen Ebenen unseres Organismus – also der Organe, Gewebe und Zellen –, der bis heute in keiner Weise als wissenschaftlich entschlüsselt gelten kann. Weshalb also genau die Lebensdauer von Zellen, Geweben, Organen begrenzt ist: Niemand kann das exakt definieren. Es gibt allerdings über 300 verschiedene Theorien dazu und keine ist für sich allein in der Lage, uns verlässlich die Hintergründe des unerbittlichen Sterbenmüssens aller Kreatur zu erklären.
Doch noch nicht mal darüber ist man sich einig: Darf denn in den Totenschein von Seiten des Arztes auch tatsächlich „Alter" als Todesursache eingetragen werden? In sehr vielen Ländern lassen die ärztlichen Richtlinien „Alter" alleine begrifflich als Todesursache nicht mehr zu.

Also muss immer eine Krankheit zum Tode führen – an „Alter" kann man nicht sterben? Aber man stirbt doch an Krankheiten, für die fortgeschrittenes Alter der größte Risikofaktor ist? So sehen es heute Forschung und Wissenschaft.

ZWEIERLEI ALTERUNGSPROZESSE

Wir unterliegen demnach zwei verschiedenen Formen von Alterung. Zum einen dem „primären Altern". Das sind alle Prozesse der Degeneration und des Funktionsverlustes, die unseren Körper alt machen, degenerieren lassen – und diese Prozesse laufen in unseren Körperzellen ab, unerbittlich. In manchen Zelltypen schneller, in manchen langsamer – aber sie sind es, die verhindern, dass wir ewig leben. Mit diesen Prozessen und den jüngsten wissenschaftlichen Erkenntnissen dazu beschäftigen wir uns im Folgenden sehr viel genauer. Und wir wollen wissen: Können diese Funktionsverluste beeinflusst werden? Können wir zumindest Aufschub gewinnen? Und wenn ja, wie?

Bislang ging da gar nichts. In der Geschichte der Menschheit bestimmen die Prozesse des primären Alterns unsere maximale Lebensdauer, und die liegt – wie wir schon in der Bibel lasen – unverrückbar bis heute bei etwa 120 Jahren.

Der älteste Mensch, dessen Lebensdauer wissenschaftlich dokumentiert ist, war eine Französin. JEANNE CALMENT war ihr Name. Sie starb mit 122 Jahren und 164 Tagen – sie lebte vom 21. Februar 1875 bis zum 4. August 1997.

Wird also ein Mensch nicht von Krankheiten heimgesucht, auch nicht im hohen Alter, können ihn die Zellen seines Körpers bisher maximal rund 120 Jahre lang lebendig halten. Das kommt nur sehr, sehr selten vor – und schon sind wir beim „sekundären Altern". Das sind all die Faktoren, die uns deutlich früher sterben lassen als im biblischen Alter von 120 Jahren: Vor allem suchen uns Krankheiten heim und wir bringen uns partiell selber um, aufgrund unseres ungesunden Lebensstils. Bewegungsmangel, schlechte Ernährung, Fettleibigkeit, Sucht – die Liste der möglichen Selbststörungen ist lang und variantenreich. Glücklicherweise sind aber heute so viele Menschen an ihrer Selbsterhaltung und damit an gesunder Lebensführung interessiert und die Medizin hat dermaßen große Fortschritte gemacht und steht für die breite Bevölkerung zur Verfügung, dass wir uns zumindest in der westlichen Zivilisation Schrittchen für Schrittchen der maximalen Lebensdauer annähern können. 120 Jahre! Das wäre doch was!

Halten wir also fest: Der schleichende Funktionsverlust der Zellen unseres Körpers lädt sozusagen Krankheiten dazu ein, sich in uns breitzumachen und uns irgendwann umzubringen. Ist Alter also keine Krankheit, sondern ermöglicht das Alter vielmehr der Krankheit, sich in uns breitzumachen?

Immerhin: In der Weltgesundheitsorganisation (WHO) ringt man gerade intensiv und hitzig um genau diese Frage: Sollen wir Alter als Krankheit definieren? Oder öffnen Alterungsprozesse Tür und Tor für Krankheiten aller Art, allen voran für die sogenannten „Alterskrankheiten“ wie Schlaganfall, Herzinfarkt, Diabetes mellitus, Arthrose und Demenz? Diese Unterscheidung ist Milliarden wert, genauer gesagt, sie könnte weltweit die Krankenkassen zwingen, finanzielle Schleusen zu öffnen für Gesundheitsdienstleistungen im Alter. Der Hintergrund: Die WHO erstellt die wesentliche Richtlinie mit dem klingenden Namen „Internationale statistische Klassifikation von Krankheiten und damit zusammenhängenden Gesundheitsproblemen“ – kurz ICD. Derzeit wird an der elften Fassung gearbeitet. Aufgelistet sind – Achtung! – *alle* bisher bekannten Krankheiten des Menschen. Und was als Krankheit gilt, muss auch behandelt werden. Und was behandelt wird, kostet Geld und muss von den Kostenträgern mehr oder weniger erstattet werden. Jede bislang bekannte Krankheit erhält von der ICD einen Code. Jetzt geht es also darum, ob „Alter“ einen Code bekommen soll.

Das dürfte auch deshalb noch für einige Diskussionen sorgen, weil ja auch „Krankheit“ kein glasklar definierter Seinszustand ist, sondern ziemlich dehnbar. So definiert das Sozialversicherungsrecht „Krankheit“ als eine Störung des körperlichen oder seelischen Wohlbefindens und somit als eine Abweichung von der Norm „Gesundheit“ (vgl. § 120 Abs. 1 Ziffer 1 ASVG, wonach Krankheit „ein regelwidriger Körper- oder Geisteszustand ist, der die Krankenbehandlung notwendig macht“). Tja, was ist nun „regelwidrig“? Vor 1949 fand man zum Beispiel psychische Störungen zwar merkwürdig, aber nicht regelwidrig! Wer unter Depressionen litt, unter Schizophrenie, Autismus oder Angststörungen, hatte sich das irgendwie selbst zuzuschreiben. Als klassisch krank galt man damals damit nicht. Und auch nicht als behandlungsbedürftig. Erst 1949 wurden psychische Erkrankungen in die ICD der Weltgesundheitsorganisation aufgenommen.

Und es kommt noch verrückter: Bis 1974, man mag es nicht glauben, galt Homosexualität in der hochseriösen ICD als psychische Störung und behandlungsbedürftig. Alzheimer und Osteoporose dagegen wurden nicht als Krankheiten eingestuft, sondern als „normales Altern“ und damit als unvermeidlich sowie unbehandelbar. Gegen Alzheimer ist bis heute noch kein Kraut gewachsen, aber als klar identifizierbare Krankheiten gelten natürlich beide. Die moderne Diagnostik macht’s möglich, den Schwund an Knochendichte bei Osteoporose wie auch die Plaques-Bildung im Gehirn mitsamt Abbauprozessen von ganzen Gehirnarealen bei Alzheimer nachzuweisen. Beide Erkrankungen sind in der aktuellen ICD-Statistik aufgeführt.

Die WHO-Klassifizierung der Krankheiten ist ein ungeheuer komplexes statistisches Monster – und von enormer Bedeutung. Denn erst, wenn in diesem international anerkannten Regelwerk eine Störung als Krankheit deklariert wird, kann die wissenschaftliche Forschung zur Diagnose und Therapie in großem Maßstab beginnen. Als beispielsweise der Autismus aufgenommen wurde, stieg erst dann die Arzneimittelindustrie in die pharmakologische Forschung ein, erst dann wurde eine klassische Diagnostik entwickelt, erst dann konnte den Betroffenen zumindest ansatzweise geholfen werden.

Kaum auszudenken, was losgetreten würde, wenn man Altern als Krankheit definierte! Die moderne Altersforschung würde geradezu explodieren, es würden Arzneimittel gegen die Krankheit Alter in noch wesentlich größerem Umfang entwickelt, klinisch bewertet und zugelassen, als das heute der Fall ist. Besonders die kalifornische Start-up-Szene zeigt uns ja jetzt schon, welche Power der Zukunftsmarkt „Altersprävention und -therapie“ entwickeln wird. Käme noch eine massive politisch und öffentlich finanzierte Pflicht zur „Altersbehandlung“ hinzu, würde das einen gigantischen Schub für die Lebenserwartung von Millionen bedeuten.

Aber doch bitte nicht um jeden Preis! Medikamentöse oder maschinell unterstützte Lebensverlängerung nur dann, wenn wir wirklich etwas davon haben, oder? Wenn wir das längere Leben nicht mit längerem Leiden bezahlen? Deshalb wird hier der Faktor Lebensqualität ins Zentrum rücken. Auch ins Zentrum dessen, was Krankenversicherungen bezahlen werden und was nicht, unabhängig davon, ob Alter nun als Krankheit eingestuft werden wird oder nicht. Wer sich gerne mit Formelwerken beschäftigt, dem seien die Kosten-Nutzen-Analysen nach QALYs (kurz für: qualitätskorrigiertes Lebensjahr) empfohlen. Dieses Bewertungssystem haben Gesundheitsökonomen zur Kosten-Nutzwert-Analyse von Therapien im Alter entwickelt. Es gibt Aufschluss über die aktuelle Lebensqualität im Vergleich zu völliger Gesundheit.

Da steckt natürlich jede Menge Sprengstoff drin. Wie viel bzw. wie wenig Lebensqualität muss gegeben sein, um bestimmte Therapien anzusetzen bzw. abzubrechen? In diesem ethisch-/ökonomischen Abwägungsdilemma befinden wir uns ja bereits heute.

Würde Alter als Krankheit klassifiziert, erhielte das natürlich eine ganz neue Brisanz. Aber schön langsam! Die gewichtige US-Gesundheitsbehörde Food-and-Drug-Administration (FDA) sieht die ganze Angelegenheit sowieso viel strikter als die WHO. Für sie ist und bleibt Altern ein normaler physiologischer Vorgang und ist demnach nicht als Krankheit zu bewerten, basta. Und die FDA bestimmt in den USA, wo es langgeht.
Spätestens jetzt müssen wir natürlich fragen: Wie schätzt denn der Durchschnittsbürger das Phänomen Altern ein? In Finnland wurden kürzlich 3000 Laien, 1500 Ärzte, 1500 Krankenschwestern und 200 Abgeordnete des Parlaments gefragt: „Welcher Zustand des Seins ist als Krankheit zu bewerten – und welcher nicht?" Natürlich wurden sämtliche Krebsarten als Krankheit angesehen – dagegen das Altern selbst und auch seine Begleiterscheinungen durchweg nicht, also weder der altersbedingte Muskelverlust (Sarkopenie) noch andere Symptome wie Falten oder Haarausfall. Auch Ärzte sahen hier keinerlei Hinweise auf eine Krankheit.
Vielleicht kann man es so formulieren: Der mit den Jahren schleichende Funktionsverlust von Zellen und Geweben führt zu etlichen Symptomen, die wir als „normales Altern" empfinden. Von Organ zu Organ beginnt dieser Prozess der Einschränkung übrigens in sehr unterschiedlichen Lebensphasen. So erschlafft das Unterhautfettgewebe, weil die nötigen Strukturproteine nur ungenügend „nachgeliefert" werden. Dieser Prozess beginnt schon mit Mitte 20, wird als Falten und „hängende Gesichtspartien" aber erst ab etwa 50 so richtig erkennbar. Das hormonelle System produziert weniger Hormone – die Degeneration der weiblichen Geschlechtsorgane beginnt bereits mit Ende 20 und führt über abnehmende Fertilität unerbittlich zur kompletten Unfruchtbarkeit. Oder nehmen wir die Lunge: Sowohl Lungenbläschen als auch die sie umgarnenden Kapillaren werden weniger, die Elastizität des Gewebes nimmt ab – es kommt zu Atemnot und deutlich gerin-

gerer Belastbarkeit. Hier spielen Umweltfaktoren und Lebensstil eine Riesenrolle: Ein 50-Jähriger, der sein Leben lang rauchte, kann die Atemnot eines 75-jährigen Nichtrauchers aufweisen. Wie gesagt, all diese Symptome des Alterns werden bisher gemeinhin als „natürlich" und „nicht krank" empfunden. Wie relativ eine solche Einschätzung sein kann, zeigt sich zum Beispiel an Fettleibigkeit. Auch diese sahen die meisten Teilnehmer der Umfrage nicht als Krankheit an, genauso wenig wie Transsexualität, obwohl beides offiziell als Krankheit eingestuft wird, auch im ICD. Dicke Menschen sieht man überall – so vielleicht die halbbewusste Einschätzung, es muss also „normal" und damit nicht krankhaft sein. Was unverrückbar feststeht: Altern ist eindeutig für jeden von uns zunächst der Prozess der primären Alterung, also ein schleichender, kaum merklicher Funktionsverlust von Zellen, Geweben und Organen, bis wir schließlich so geschwächt sind, dass unser Seinszustand in eine altersbedingte Krankheit kippt, ins sekundäre Altern.

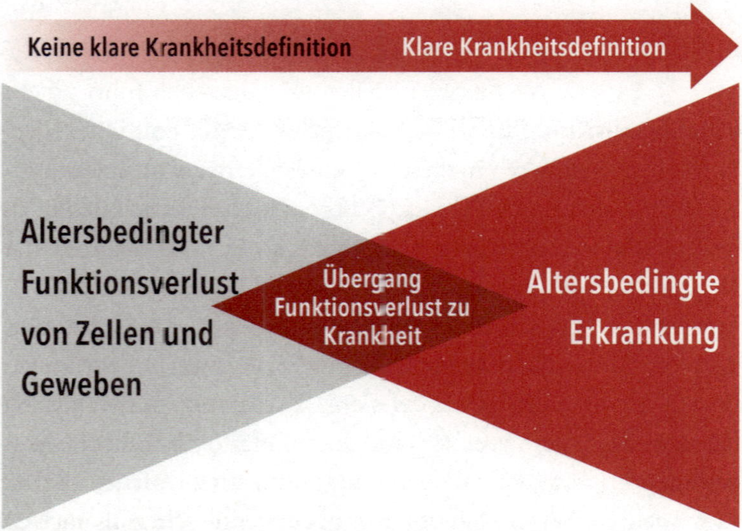

Allmählicher Übergang von Funktionsverlust durch Alterung zu altersbedingten Krankheiten

Vorausgesetzt, man findet heraus, welche komplexen Prozesse das primäre Altern, also den schleichenden Funktionsverlust der Zellen, bedingen, dann könnte es doch möglich werden, die Degeneration, wenn schon nicht aufzuhalten, so aber doch zumindest zu verlangsamen. Auf diese Weise können uns altersbedingte Krankheiten erst in deutlich höherem Alter heimsuchen. Und das möglichst weit in Richtung der vorläufigen Schallmauer von 120 Jahre. Will heißen: Je mehr wir über die zellulären Prozesse des Alterns wissen, desto größer wird die Chance, die „Healthy Life Expectancy" (HALE) auszudehnen, also die Zeitspanne unseres Lebens, die wir bei guter Gesundheit verbringen dürfen.

Mit diesem zentralen Aspekt des Alterungsprozesses, der zellulären Alterung, werden wir uns in den weiteren Kapiteln intensiv beschäftigen. Licht ins Dunkel dieser komplexen Kaskade habe ich (Dominik) gebracht, indem ich die drei Zellkompetenzen definierte, die sich im Zuge des Alterns verändern und zu Funktionsverlusten führen. Natürlich zeige ich auch, welche Möglichkeiten sich abzeichnen, diese Degeneration aufzuhalten.

VON DER SINNHAFTIGKEIT DER „ALTERSKRANKHEIT"

Vorneweg müssen wir in diesem Kapitel allerdings noch eines abschließend diskutieren: Würde es denn nun Sinn machen, Altern als Krankheit zu definieren? Und wenn ja – ab welchem Grad der Degeneration gilt man dann als „alterskrank"?

Konsequent weitergedacht, müsste man einen gewissermaßen „idealen" Gesundheitszustand als Messlatte anlegen, um einen Beginn der Alterskrankheit definieren zu können – das Lebensalter nämlich, in dem der „Zustand des vollständigen körperlichen, geistigen und sozialen Wohlbefindens und in Abwesenheit von Krankheiten" (WHO-Definition von „Gesundheit") am häufigsten anzutreffen ist. Der gesundheitliche Peak, die optimale gesundheitliche Fitness haben wir (oder vielmehr, hatten wir), halten Sie sich fest, im Alter von 25 Jahren. Wenn wir nun viele, viele Biomarker (also Zellfunktionen, Genexpressionsmuster, Enzyme, Hormone etc.) für diesen Idealzustand zusammentragen würden, gewissermaßen ein Biomarker-Set der optimalen Gesundheit, dann könnte man eine ganz individuelle Schwelle festlegen, ab welcher man die Abweichung von diesem Top-Zustand als „Krankheit" bezeichnen sollte. Mithilfe von biometrischen Chips, die unter die Haut gepflanzt werden, wäre das in absehbarer Zeit ein Leichtes.

Was heißt das für die Altersforschung, für die Altersprophylaxe und für die Alterstherapie? Das könnte bedeuten, dass bereits dann, wenn noch keine sekundäre Alterung eingesetzt hätte, also noch keine altersbedingten Krankheiten aufgetreten sind, eine Krankheit diagnostiziert und ihr auch gegengesteuert werden könnte. Also noch bevor die primären Alterungsprozesse den Gesamt-Gesundheitszustand eines Menschen gefährlich haben abstürzen lassen. Das wiederum würde bedeuten, dass eine medizinische Behandlung schon viel früher einsetzen sollte und müsste, als es bislang der Fall ist. Die Forschung wäre noch sehr viel stärker angehalten, ein systematisches Verständnis der Alterungsprozesse zu ermöglichen. Die Gesundheitsindustrie würde in ganz neuen Dimensionen den Kampf für eine gesunde und produktive Langlebigkeit angehen, die Technologien für eine medizinische Behandlung des Alterns würden förmlich explodieren. Und, was besonders wichtig ist: Die Bevölkerung müsste verstehen lernen, dass das Altern kein Prozess sein muss, dem man hilflos ausgeliefert ist. Vielmehr würde ein neues Bewusstsein dafür entstehen, dass wir der „Krankheit Altern", ob primär oder sekundär, aktiv entgegentreten können.

Was für eine Perspektive! Was braucht es dazu, um sie Wirklichkeit werden zu lassen? Zunächst natürlich mehr und mehr Kenntnisse über den systematischen Alterungsprozess. Bevor wir also die brandneuen Erkenntnisse über die drei Zellkompetenzen und ihre elementare Rolle beim primären Alterungsprozess entwickeln, braucht es einen kleinen – zugegeben rudimentären – Überblick über die wichtigsten der über 300 Theorien dazu. Keine Sorge, es wird unterhaltsam!

EINE TÖDLICHE KRANKHEIT?

„Alter ist eine der tödlichsten Krankheiten auf unserem Planeten."

DAVID SINCLAIR

Diese nicht wirklich gemütliche Feststellung stammt von einem Professor an der Harvard Medical School, der also der Meinung ist, dass Alter eine Krankheit sei. Folglich müsste diese Krankheit – je mehr wir über die Mechanismen der Alterungsprozesse wissen – auch zunehmend heilbar bzw. zu lindern sei.

Dies lässt hoffen, dass irgendwann viele der gruseligen Begleiterscheinungen des Alterns etwas weniger gruselig sein mögen. Doch die nackten Tatsachen zum körperlichen Verfall bleiben bis dahin leider so fies, wie sie sind: Wir finden leider, leider fürchterlich viele Prozesse der Selbstzerstörung in unserem Körper. Entsprechend viele wissenschaftliche Theorien, Hypothesen und Teilerklärungen kursieren also zu dem unerbittlichen Degenerationsprozess, dem wir, dem unser Körper ausgesetzt ist. Und das Zusammenspiel der vernichtenden Kaskaden – wenn es auch bis heute noch so gar nicht im Detail geklärt ist – zwingt jeden von uns früher oder später in den Totentanz. Das einzig Sichere im Leben ist und bleibt nun mal der Tod.

Deshalb müssen Sie jetzt beim Weiterlesen ganz stark sein. Wir führen Ihnen die wichtigsten Erkenntnisse und die daraus abgeleiteten Theorien des Alterns vor – und Sie werden am Ende des

Kapitels unendlich froh sein: Darüber, dass Sie leben dürfen. Hier und jetzt. Noch.

VON DEN EVOLUTIONSTHEORIEN

Fangen wir mit den Theorien an, die fast etwas Versöhnliches haben, weil sie unsere Sterblichkeit in den ganz, ganz großen Zusammenhang der Weltentwicklung stellt.

Begonnen hat die Evolution ja freundlicherweise mit der Unsterblichkeit. Die schlichteren Einzeller wie das Pantoffeltierchen haben zumindest die theoretische Chance, Milliarden Jahre zu erleben. Auch Bakterien, Hefen, Amöben, Polypen gehören zu diesen Privilegierten. Sie bezahlen natürlich dafür. Denn sie kennen weder Sex noch geschlechtliche Fortpflanzung. Sie vermehren sich sterbenslangweilig durch schlichte Zellteilung. Da ihr genetisches Material damit brav immer weiter und weiter gegeben wird, wenn es nicht tödlich mutiert oder der Einzeller vom Feind gefressen wird – leben diese Organismen also gewissermaßen ewig. Wir Menschen sind zu 90 Prozent immer noch genauso unterwegs. Rund 90 Prozent der Gesamtheit unserer Körperbestandteile werden binnen sieben Lebensjahren komplett ersetzt. Wir leisten uns also regelmäßige, aufwendige Totalüberholungen. Wie ein Oldtimer, der endlos auf den Straßen herumrollen kann, wenn regelmäßig und penibel alle Teile, die kaputtgehen können, ausgetauscht werden.

Wir verfügen sogar über großartige Reparaturmechanismen unserer Steuerungseinheiten, unseres Genmaterials nämlich. Im Durchschnitt werden jeden Tag rund 55.000 Einzelstrangbrüche der DNA, 12.000 Bausteinverluste der Erbsubstanz und sogar zehn Doppelstrangbrüche repariert. Eine geniale Leistung, geradezu auf Unsterblichkeit hin getrimmt! Wieso wir dann trotz dieses enormen Aufwandes der Natur für unseren körperlichen Erhalt allerspätestens nach 120 Jahren abtreten müssen, das versucht die Evolutionstheorie zu erklären. Und wir denken insgeheim: Der

Tod, was für eine Verschwendung, oder? Erst einmal: Geschlechtliche Fortpflanzung ermöglicht einen immer wieder neuen Mix an Genen und auch deren spontane Mutationen. Damit erzeugt die Evolution über Jahrtausende hinweg ein Riesenangebot an immer wieder neu programmierten Lebewesen – und diejenigen aus der Vielheit, die sich den wandelnden Umweltbedingungen am besten anpassen können, die überleben. Die anderen sterben früher oder später. Flexible Wandlung der Arten ist also nur möglich, wenn der Motor dafür die geschlechtliche Fortpflanzung und der Treibstoff spontane Mutationen im Genmaterial sind. Alte Systeme müssen irgendwann ausgemustert werden. Das bedeutet im kühlen Klartext der Evolution: Der Tod überholter Systeme macht absolut Sinn. Also auch unserer.

Evolutionstheorie – die Erste

Doch auch schon CHARLES DARWIN rätselte, wieso es dann einen komplexen, multifaktoriellen Alterungsprozess geben müsse, zum Teil über Jahrzehnte hinweg. Der hochkomplexe Vorgang des Alterns – welchen biologischen Sinn sollte der haben? Außerdem gibt es Arten, die altern nur minimal: Ein Schwamm, den Forscher in der Antarktis entdeckt haben, lebt seit 10.000 Jahren. Der Felsenbarsch wird 250 Jahre alt – ohne gebrechlich zu werden. Der afrikanische Nacktmull übertrifft in seiner Lebenserwartung sämtliche seiner Verwandten – nämlich Nagetiere wie Hamster und Mäuse – um das bis zu Dreizehnfache (während andere kleine Nager nur rund zwei Jahre leben, bringt er es auf bis zu 26 Jahre). Was hat sich die Evolution denn bitteschön dabei gedacht?

Offenbar gar nicht so viel. Wer einmal auf Safari in Afrika war, hat sicher das brutale System von Fressen und Gefressenwerden blutig in Erinnerung. Ich (Nina) werde nie vergessen, wie sich in Botswana ein Leopard an eine Familie von niedlichen Warzenschweinen heranpirschte. Den weiteren Verlauf des Gemetzels habe ich dann nicht mehr anschauen wollen. Wer nicht morgens um halb fünf auf Tour gehen will, um dann stundenlang in der Savanne auf eine Wildtierbegegnung zu warten (oft auch vergeblich), der kann sich das Prinzip des Fressens und Gefressenwerdens in schauerlichen TV- oder Streaming-Dokumentationen zu Gemüte führen. Ich Zartbesaitete halte das multiple Töten jedoch nicht aus.

Außerhalb der weitgehend geschützten Lebensräume des Menschen schafft es kaum eine Art, überhaupt in die Nähe der genetisch programmierten maximalen Lebensspanne zu gelangen. So gut wie alle sterben weit vorher den Katastrophentod. Das hört sich fürchterlich an, ist aber in der freien Wildbahn völlig normal. Fressfeinde, Unfälle, Krankheiten. Meist kommt der Nachwuchs noch nicht mal ins fortpflanzungsfähige Alter. Wieso dann spezielle Mechanismen der Alterung entwickeln? Das braucht es doch gar nicht. Deshalb lässt die Natur – genauer gesagt, die Evolution – einfach zu, dass die Reparaturmechanismen der Gene nur auf eine bestimmte Zahl von Reparaturvorgängen ausgelegt sind. Mit den Jahren häufen sich dann die schädlichen Mutationen an, weil die Reparatursysteme nicht nachkommen. In der Wildbahn wird ein so beeinträchtigtes Tier – dessen Nieren vielleicht nicht mehr richtig wollen – dann sowieso vom Feind vernichtet. Diese stichhaltige Abbaustrategie in Eigenregie trägt den attraktiven Namen „Mutations-Akkumulations-Theorie".

Sie wird ergänzt durch die sogenannte „antagonistische Pleiotropie" (1957 von GEORGE C. WILLIAMS entwickelt). Darunter versteht man einen Mechanismus der Selbstzerstörung, der eine gewisse Tragik aufweist: Nehmen wir das Beispiel des menschlichen Testosterons oder Östrogens. Mutationen, die zu einer höheren Produktion dieser Hormone führen, machen ja erst einmal richtig etwas her: Potentere Männer, kurvigere Frauen, um es platt zu formulieren. Im Evolutionsjargon gesprochen bringt das „Fortpflanzungsvorteile". Tragischerweise können erhöhte Hormonspiegel im Alter allerdings höchst schädlich sein. Prostatakrebs oder Brustkrebs können die Folge sein. Pleiotrope Gene sind also Gene, die in der Fortpflanzungsphase Vorteile bieten, nach dieser Phase sich aber äußerst ungut auswirken können. Da es in der Evolution aber nur auf gelungene Fortpflanzung ankommt und nicht auf gesundes Altern, sind pleiotrope Gene (nicht nur beim Menschen) evolutionär gesehen förderlich – und tödlich. So werden sie im Erbgut locker mitgeführt. Oder mit anderen Worten: Was junge Lebewesen sich optimal fortpflanzen lässt, kostet sie viele Jahre später vielleicht das Leben.

Evolutionstheorie – die Zweite

Also: Die klassische Evolutionstheorie des Alterns kann vieles erklären, aber eine Frage bleibt offen: Weshalb gibt es so viele Arten, einschließlich die menschliche, bei denen sich die Natur den Luxus leistet, sie auch dann noch gesund weiterleben zu lassen, wenn sie schon längst unfruchtbar geworden sind?

Ein amerikanischer Forscher wartet hier mit der „Großmutter-Theorie" auf und zeigt, dass die Fixierung auf die Fortpflanzungsphase allein eindeutig zu kurz greift. Viele Lebewesen investieren nämlich nicht nur in die Geburt ihrer Kinder, sondern auch in deren Aufzucht. Und genau hier kommen nach RONALD D. LEE von der University of California, Berkeley, die älteren Generationen zurück ins evolutionäre Spiel: Je intensiver die Senioren an der Aufzucht von Jungtieren beteiligt sind, desto eher wird deren Lebensspanne über das reine Fortpflanzungsalter hinausreichen.

Und das muss nicht einmal die eigenen Kinder betreffen. Von den bekanntesten Delfinen, den Großen Tümmlern, weiß man etwa, dass die Großmütter ihre Enkel nicht nur beaufsichtigen und beschützen, sondern sogar säugen. Und aktuelle anthropologische Studien weisen zum Beispiel darauf hin, dass in bestimmten afrikanischen Pygmäen-Gesellschaften durchschnittlich elf – vor allem ältere – Personen den Eltern bei der Kindererziehung zur Hand gehen.

So weit, so knapp die Evolutionstheorien des Alterns. Sie lassen uns sozusagen aus der Perspektive der Jahrtausende das Prinzip des Werdens und Vergehens nachvollziehen und sind nach wie vor relevant. Oder um mit HERMANN HESSEs Urmutter Gaia zu sprechen: „Ihr spielender Finger schreibt in die flüchtige Luft unsere Namen." Das Prinzip verstehen wir ja. Nur das Prinzip des Werdens und Vergehens bringt die unfassbare Vielfalt der Natur hervor – und bringt sie weiter. Das lehrt uns Demut, hilft uns aber noch nicht, die Details des Selbstzerstörungsprogramms zu begreifen, das „Altern" heißt.

VON DEN SCHADENSTHEORIEN

Fragt man allerdings nicht nach den evolutionären (mit der Frage „Wozu?"), sondern nach den genetischen und physiologischen Ursachen des Alterns (mit der Frage „Wie?"), dann lauten die Antworten freilich ganz anders. Hier möchten die sogenannten „Schadenstheorien" Abhilfe schaffen. Sie erklären den Alterungsprozess gewissermaßen als sich selbst aufbauende Müllhalde: Mit den Jahren sammeln sich mehr und mehr schädliche Stoffwechselprodukte in unseren Zellen, Geweben und Organen an – und nicht nur das. Zugleich wimmelt es in uns nur so von Abnutzungs- und Zerstörungsprozessen. Wir sagten ja eingangs: Sie müssen stark sein beim Lesen dieses Kapitels …

„Abnutzung" und „Verschleiß" als Ursache des Alterns anzunehmen, ist natürlich naheliegend und hat MAX RUBNER schon 1908 zu einer wegweisenden Überlegung geführt: Je schneller der Puls, je höher also der Stoffwechsel eines Organismus läuft, desto kürzer die Lebenserwartung. Heißt: Wer „an zwei Enden gleichzeitig brennt", stirbt früher. Dazu kam die Beobachtung, dass Taufliegen deutlich länger lebten, wenn die Umgebungstemperatur gesenkt wurde und damit der Stoffwechsel langsamer lief. Ähnliches war zu beobachten, wenn Organismen auf strenge Diät gesetzt wurden. Der Stoffwechsel fährt runter – die Lebensspanne steigt.

Die Lebensrhythmus-Theorie

Aus diesen Erkenntnissen entwickelte der US-Altersforscher RAYMON PEARL die „Rate-of-Living-Theorie“. Die „Lebensrhythmus-Theorie des Alterns“ sah also den Organismus sozusagen als ein Behältnis voller Zellbestandteile etc. an – und je schneller der Stoffwechsel liefe, desto schneller würden diese Zellbestandteile beschädigt oder zerstört. Er ging sogar so weit zu behaupten, dass ein Individuum nur eine streng limitierte Zahl von Herzschlägen zur Verfügung hätte. Seien diese „verbraucht“, wäre Schluss. So naiv das zunächst klingen mag, es scheint etwas dran zu sein. Je schneller der Stoffwechsel, desto schneller der Alterungsprozess. Die bekannte „Maus-Elefanten-Kurve“ von MAX KLEIBER (1932) veranschaulicht das wunderbar: Große, schwere Organismen leben länger. Ein Elefant lässt die Maus weit hinter sich. Aber: So angesagt die „Lebensrhythmus-Theorie des Alterns“ über viele Jahre hinweg war, so wenig war sie in der Lage zu erklären, weshalb eigentlich Sportler oft deutlich länger leben als Couchpotatoes, obwohl sie ja eine deutlich höhere Stoffwechselrate haben. Wieso sterben große Hunderassen viel früher als kleine? Fragen über Fragen. Diese Alterstheorie muss nicht falsch sein, sie greift aber offensichtlich deutlich zu kurz.

Die Theorie der freien Radikale

Das war die Chance der „Theorie der freien Radikale“, die bis heute en vogue und für die Hersteller von Antioxidantien sehr einträglich ist. Und doch ist die Wirksamkeit der Präparate auf den Alterungsprozess bis heute nicht nachgewiesen.

Ich (Dominik) habe die aktuelle Forschungslage zu diesem Thema sondiert und komme zu einem überraschenden Schluss. Die aggressiven freien Radikale führen – so die Theorie – zu Zellschäden und einem beschleunigten Alterungsprozess. Mit ihrer Freisetzung schädigen die Radikale für die Funktion der Zelle wichtige Moleküle, wie die DNA, die RNA und eine Vielzahl von Proteinen und Lipiden. Die Gabe von Antioxidantien führt bei einigen Spezies zu einer Erhöhung der durchschnittlichen Überlebenszeit, wenn diese Substanzen schon sehr frühzeitig verabreicht werden. Die maximale Lebensdauer konnte dagegen nicht erhöht werden. Die jüngere Forschung lässt immer mehr Zweifel an der Freien-Radikale-Theorie entstehen. Zusätzlich zu MICHAEL RISTOW, der Stress durch freie Radikale bis zu einem gewissen Maß im Sinne eines „Impfungseffekts“ als positiv bewertet (siehe weiter unten), gibt es sogar Forscher, die freie Radikale als gänzlich ungefährlich einstufen. Eine prominente Stimme dazu kommt von einer Gruppe Wissenschaftler um ANTHONY SEGAL vom University College London. Im führenden Wissenschaftsjournal „Nature“ berichteten sie, dass die so übel beleumundeten freien Radikalen lediglich Nebenprodukte einer recht komplexen Reaktionskette seien. Die britischen Forscher konnten eindeutig zeigen, dass freie Radikale auf keinen Fall jene giftigen Partikel sind, für die sie gehalten wurden, und betonen, dass die grundlegende Theorie zur Toxizität der Sauerstoffradikale fehlerhaft sei. Viele Patienten verwenden möglicherweise teure antioxidative Medikamente, die auf völlig falschen Theorien basieren. Aus diesen Erkenntnissen kann abgeleitet werden, dass alle Theorien, die sich auf die Entstehung von Krankheiten durch freie Radikale beziehen, sowie der therapeutische Wert von Antioxidantien zumindest neu bewertet werden müssen. Zu diesen Gegenthesen aus der Wissenschaft stellte das Landwirtschaftsministerium der USA 2012 fest, dass es keinen Beweis für die Theorie der freien Radikale gebe, sodass die Theorie in ihrer Grundform als überholt betrachtet werden könne. Was jedoch sehr wohl für unsere Zellgesundheit von Relevanz ist, ist die Mitochondrienfunktion. Sie ist unerlässlich für die Energieproduktion unserer Zellen und viel mehr Quelle des alles antreibenden Moleküls ATP als freie Radikale (dazu später mehr).

Naja! Bislang waren auch wir überzeugt: Frischer Salat, Gemüse in rauen Mengen und dazu antioxidative Nahrungsergänzungsmittel wie Vitamin E und C – all das hält jung. Denn die Theorie scheint so unglaublich schlüssig. Und was ihren zerstörerischen Effekt für unsere Jugend und Gesundheit angeht, dürfte sie bis heute eine der anerkanntesten in der Altersforschung sein. Die Theorie der „freie Radikale" stammt von DENHAM HARMAN, Professor am Nebraska Medical Center in Omaha. Er war Chemiker und Mediziner, deshalb hatte er eine besondere Spürnase für molekulare Prozesse in unserem Körper. Seine Überlegung lautete: Wenn Lebewesen mit niedrigerer Stoffwechselrate länger leben, könnte das an der geringeren Menge von Sauerstoff liegen, die sie jeden Tag pro Kilogramm Körpergewicht einatmen? Was wäre, wenn es der Sauerstoff wäre – oder genauer gesagt, seine aggressiven Nebenprodukte bei der Verstoffwechselung dieses Moleküls, die den Körper altern lassen? Das würde bedeuten, dass Tiere mit schneller Atmung und hohem Stoffwechsel viel mehr davon bilden und deshalb früher sterben. So entdeckte er die freien Radikale, und seine Veröffentlichung dazu im Jahr 1956 machte Furore. Mehrmals wurde er für den Nobelpreis vorgeschlagen, erhielt ihn aber nie.

Sauerstoff – Lebenselixier und zugleich heimlicher Mörder?

Freie Radikale entstehen in unserem Körper, wenn unsere Mitochondrien (die Zellkraftwerke, dazu hören wir später noch viel mehr) Energie unter Sauerstoffverbrauch produzieren. Der Vorgang wird „Atmungskette" genannt. Der Sauerstoff, den wir über die Lunge aufnehmen, wird dabei „radikalisiert" – zu einem sogenannten Hydroxylradikal zum Beispiel. Dieses wird enorm aggressiv allein durch die Tatsache, dass einem seiner Elektronenpaare ein Elektron verloren geht. Das Molekül mit dem verbliebenen, nun „ungepaarte" Elektron geht nun sofort auf Raubzug. Es sucht sich nämlich andere Moleküle, denen es ein Elektron entreißen kann – um erneut sein Elektronenpaar wieder zu vervollständigen. Dabei kann es Proteine, Fette und sogar unsere DNA zerstören. Das ist zum einen ein ganz normaler Prozess, weil er permanent abläuft, zum anderen ist er ganz und gar nicht angenehm – und wird, wenn viele freie Radikale in den Zellen unterwegs sind, „oxidativer Stress" genannt.

Es wäre schwer nachvollziehbar, wenn unser Körper keine Abwehrmechanismen gegen diese Bataillone von Miniatur-Zerstörern entwickelt hätte. Schließlich sind diese ja wohl seit Hunderttausenden von Jahren in sämtlichen tierischen und menschlichen Zellen unterwegs. Dem ist wohl auch so, und da ist der Haken in HARMANs Theorie. Denn heute weiß man: Der Anstieg von freien Radikalen in der Zelle führt zu einer oxidativen Stressreaktion, die Schutzmechanismen in der Zelle aktiviert. MICHAEL RISTOW, Professor für Energiestoffwechsel an der ETH in Zürich, fand heraus, dass unser Körper offenbar Abwehrkräfte gegen oxidativen Stress entwickelt, wenn er mit freien Radikalen konfrontiert wird. Er hat diese Abwehrreaktion „Mitohormesis" getauft. Und noch mehr: Wer nun hochdosiert Antioxidantien zu sich nimmt, erreicht das Gegenteil – er blockiert diese körpereigene Abwehr. Zur Verdeutlichung: Beim Training von Sportlern beispielsweise entstehen – aufgrund der erhöhten Sauerstoffaufnahme – sehr viel mehr freie Radikale als im Ruhezustand. Wenn diese Sportler hochdosiert Antioxidantien einnahmen, wurden die freien Radikale blockiert – und die gesundheitsfördernde Wirkung des Trainings gleich mit. Woran das liegt? Nun, bereits seit PARACELSUS wissen wir, dass geringe Mengen einer prinzipiell schädlichen Substanz gesundheitsfördernd sein können. Diese Form der „Impfung" mit freien Radikalen scheint für unseren Organismus höchst positiv zu sein. Aber ebenfalls von PARACELSUS haben wir gelernt: „Dosis facit venenum." („Die Dosis macht das Gift.") Also: Unser Körper braucht offenbar eine aktive Auseinandersetzung mit freien Radikalen, um die natürlichen Schutzmechanismen zu aktivieren. Starker oxidativer Stress allerdings ist nachgewiesenermaßen schädlich. Das gilt zum Beispiel für Raucher, die mit jedem Zug an der Zigarette gigantische Mengen an freien Radikalen inhalieren, aber auch für Menschen, die in stark verschmutzter Luft leben müssen. Und schlechte Nachrichten auch für Sonnenanbeter: UV-Licht lässt freie Radikale sprudeln.

Wie ist nun der Alterungsprozess hier einzuordnen? Es sieht leider ganz danach aus, als ob bei jungen Zellen freie Radikale und die entsprechenden Schutzmechanismen in einem ausgeglichenen Verhältnis stehen. Diese hübsche Balance scheint sich im Laufe des Lebens zu verschieben – zugunsten der Mörder, der freien Radikale. Das System unserer selbst gebildeten Antioxidantien scheint schwächer zu werden. Oxidierte, aggressive Substanzen häufen sich in den Zellen an. Bei der Parkinson-Erkrankung zum Beispiel gehen bestimmte Nervenzellen im Gehirn zugrunde. Und genau dort wurde ein stark erniedrigter Oxidationsschutz festgestellt.

Freie Radikale sind also offenbar entscheidenend für den schleichenden Selbstzerstörungsprozess unserer Zellen. Sie zerstören DNA, oxidieren Proteine und die körpereigenen Schutzmechanismen lassen mit dem Alter nach. Auch gelingt es immer weniger, die von freien Radikalen schachmatt gesetzten, oxidierten Proteine abzubauen und aus den Zellen „in den Müll“ zu schleusen. So stehen Radikale unter Generalverdacht, ja unter Anklage: Sie sollen erheblich an der Entstehung von altersbedingten Krankheiten wie Krebs, Arteriosklerose und Diabetes mellitus beteiligt und auch Mittäter bei Parkinson und Alzheimer sein. Also: Obwohl die antioxidative Schutzwirkung von Salat und Gemüse, von Vitamin C und E, sowie von Q10 bis heute nicht eindeutig nachgewiesen ist, scheint es immer noch sinnvoll zu sein, darin geradezu zu baden.

Wie gesagt: Sie müssen stark sein. Nun geht es weiter mit dem, was unser Körper an Selbstzerstörungsmethoden auf Lager hat.

Die Telomertheorie

Eine weitere wissenschaftlich akzeptierte Theorie im Mosaik der Degenerationsprozesse ist die „Telomertheorie“.

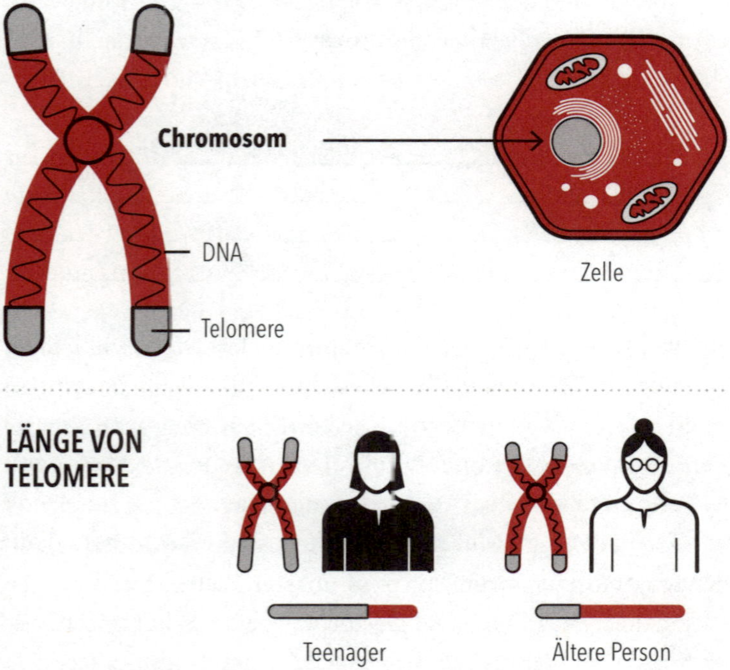

Telomere erinnern an Hartkapseln, die die Enden unserer Schnürsenkel schützen. Die schützenden Enden nehmen im Alter ab.

Telomere sind die Schutzkapseln am Ende der in der arbeitenden Zelle ordentlich zusammengefalteten und aufgerollten Chromosomen. Sie sorgen dafür, dass die 46 Chromosomen in jeder unserer Zellen weder untereinander verkleben noch verhaken – und, dass die Zellteilungen, bei denen sich sämtliche Chromosomen auswickeln und verdoppeln, schön geordnet ablaufen.

Was die beiden Nobelpreisträger BARBARA McCLINTOCK und HERMANN JOSEPH MULLER über diese Schutzkapseln herausfanden, war eine Sensation: Mit jeder Zellteilung verkürzen sie sich an den Chromosomenenden ganz leicht. Und das Bestürzende dabei ist: Es gibt einen klaren Zusammenhang zwischen der Kürze der Telomere und dem Alter. Je kürzer die Telomere, desto weiter fortgeschritten ist der Alterungsprozess.

ALTER	TELOMERLÄNGE (Anzahl Basenpaare)
Neugeborenes	10.000
35-Jährige	7500
65-Jährige	4800

Und wenn die Kapselenden eine bestimmte Kürze erreicht haben, dann hört die Zelle auf, sich zu teilen. Aus, basta. Dann beginnt im besten Falle die Selbstzerstörung der Zelle: Dieser programmierte Zelltod wird als „Apoptose" bezeichnet. Schlimmer wird es, wenn die Zelle plötzlich anders tickt als vorgesehen – oder gar Amok läuft. Dann kann im schlimmsten Fall sogar Krebs drohen, dann degenerieren ganze Gewebe.

Zellteilungen – nur begrenzt möglich

Mit diesen bahnbrechenden Enthüllungen zu der Funktion der Telomere konnten die Forscher eine frühere, ebenso bedeutsame Erkenntnis von LEONARD HAYFLICK begründen. Der hatte nämlich schon 1965 mit der verbreiteten Auffassung aufgeräumt, dass sich unsere Zellen ewig weiter und weiter teilen würden. Wie bei den Einzellern halt. Nix da! Zumindest der allergrößte Teil unserer Körperzellen hat nur eine bestimmte Zahl von Teilungen im Köcher … bis sie sich zunächst nur noch ganz langsam, später aber gar nicht mehr teilen und schließlich den programmierten Zelltod einleiten. Nur Krebszellen ticken anders, leider. Sie können sich unendlich teilen. Unsere Stammzellen teilen sich ungleich länger als Körperzellen, aber auch sie altern. Die schleichende Impotenz der Zellen hängt also mit sich verkürzenden Telomeren zusammen.

Und nun beleuchte ich (Dominik) die gängige Auffassung, der Stein der Weisen – also die Alterungsursache – sei mit der Theorie der sich verkürzenden Telomere gefunden. Denn ob sie tatsächlich der Treiber für unseren Alterungsprozess sind, ist weiterhin Gegenstand der wissenschaftlichen Diskussion. Es muss immerhin auch festgestellt werden, dass in normalen Körperzellen die Telomerverkürzung von geringer Bedeutung ist, weil sich die ausdifferenzierten Körperzellen weniger teilen. Für den Ersatz alter Körperzellen sind hauptsächlich unsere Stammzellen verantwortlich, die wiederum eine Telomerase, also die selbständige Telomerverlängerung, zur Verfügung haben. Die Telomerase ist ein Enzym im Zellkern, das dafür sorgt, dass verkürzte Telomere in ihrer vollen Länge wiederhergestellt werden.Außerdem zeigte sich kürzlich, dass nicht die bloße Länge, sondern sehr wohl die Telomerstruktur entscheidend ist für die „Telomergesundheit". Ein Team von Wissenschaftlern aus Sydney unter der Leitung von Dr. TONY CESARE (Head of the Genome Integrity Unit, Children Medical Research Institute) hat 2018 entdeckt, dass die Schleifenbildung der Telomere der entscheidende Faktor ist, der das Ende der Chromosomen schützt. Im nächsten Schritt muss nun geklärt werden, ob die Gesundheit des Menschen mit seiner Telomergesundheit wirklich zusammenhängt. Aktuelle Forschungsergebnisse wie das aus Sydney legen nahe, dass es um mehr geht, als um die Messung der Telomerlänge. Es ist immer noch nicht restlos geklärt, ob die Telomerverkürzung die Ursache oder nur ein Symptom des Alterns ist.

Spannend bleibt allerdings, dass die Länge der Telomere bei der Geburt offenbar sehr unterschiedlich sein kann. Die einen haben also genetisch ein längeres Zellleben programmiert, die anderen ein kürzeres. Aber auch Umweltfaktoren, Lebensstil und vor allem Stress haben direkte Auswirkungen auf die Länge oder eben die

Kürze der Telomere. So untersuchte ELIZABETH BLACKBURN von der University of California die Telomerlängen von zwei Gruppen von Müttern. Die eine Gruppe zog gesunde Kinder auf, die andere Gruppe musste sich ihren chronisch kranken Kindern widmen. Eindeutig wies die Gruppe der dauergestressten Mütter kranker Kinder viel kürzere Telomere auf als die der weniger belasteten Mütter – obwohl sie gleich alt waren. Auf dieser Erkenntnis bauten die Wissenschaftlerinnen des BLACKBURN-Teams eine Theorie der Hoffnung auf, die sich mittlerweile vielfach nachweisen ließ: Die Telomerlänge lässt sich durchaus beeinflussen – von uns selbst nämlich! Der Lebensstil macht's möglich.

Kurz vor Weihnachten 1984 hielt sie – gemeinsam mit ihrer Kollegin CAROL GREIDER – endlich den Nachweis der Telomerase in Händen. Eine Weltsensation! Das war 2009 den Nobelpreis wert. Denn das Team um ELIZABETH BLACKBURN legte nicht nur den physischen Einfluss auf die Telomerlänge offen, sondern entdeckte auch das „Jungbrunnenenzym" Telomerase. Ausgerechnet die unscheinbaren Einzeller mit Namen „Tetrahymena" (oder auch Wimpertierchen genannt) waren die willfährigen Gefährten dieser Entdeckung. Wie alle Einzeller teilen und teilen und teilen sie sich – unendlich. Wenn sie nicht gefressen werden oder an anderen Schrecklichkeiten zugrunde gehen. Das haben wir ja bereits gelernt.

Die Besonderheit der Wimpertierchen-DNA: Deren Telomere verkürzen sich nicht – was sie dem Enzym Telomerase zu verdanken haben. Dieses sorgt unermüdlich dafür, dass bei Teilungen verlorengegangene Basen hübsch ordentlich ersetzt und die Kapsellänge konstant gehalten wird. Von dieser Telomerase haben Wimpertierchen (im Verhältnis natürlich) viel mehr als wir. Ersetzt man bei ihnen die Telomerase durch eine inaktivierte Variante, verkürzen die Telomere sich bei jeder Zellteilung, bis die Zellen irgendwann ihre Teilungen einfach einstellen … und zugrunde gehen.

So konnte auch nachgewiesen werden, dass Menschen mit einer genetisch bedingten höheren Telomerase-Produktion deutlich weniger altersbedingte Krankheiten erleiden wie Alzheimer oder Herzinfarkt – aber sehr viel krebsanfälliger sind. Das ist die Schattenseite des Jungbrunnenenzyms: Es ist der „Sprit", der die aggressive Teilung der Krebszellen befeuert. Was allerdings die Pharmaindustrie und Biotech-Start-ups nicht davon abhält, an Telomerase-Medikamenten zu forschen, um die Telomerlänge zu stabilisieren und damit den Alterungsprozess zu verlangsamen. Das bedeutet natürlich auch: Da muss und wird noch sehr viel Forschung laufen – gegen die Krebsgefahr! Denn umgekehrt könnte man die Telomeraseaktivität in Krebsgeschwüren hemmen, was das Tumorwachstum blockieren würde.

Eine Frage drängt sich jetzt natürlich auf: Was passiert denn mit unseren Organen und Geweben – wenn immer mehr Zellen den programmierten Zelltod sterben? Dann ist es doch eigentlich ein Wunder, dass wir bis zu 120 Jahre alt werden können!?

Mit der Antwort auf diese Frage machen wir später ein ganz großes Fass auf – das der Stammzellen. Die sitzen sozusagen in Erste-Hilfe-Nischen überall im Körper herum: Im Dünndarm, im Knochenmark, in den Gefäßwänden, in der Leber und in den Haarfollikeln, also überall dort, wo Zellen schnell und zuverlässig neu gebildet werden müssen. Die Fähigkeit dieser adulten Stammzellen (also derjenigen Stammzellen, die anders als die embryonalen Stammzellen noch nach der Geburt vorhanden sind), abgestorbene Zellen neu zu bilden, lädt natürlich zu großartigen Fantasien ein, Alterungsprozesse zu verlangsamen oder gar zu stoppen. Dazu ab Seite 50 mehr.

So, zurück zu den über 300 Theorien zu der Frage, woran es denn nun liegen mag, dass wir alle sterblich sind – innerhalb der Spanne von allerhöchstens 120 Jahren. Mögen Sie wirklich noch mehr dazu erfahren? Über das „Entzündungsaltern" zum Beispiel, für das die verkürzten Telomere genauso verantwortlich gemacht werden wie ein mit den Jahren überreagierendes Immunsystem? Über die damit verbundene „Immunalterung" vielleicht, die besagt, dass die im Laufe der Jahre erworbene Immunabwehr langsam, aber sicher abnimmt?

Oder wie wäre es mit der „Hormontheorie" des Alterns? Die Hormonproduktion lässt nach, die Rezeptoren für diese Hormone an den Zielorganen funktionieren nicht mehr richtig, die Organe schrumpfen (besonders schöne Vorstellung, oder?) – und das Wachstumshormon sagt leise Servus …

Na, und dann ist natürlich alles rund um das Thema Genregulation und Altern zu diskutieren. Liegt im Anstieg der Mutationshäufigkeit vielleicht der wichtigste Schlüssel für das Verständnis des Hormonschwunds, der Immunproteine und der Telomeraseaktivität?

Schließlich noch die Epigenetik! Das Helmholtz Zentrum München beispielsweise fand heraus, dass junge Zellen der Lunge sehr synchron arbeiten – ältere Zellen sind da weniger diszipliniert, manche sind sehr aktiv, andere trödeln und schränken die Lungenfunktion ein. Das scheint nicht an Veränderungen innerhalb der DNA zu liegen, also etwa Mutationen als Auslöser zu haben. Der Grund dafür ist in sogenannten epigenetischen Ursachen zu finden: Steuerungsfaktoren um die DNA herum entwickeln im Laufe der Zeit offenbar ein gewisses Eigenleben …

Möchten Sie auch hier noch ein bisschen tiefer gehen? Wir meinen: Es reicht erst einmal. Zweierlei dürfte Ihnen im Laufe dieses Kapitels sicherlich nicht entgangen sein. Zum einen: Die Natur hat viele, viele todsichere Mechanismen kreiert, die uns garantiert zu sterblichen Wesen machen. Zweitens: *Wie* die vielen verschiedenen Kaskaden des Verfalls ineinandergreifen, sich verstärken, blockieren, dem einen vielleicht noch ein paar schöne Jahre verschaffen, dem anderen aber einen frühen Tod bescheren, ist noch überhaupt nicht geklärt. Klar ist nur: Die Sache mit dem Altern ist

enorm komplex – und damit enorm spannend. Je mehr wir die einzelnen Zusammenhänge des Verfalls verstehen, umso mehr wächst die Sehnsucht danach, dann doch eine Art roten Faden zu spinnen, an dem wir uns mehr und mehr orientieren können, um zu verstehen: Was ist hier Henne und was ist Ei in diesem unerbittlichen Prozess des Verfalls? Wenn wir davon mehr verstehen, dann eröffnet sich auch die eine oder andere Chance, für jeden von uns ein wenig verlängernd am Rad der Zeit zu drehen. Und genau an diesem roten Faden wollen wir im Folgenden spinnen.
Gibt es nun doch noch etwas zu sagen, am Ende dieses, sagen wir, existentiellen Kapitels? Wie wäre es mit der Weisheit von einem, der im zweiten Jahrhundert nach Christus lebte und es immerhin bis zum römischen Kaiser und auf ein Alter von 58 Jahren brachte? „Verachte nicht den Tod, sondern befreunde dich mit ihm, da auch er eines von den Dingen ist, die die Natur will.“ (MARC AUREL)

DIE DREI ZELLKOMPETENZEN

„Willst du dich am Ganzen erquicken,
so musst du das Ganze im Kleinsten erblicken.“
J. W. v. GOETHE

Die einzige Begleiterin, die uns garantiert *nie* von der Seite weicht, ist unsere Sterblichkeit. Diese Gewissheit dürfte Ihnen das vorangehende Kapitel nochmals unerbittlicher nähergebracht haben als Ihnen vielleicht lieb ist.
Doch da waren auch andere Botschaften und die lassen uns durchaus staunen. Allem voran steht die schier unglaubliche Regenerations- und Erneuerungsfähigkeit unseres Körpers. Sagenhafte 50 Millionen Zellen bildet jeder von uns neu – und zwar pro Sekunde. Weil 50 Millionen Zellen verloren gehen im Sekundentakt.

„Ja, dann wird doch jeden Tag ein großer Teil meines Körpers ersetzt", denken wir uns – und schauen nicht nur auf Haut, Haare, Nägel. Das stimmt nicht ganz. 50 Millionen Zellen sekündlich neu – das sind nur winzig kleine Reparaturen. Denn unser Körper hat so unfassbar viel mehr Zellen in Gebrauch, dass uns schwindlig wird: 100 Billionen nämlich, also bitte: 100.000.000.000.000! Würden die Zellen unseres Körpers – jede ist etwa ein 40stel Millimeter groß – aneinandergelegt, reichte diese mikrofeine Zellkette 60-mal um die Erde herum. Denn sie wäre zweieinhalb Millionen Kilometer lang. Das relativiert die Sache mit den 50 Millionen ausgetauschter Zellen pro Sekunde deutlich – aber es ist dennoch eine geniale Sache. Sie beleuchtet die enorme Regenerationsfähigkeit unseres Körpers. Ein Wunder! Und dieses Wunder hat zur Folge, dass der Körper, den wir mit uns herumtragen, viel jünger ist als unser Bewusstsein. Über eine längere Zeitspanne betrachtet, wird unser Körpermaterial alle sieben Jahre komplett ersetzt. Na ja, nicht alles. Aber immerhin rund 90 Prozent. Welch eine Leistung! Manche Zellen tun uns allerdings den Gefallen des wartungsmäßigen Austauschs leider nie. Nervenzellen gehören dazu. Jedenfalls fast alle, denn eine sehr geringe Neuronen-Neubildung findet routinemäßig statt. Die Sehzellen der Netzhaut können gar nicht ausgetauscht werden – deshalb ist ihre Degeneration mit irreversiblen Sehstörungen verbunden. Magenzellen leben knapp zwei Tage, Dünndarmzellen noch kürzer, nämlich nur 1,4 Tage. Im Dickdarm sind die Zellen immerhin zehn Tage lang aktiv. Da all diese Zellen des Verdauungstraktes relativ häufig mit giftigen Stoffen in Berührung kommen, wird hier lieber ständig ausgewechselt. Anders in den Knochen: Dort können es sich die Zellen 25 bis 30 Jahre gemütlich machen.

Übrigens: Wer sich jetzt kritisch an die Telomere erinnert und an die begrenzte Zahl der möglichen Teilungen, bis eine Zelle in Altersstarre versinkt und ausgemustert wird – dem sei gesagt: Für fast alle dieser schnellen Erneuerungsprozesse stehen Stammzellen parat. Ohne sie wäre eine Produktion von 50 Millionen Zellen pro Sekunde niemals möglich. Und jetzt kommt die Frage der Fragen! Sie ahnen es: Wenn wir denn über dieses geradezu geniale Reparatur- und Erneuerungssystem verfügen, wieso, verflixt nochmal, versagt es denn dann so kläglich mit den Jahren? Könnte es vielleicht eine Erklärung geben, die viel tiefer liegt als alles, was die Alterstheorien bislang zutage gefördert haben? Die schier unübersehbare, komplexe Fülle an Alterungsprozessen und -theorien – kann man denen weiter auf den Grund gehen und nach generalisierbaren, übergreifenden Degenerationsprozessen suchen, die das Altern und seine vielen ungünstigen Ausfallserscheinungen begründen?

Gibt es also eine Art Grundmechanismus des Alterns? Und wenn dem so sein sollte, dann wollen wir natürlich wissen: Könnte man, wenn man genau an dieser Stelle eingreift, den Alterungsprozess zumindest verlangsamen? Oder – kühn gedacht – sogar umkehren? Wäre dann so etwas wie „gesundes Altern" möglich? Die Regenerationsmedizin arbeitet daran. Es ist eine junge Richtung von Forschung und Therapie, die Krankheiten und Verletzungen an der Wurzel heilen will. Funktionsgestörte Zellen, fehlprogrammierte Gewebe und „kranke" Organe will sie regenerieren, indem sie körpereigene Reparaturmechanismen stimuliert und reaktiviert. Oder sie versorgt den Körper mit biologisch gezüchtetem Ersatz wie zum Beispiel mit Knorpelmaterial, Knochen oder Haut. Die Stammzellenforschung spielt hierbei eine große Rolle.

Die Zellen – und so kommen wir zu unserem Eingangszitat, das einen wunderbaren literarisch-philosophischen Perspektivenwechsel anregt. Goethes „... so musst du das Ganze im Kleinsten erblicken" soll uns im Folgenden leiten, wenn wir den „Kern vom Kern" des Alterns verstehen und dann auch zu steuern lernen wollen.

Neben der anspruchsvollen und erfüllenden klinischen Tätigkeit als Mediziner verbringe ich (Dominik) einen großen Teil meiner Zeit mit Forschung. Der Hauptgrund für meine Faszination lautet: Ein medizinischer Erfolg wirkt sich direkt auf den betreffenden Patienten aus. Ein Forschungserfolg aber hat Einfluss auf die Weltbevölkerung und nicht nur auf die 5000 bis 10.000 persönlichen Patienten, die ein plastischer Chirurg normalerweise im Laufe seines Berufslebens operieren kann. Sogar kleine, oftmals auf den ersten Blick unscheinbare Fortschritte in der Wissenschaft können die medizinische Praxis nachhaltig verändern und somit das Leben von Patienten weltweit beeinflussen. Ohne Forschung sind wir Ärzte nur Küchenjungen, die immer wieder die Rezepte der alten Meister nachkochen. Immer wieder die gleichen Gerichte – das war von Anfang an für mich zu wenig. Mein Wunsch, neue Erkenntnisse zu gewinnen, ist der Grund, warum die scheinbar endlosen Möglichkeiten des jungen Feldes der regenerativen Medizin einen besonderen Reiz für mich darstellen. Die Gewebe- und Organregeneration ist ein aufstrebendes Gebiet und birgt enormes Zukunftspotenzial. Bahnbrechende Erfolge wie die Entdeckung der Fähigkeiten embryonaler Stammzellen oder die Züchtung ganzer Köperteile im Labor (der eine oder andere erinnert sich an die Maus mit dem menschlichen Ohr auf dem Rücken) weckten mein Interesse. Ich wollte unbedingt an dieser Forschungsbewegung teilnehmen. Mein Grundsatz lautet seit jeher: Neues stets von den Besten lernen. Und so verbrachte ich zwei Jahre im Mekka für Regenerative Medizin, dem „Hagey Laboratory for Regenerative Medicine" und am „Institute for Stem Cell Biology and Regenerative Medicine" der Stanford University (Palo Alto, Kalifornien), um an der Verbesserung der Gewebsregeneration im Alter zu forschen.

Aus der alltäglichen klinischen Erfahrung wusste ich, dass ältere Patienten nach Operationen oftmals besonders komplikationsgeplagt sind und dass viele chronische Krankheiten als altersbedingt gelten. Im Alter ist die Regenerationsfähigkeit aller Gewebe drastisch herabgesetzt. Doch was steckt hinter diesem Phänomen? Warum heilen Wunden bei alten Patienten schlechter und warum werden wir mit dem Alter dement, erkranken an Alzheimer, bekommen häufiger Herzinfarkte und erholen uns davon schlechter?

Im Zuge meiner Forschung musste ich leider erkennen, dass die Zellen alter Patienten in ihrer Funktion stark eingeschränkt sind. Meine Ergebnisse zeigten eindrucksvoll, dass alte Stammzellen ihre regenerativen Eigenschaften verlieren, dass Reparatursignalwege in alten Zellen zum Erliegen kommen und dass der Abbau von Schadstoffen in der Zelle an Effektivität verliert. All diese Erkenntnisse führten zu Publikationen in wissenschaftlichen Journalen höchsten Ranges. Doch was bedeuteten sie für mich und meine Patienten? Was bedeuteten sie für uns alle? Die eine oder andere Form der „Zellschwäche" ist der Grund für viele Probleme und Krankheiten des Alters. Aber wie hängt das alles zusammen? Diese Fragen ließen mir keine Ruhe.

Anfang 2015 spazierte ich an einem angenehm sonnigen kalifornischen Wintertag den kurzen Weg von meinem Apartment in der Sand Hill Road in Palo Alto in Richtung Labor. Mein Forschungsgebäude an der Stanford University war kaum fünf Minuten weit weg und während dieses Fußmarsches plante ich gewohnheitsmäßig die Experimente des Tages. Doch meine Gedanken kreisten weiterhin um diese Themen: Wenn „Zellschwäche" das Problem ist, was ist dann eigentlich „Zellstärke"? Was macht eine gesunde, starke Zelle aus? Obwohl sie, die 100 Billionen Zellen, die wir alle besitzen, die kleinsten Einheiten unseres Organismus sind, sind sie geradezu unheimlich komplex organisiert und teilen sich viele Eigenschaften mit uns, dem Gesamtorganismus. Zellen leben und sterben. Sie können sich auch bis zu einem gewissen Grad reparieren, sich selbst heilen, allerdings nur, wenn sie gesund sind. Was sind die grundlegendsten Fähigkeiten, die Zelle haben sollten, um zu funktionieren? Ähnlich wie der menschliche Gesamtorganismus müssen Zellen sich selbst erneuern können, wenn sie beschädigt werden, Energie aus Nährstoffen und Sauerstoff produzieren können, um ihren Stoffwechsel am Laufen zu halten, und die Abfälle, die dabei entstehen, wieder entsorgen, sie müssen sich also entgiften können. Meine Erkenntnisse aus dem Labor beleuchteten zwar Mechanismen, wie Zellen so manche wichtige Fähigkeit im Alter verlieren, jedoch waren dies nur Teilaspekte des Problems. Zellgesundheit ist Voraussetzung für kompetente Zellen, also Zellen, die ihre Aufgaben im Gewebeverbund und Organismus korrekt ausführen können.

Und da traf mich die Erkenntnis: Alle Störungen, die die zelluläre Gesundheit gefährden, führen zur Beeinträchtigung der drei essentiellen Fähigkeiten Erneuerung, Energieproduktion und Entgiftung. Diese drei Zellkompetenzen sind es, die die Funktionalität unserer Zellen in Gesundheit und Krankheit sowie in Jugend und Alter bestimmen. Sowohl alle schädlichen Mechanismen als auch alle positiven Einflüsse auf unsere zelluläre Gesundheit setzen an einer der drei Zellkompetenzen an. Alles ergab plötzlich Sinn. Dieses entwickelte Konzept machte es für mich zum ersten Mal möglich, die gesamten Erkenntnisse, die ich und andere Wissenschaftler über die Prozesse des Alterns errungen hatten, zu systematisieren. Seither ist der zentrale Fokus meiner wissenschaftlichen Tätigkeit die angewandte Regenerationsmedizin und damit die Zellkompetenzen zu optimieren.

Legt man diese Betrachtung zugrunde, ergeben sich daraus geradezu verführerische Perspektiven, wie wir in den Alterungsprozess eingreifen könnten: Wenn das Altern auf Zellebene unter molekularer Kontrolle steht, das heißt, wenn die drei Zellkompetenzen für *alle* Zellen gleich gesteuert würden, dann könnte man doch durch Medikamente, durch einfache Gentherapien oder vielleicht sogar lediglich durch gezielte Ernährung diese drei Kompetenzen stärken und regenerieren!

Damit könnte – und das ist die Vision – der Alterungsprozess sozusagen an der Wurzel erreicht und eventuell verlangsamt werden. So wäre ein deutlich längerer, sogenannter „Healthspan" zu erreichen, also eine längere „Gesundheitsdauer" oder deutlich mehr gesunde Lebensjahre. Behandelt man nur die Symptome der Zellfunktionsstörungen und nicht diese Störungen selbst, dann geht das bedauerlicherweise nur mit einem längeren „Lifespan" einher. Das bedeutet zwar ebenfalls eine längere Lebensdauer. Die wird aber mit großer Wahrscheinlichkeit weiterhin durch altersbedingte Krankheiten belastet sein. In vielen Fällen dürften sich dann irgendwann die Alterskrankheiten häufen, eine sogenannte

„Multimorbidität" eintreten, sodass ein solches Hinsiechen für viele als eine fragwürdige Errungenschaft der Altersmedizin gelten dürfte. Unsere Vision ist also Den „Healthspan" deutlich verlängern, denn eine „Lifespan"-Ausdehnung um jeden Preis macht wenig Sinn.

Also das Übel „Altern" an der Wurzel packen! Dr. DUSCHER entwickelte hierfür eine innovative Systematik, wie alle altersbedingten Phänomene in unserem Körper zusammenhängen: die Systematik der drei Zellkompetenzen. Wie diese die Funktion, die Gesundheit, die Zuverlässigkeit unserer Zellen bestimmen, werden wir in den folgenden Kapiteln verständlich machen:

- Buchteil I: Zellkompetenz Erneuerung
- Buchteil II: Zellkompetenz Energieerzeugung
- Buchteil III: Zellkompetenz Entgiftung

Wenn diese drei wesentlichen Zellkompetenzen mit zunehmendem Alter gestört werden oder ausfallen, dann wird die Zelle krank oder stirbt, und dann wird das Organ krank, und irgendwann stirbt dann der Mensch. Demnach könnten also sämtliche Alterungsprozesse auf die Degeneration von nur drei – allerdings hochkomplexen – Zellfunktionen zurückzuführen sein.

ZELLKOMPETENZ ERNEUERUNG

Je älter wir werden, desto weniger sind unsere Zellen in der Lage, sich zu teilen und damit Knochen, Haut, Dünndarm etc. zu erneuern. Damit lässt auch ihre Fähigkeit zur Wundheilung und die gesamte Regenerationsleistung in allen Organen nach. Manche Organe wie Nieren, Leber, Eierstöcke und Hoden schrumpfen sogar erheblich. Wenn die Reparaturleistungen der Zellen immer mehr eingeschränkt sind, erhöht sich natürlich die Gefahr, dass spontane Entgleisungen nicht mehr korrigiert werden. Dann droht Schlimmeres, zum Beispiel Krebs. Diese Probleme sind uns leider längst bekannt. Neue Erkenntnisse ranken sich allerdings um unsere Stammzellen. Altern ist zu einem maßgeblichen Teil ein Problem der Stammzellen unseres Körpers. Verlust von Stammzellen in Geweben und Verlust der Balance von Stammzellpools zugunsten weniger regenerativer Stammzelluntergruppen schwächen unsere Selbstheilungskräfte. Sind denn mit den Erkenntnissen zu dieser Altersstörung auch Forschungsideen entstanden, dem entgegenzuwirken? Dazu später mehr.

ZELLKOMPETENZ ENERGIEERZEUGUNG

Ein weiterer elementarer Funktionsverlust unserer Zellen läuft in deren Kleinstkraftwerken ab: Die Mitochondrien arbeiten zunehmend ineffizient. Wir ärgern uns über die nachlassende Leistung der Akkus unserer Smartphones: Doch Ähnliches geschieht millionenfach in unseren Mitochondrien. Diese erzeugen den universellen Energieträger unseres Körpers, der alle energieverbrauchenden Prozesse antreibt: das ATP (Adenosintriphosphat). Mitochondrien arbeiten mit molekularen Turbinen, in denen sie unter Sauerstoffverbrauch Wasserstoffionen produzieren – die dann zur ATP-Gewinnung genutzt werden. Eine geniale Mikro-Energiegewinnung! Im Detail schauen wir uns dieses Kraftwerkwunder in späteren Kapiteln an. Hier nur so viel: Es ist heute möglich, die Effizienz der Mitochondrien exakt zu bestimmen, indem gemessen wird, wie viel ATP pro verbrauchter Sauerstoffeinheit produziert wird. Und das Ergebnis ist frappierend: Ältere Mitochondrien produzieren sage und schreibe nur *halb* so viel Energie wie junge. Wohlgemerkt: Sie verbrauchen jedoch genauso viel Sauerstoff!

Nun wird uns auch sonnenklar, weshalb ältere Menschen körperlich deutlich weniger belastbar sind und auch leichtere Tätigkeiten als anstrengend empfinden, weshalb sie also schneller an ihre Leistungsgrenze kommen: Abermillionen ihrer Mikrozellkraftwerke arbeiten nur noch mit halber Kraft. Neueste Forschungsarbeiten zeigen: Dieser Aspekt ist für unsere Zellgesundheit enorm wichtig. Der Funktionsverlust der Mitochondrien scheint für viele der Ausfallerscheinungen verantwortlich zu sein – und gar nicht so sehr die bösen „freien Radikale". An diesem elementaren Vorgang – und damit am Kräfteschwund des Menschen – müsste doch zu drehen sein?! Auch dazu später mehr!

ZELLKOMPETENZ ENTGIFTUNG

Wenn wir „das Kleinste" betrachten, das das „Ganze" bestimmt, unsere Gesundheit im Alter nämlich, dann dürfte jedem, der Verdauungsprobleme oder Magen-Darm-Leiden kennt, klar sein, wie wichtig die Fähigkeit der Entgiftung ist. Die zelluläre Müllabfuhr kommt ins Stocken, wenn wir älter werden – eine Art dauerhafte Verstopfung sozusagen. Junge Zellen haben ein perfekt funktionierendes System zur Abfallbeseitigung. Alles, was an Spaltprodukten bei den vielen Stoffwechselprozessen der Zelle übrig bleibt und nicht gebraucht wird, fliegt raus und wird von Lymphe und Blut abtransportiert. Und dann eben ordentlich ausgeschieden. Ältere Zellen tun sich mit diesem geordneten Abtransport schwer. Es bleiben mehr und mehr Abfallstoffe liegen – und irgendwann sieht man sie sogar mit bloßem Auge. Diese Proteine und Fette nehmen nämlich eine bräunliche Färbung an, färben die ganze Zelle – und irgendwann ist der Altersfleck da. Sie kennen sie alle: Besonders auf Handrücken, Gesicht und Unterarm machen sie sich mit den Jahren breit. Das ist also genau genommen Müll!
Und diese Müllhalden finden wir natürlich nicht nur in der Haut. Besonders Herzmuskel-, Leber-, Nerven- und auch Sehzellen verschlacken mit den Jahren beträchtlich. Das sogenannte Alterspigment Lipofuscin ist nicht giftig – aber es wird mit der Zeit einfach zu viel. Die bräunlichen Mikroklümpchen wirken wie eine stille „Zellbesetzung". Irgendwann geht nichts mehr, weil der zelluläre Raum verstopft. Das kann zum Absterben oder Funktionsverlust

der gesamten Zelle führen – sprich: zu Einschränkung des Sehvermögens, Herzmuskelschwäche und Alzheimer. Auch hier werden wir fragen: Was weiß man genau über die zelluläre Müllabfuhr? Wie funktioniert sie im Detail, wer oder was steuert dabei – und lässt sie sich von außen, also von uns selbst, stimulieren?

So viel im Überblick über die drei Zellkompetenzen. Das neue Verständnis, dass jede einzelne Zelle sehr ähnliche Grundbedürfnisse wie unser gesamter Körper hat, stellt einen völlig neuen Ansatz in der Altersforschung dar. Jedes dieser komplexen Funktionssysteme und ihr schleichender Leistungsverlust ist bereits wissenschaftlich beschrieben. Neu ist die Systematik, dass sämtliche Alterungsprozesse auf den Verlust dieser drei normalen Funktionen zurückzuführen sein könnten. Darüber hinaus haben Dr. DUSCHER und seine Kollegen etliche weitere Forschungsergebnisse auf diesem Feld zutage gefördert und teilweise bereits Schlussfolgerungen für mögliche therapeutische Ansätze gezogen.

Eins zur Beruhigung: Alternde Zellen sind zwar die Ursache für alternde Organe, für Leistungsabfall bis hin zu Totalausfall. Doch dieser Prozess geht schleichend vor sich. Besonders deshalb spüren wir sehr lange nichts von zunehmender Organschwäche, weil unsere Organe normalerweise nicht mit voller Power arbeiten, sondern stets über eine Leistungsreserve verfügen, damit sie in Notfallsituationen (unter anderem Krankheit, Hunger, Verletzung) weiterarbeiten können. Ab dem 30sten Lebensjahr führt die beginnende Einschränkung der drei Zellkompetenzen zunächst nur zu kaum merklichem Verlust dieser Leistungsreserven. Pro Jahr sinken diese in etwa um ein Prozent ab. Obwohl der Abbauprozess schon lange läuft, ist in den ersten Jahren oder gar Jahrzehnten erst einmal nichts davon zu spüren. Es sei denn, einer dieser Notfälle tritt ein. Leider findet der stärkste Abbau der Leistungsreserven in Herz, Lunge und Niere statt. Und so werden sich diese Organe dann, wenn der Leistungsabfall etwa 30 oder 40 Prozent erreicht hat (also im Alter von 60 bis 70 Jahren) auch als erste als „altersschwach“ bemerkbar machen. Wie kommt es dazu, dass die Erneuerung, Energiegewinnung und Entgiftung in unseren Abermillionen Körperzellen zu stottern beginnen? Und: Wie erbarmungslos findet das alles statt und lässt es sich umkehren oder unterbrechen? Darum geht es jetzt.

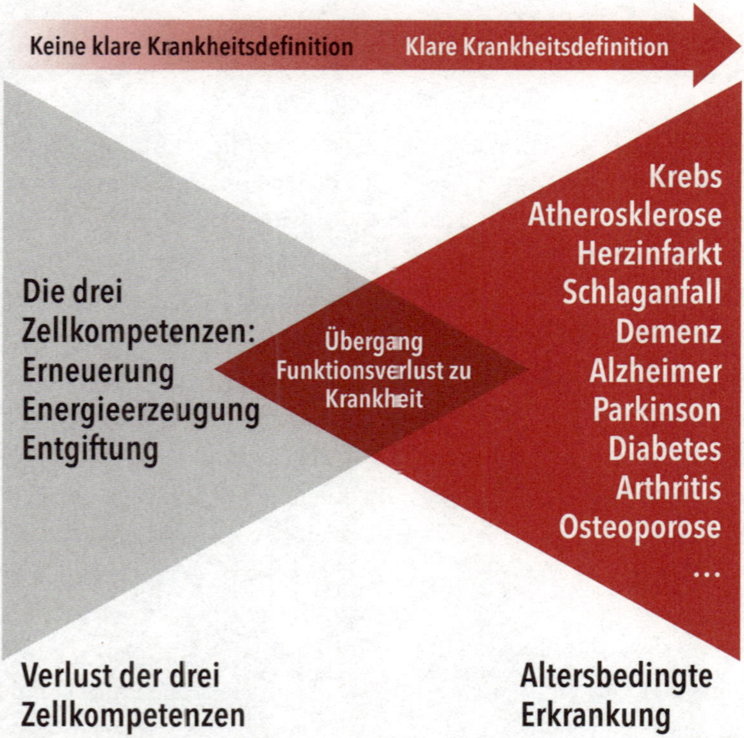

Der Verlust der drei Zellkompetenzen führt zu altersbedingten Krankheiten.

I Zellkompetenz Erneuerung

» Eigentlich sollten wir uns mindestens einmal täglich auf Knien und in aller Form bei unserem Körper bedanken – und vielleicht auch bei der Intelligenz, die ihn in seiner ungeheuren Komplexität geschaffen hat. Allein die Regenerationskraft unserer Zellen und Gewebe grenzt an ein Wunder.

» Als Erstes werden wir uns daher den körpereigenen Kultstätten der Verjüngung zuwenden: den Stammzellen. Zum Zweiten werden wir uns mit den jüngsten Erkenntnissen über Zombie-Zellen beschäftigen, das sind „untote" Zellen, die keine normalen Funktionen mehr erfüllen. Spannend geht es drittens weiter: Gibt man alten Säugetieren Bluttransfusionen jüngerer Artgenossen, verjüngen sie sich deutlich. Dieser Effekt stimuliert natürlich die Fantasie.Und viertens stellen wir einen geradezu revolutionär neuen Forschungsansatz vor: Wie man bestimmte Signalwege beeinflussen kann, die die Regeneration unserer Haut und Haare steuern – mit einer bahnbrechenden Entdeckung als Grundlage, die im Jahr 2019 mit dem Nobelpreis für Medizin ausgezeichnet wurde.

DAS FANTASTISCHE KAPITEL DER STAMMZELLEN

„Wenn du die Absicht hast, dich zu erneuern, tu es jeden Tag.“

KONFUZIUS

Stammzellen sind sehr besondere „Golden Angels“, die milliardenfach still und heimlich darüber entscheiden, ob wir fit und energiegeladen Tag für Tag unser Leben meistern können, ob Wunden heilen, Krankheiten überwunden werden – oder ob wir in einen schleichenden Prozess der Akkuentladung eintreten, der dazu führt, dass die Selbstheilungskräfte fatal versiegen.

Deshalb macht es sehr viel Sinn, zunächst einen kleinen Einblick in den aktuellen Stand der Stammzellenforschung zu gewinnen, um dann die Tragik in ihrer ganzen Bandbreite verstehen zu können – dass nämlich auch Stammzellen altern. Denn die detailgenaue Kenntnis der Alterungsprozesse bringt auch ungeahnte Chancen mit sich. Stammzellen sind zunächst vor allem eins: unendlich potent. Sämtliche Stammzellentypen enthalten schon im Namen dieses magisch-archaische Adjektiv „potent“. Und sie tragen es zu Recht. Sie sind – so dürfen wir hoffentlich behaupten – neben der befruchteten Eizelle die Wiege des Lebens und der Erneuerung. Das Faszinierende an ihnen: Sie leben in uns von der Eizelle bis zur Bahre – und sie machen im Laufe dieses gemeinsamen Lebens eine enorme Entwicklung durch.

Was ist denn so „potent“ an jedem ihrer Typen? Stammzellen sind hochprofessionelle Ersatzspieler im täglichen Werden und Vergehen der Milliarden Zellen des Körpers. Je nach Alter und Wohnsitz im Körper sind sie entweder Liberos, können sie also *alle* der rund 200 Zelltypen des Körpers bilden oder ersetzen, aus denen wir bestehen. Oder sie sind Profispieler, die nur bestimmte Gewebszellen perfekt ersetzen können.

Die fantastische Potenz als Libero ist ihnen allerdings nur äußerst kurz gegeben, als embryonale Stammzellen nämlich. Nur in ihren ersten Lebensstunden als Eizelle und während der ersten zwei, drei Zellteilungen binnen etwa 36 Stunden sind sie geradezu gottähnlich, nämlich totipotent. Aus ihnen wird alles – oder nichts. Aus ihnen kann sich ein kompletter Mensch entwickeln *und* die ihn ernährende mütterliche Plazenta (zum Teil zumindest) noch dazu.
Nach 36 Stunden ist es dann aber schon vorbei mit der Allmächtigkeit. Denn aus dem kleinen Zellhaufen entsteht die Blastocyste, die sich in der Gebärmutter einnistet. In ihr finden wir die ältere Generation embryonaler Stammzellen. Sie sind immer noch enorm potent: Jede dieser Stammzellen kann sich zu jedem menschlichen Gewebe entwickeln, zu Haut-, Knochen-, Blut-, Herzmuskelzellen, eben zu den unterschiedlichst spezialisierten Zellen. Deshalb sind sie für Forschung und Therapien so unendlich interessant.
Aus ihnen könnten im Labor ganze Organe gezüchtet werden, die so manche Organtransplantationen überflüssig werden ließen. Da aber eine stammzellenliefernde Blastocyste bei der Entnahme aus dem Mutterleib unweigerlich zerstört würde, ist diese Forschung höchst fragwürdig. Auch wenn es sich bei dem „Ausgangsmaterial“ um Hunderte im Reagenzglas befruchtete Eizellen handeln würde, die niemals in eine Gebärmutter eingepflanzt würden, bleibt der grundsätzliche ethische Konflikt, werdendes Leben für die Stammzellengewinnung zu töten. Deshalb ist dieser Weg der regenerativen Medizin zumindest in Deutschland verboten. Auf jeden Fall sind all diese Stammzellen vor allem eins: pluripotent. Und das ist fantastisch. Sie sind nicht Alles-, aber Vielkönner!
So, und dann werden die Stammzellen erwachsen, adulte Stammzellen. In dieser Hinsicht also sind Neugeborene „erwachsen“! Denn mit der Geburt verlieren die Stammzellen ihre Vielkönner-Potenz. Sie werden multipotent. Und das ist immer noch bewundernswert! Adulte Stammzellen können nämlich alle Zellen

desjenigen Organs bilden, in dem sie vorkommen. So können sich neuronale Stammzellen zu allen Zelltypen des Nervengewebes entwickeln (Nervenzellen und Gliazellen etwa), aber nicht zu Zellen des Fettgewebes oder des Knochens. Blutbildende Zellen im Knochenmark können alle Blutzellen bilden (rote und weiße Blutkörperchen, Blutplättchen etc.), aber keine Nervenzellen usw.

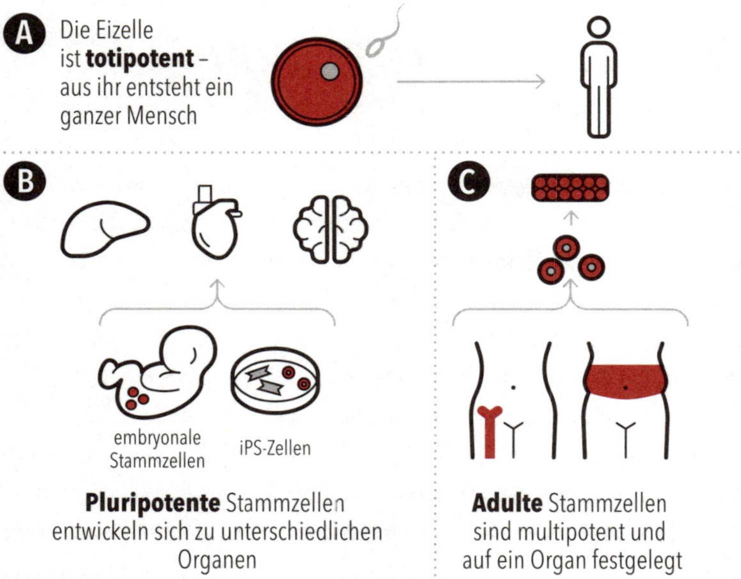

Die verschiedenen Stammzelltypen lassen sich grundsätzlich nach zwei Eigenschaften gliedern – Herkunft und Entwicklungsfähigkeit. Dabei gibt es erhebliche Unterschiede: Die Stammzellen eines Embryos sind wesentlich wandelbarer als Stammzellen, die einen erwachsenen Körper erneuern.
A. Die entwicklungsfähigste Stammzelle ist die befruchtete Eizzelle. Diese Eizelle ist totipotent (wörtlich ein Alleskönner): Aus ihr kann ein Mensch entstehen. Diese Fähigkeit geht jedoch bereits nach der zweiten oder dritten Zellteilung endgültig verloren.
B. Einige Tage nach der Befruchtung entwickelt sich die sogenannte Blastozyste, die sich in der Gebärmutter einnistet. Aus diesem Stadium werden

die embryonalen Stammzellen gewonnen. Es kann sich aus diesen jedes menschliche Gewebe entwickeln, aber kein vollständiger Mensch mehr. Deshalb bezeichnet man sie als pluripotent (Vielkönner). iPS-Zellen sind diesen ähnlich und können künstlich hergestellt werden (dazu unten mehr).
C. Ab der Geburt sprechen wir von adulten Stammzellen. Sie können nur noch die Zellen eines einzelnen Organs hervorbringen, in dem sie ansässig sind (unter anderem Knochenmark, Haut und Fett). Sie sind multipotente Zellen (Mehrkönner).

Und worin liegt nun der biologische Sinn, dieses komplexe Stammzellen-System zu entwickeln? Ganz einfach: Normale Körperzellen sind nur noch unipotent und damit keine Stammzellen mehr. Das heißt, sie können sich zwar teilen und exakte Zellkopien bilden, bevor sie selbst sterben (Darmzellen zum Beispiel leben nur 36 Stunden!). Und auch diese Fähigkeit der Zellteilung funktioniert nur eine gewisse Zeitspanne, dann tritt der programmierte Zelltod nach HAYFLICK ein, den wir ja bereits kennengelernt haben. Es braucht also gewissermaßen ein hochpotentes Heilungssystem, um die vielen Millionen Zellen zu ersetzen und die wegen ihrer starken Beanspruchung täglich unwiderruflich zugrunde gehen. So ist das Knochenmark zum Beispiel ein hocheffizienter Produktionsbetrieb für blutbildende Stammzellen: 300 Milliarden bildet es pro Tag!
Betrachten wir die einzigartige Fähigkeit genauer, die sämtliche Typen der Stammzellen besitzen, die sie zu dem großartigen Reparatursystem unseres Körpers machen und auch zur großen Hoffnung auf eine innovative regenerative Medizin des 21. Jahrhunderts: Stammzellen sind nicht auf der Einbahnstraße „Sich-Teilen-oder-Sterben" unterwegs – was das Schicksal der normalen Körperzellen ist. Stammzellen können ihre Funktion im Körper dual ausüben, je nachdem, was gerade nötig ist: Sie können sich selbst identisch teilen und damit kopieren, um ihr Überleben für

Heilungs- und Regenerationsaufgaben auf Dauer sicherzustellen. Wird zum Beispiel ein Muskel stark belastet, oder tritt sogar ein Muskelfaserriss auf, dann teilen sich die adulten Stammzellen im Muskelgewebe nach einem asymmetrischen Mechanismus. Die eine Tochterzelle ist wieder eine „Vielkönnerzelle", also weitgehend undifferenziert und weiterhin Rettungssanitäter. Sie kann also bei Bedarf weiter die verschiedensten Zellen des Muskels bilden. Die andere Zelle aber ist unipotent. Sie ist genau die Zelle, die der Muskel gerade benötigt. Sie wird Teil der regenerierten Muskelfaser, kann sich als solche auch weiter teilen, wird aber eines Tages absterben und vom Körper abgebaut. Wenn aber intensiv erneuert oder repariert werden muss, dann teilt sich die Stammzelle auch in zwei unipotente Zellen. Damit „opfert" sie sozusagen ihre Stammzellenfunktion, kann aber so schnell und effizient helfen.

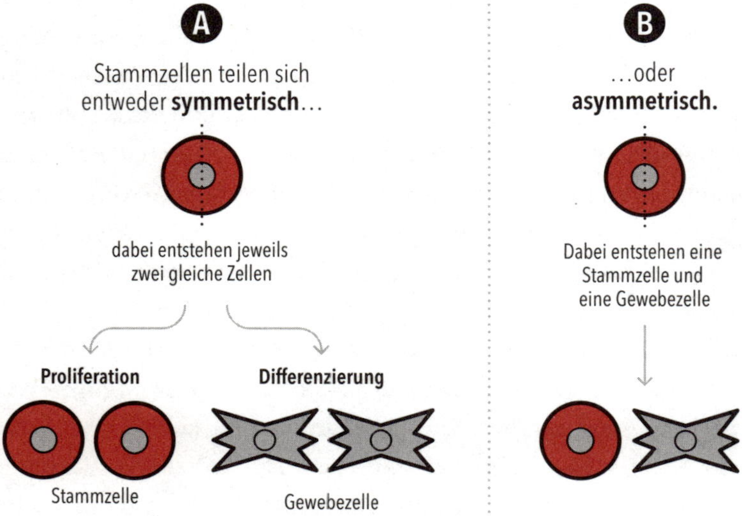

Die Teilung von Stammzellen erfolgt entweder symmetrisch (A) oder asymmetrisch (B). Sie ergibt zwei Stammzellen sowie zwei Tochterzellen (Gewebezellen) oder aber jeweils eine Kopie der ursprünglichen Stammzelle und darüber hinaus eine Tochter (Gewebezelle).

Unter der sogenannten Proliferation versteht man das schnelle Wachstum oder auch die Vermehrung von Zellen.

Spätestens jetzt geht uns ein Licht auf: Wenn Stammzellen im normalen Prozess der Zellerneuerung – wie im Darmepithel (die Zellschicht an der Innenseite des Darms), aber auch zum Beispiel bei der Wundheilung oder Muskelregeneration – so hochpräzise wirksam sind, weshalb sollte man sie dann nicht im ganz großen Stil für die moderne Biomedizin einsetzen, als multipotente Heilmittel sozusagen, wenn diese auf adulten Stammzellen basieren? Und noch weiter gedacht: Als pluripotente, also noch wesentlich umfangreicher wirksame Heilmittel, könnte man embryonale Stammzellen nutzen – wenn es gelänge, sie künstlich herzustellen, also ohne dafür auf Embryonen zurückgreifen zu müssen. Das wäre toll oder? Dazu weiter unten mehr!
Adulte Stammzellen, die direkt dem Körper eines Patienten (oder eines passenden Spenders) entnommen werden, setzt man bereits seit über 40 Jahren bei der Therapie von Blutkrebs und Lymphomen ein. Die Heilkraft anderer adulter Stammzellentypen wird bei Lähmungen durch Wirbelsäulenverletzungen, bei Parkinson- und Herzinfarkt-Patienten und auch bei Arthritis und anderen Knorpel- und Knochenschädigungen erforscht und getestet – zum Teil mit erstaunlichem Erfolg.
Enorme Chancen auf revolutionäre Therapieformen (und Gewinne) eröffnen sich aber, wenn man weitergeht und Stammzellen manipuliert. Das Ziel ist, körpereigene und damit gut verträgliche Ersatzmaterialien für Organe oder Organteile zu züchten (der Fachausdruck dafür: „Tissue Engineering"). Im Prinzip muss man nicht unbedingt Stammzellen verwenden, um aus Körperzellen neue Herzklappen, Blutgefäße, Knochen oder Haut herzustellen, die keine Abwehrreaktionen des Immunsystems hervorzurufen. Bei der einfachsten Methode lässt man unipolare, ausdifferenzier-

te Körperzellen in einem Kulturmedium mithilfe von Wachstumsfaktoren auf einem Gerüst („Scaffold") zu neuen Blutgefäßen oder Knorpelgewebe auswachsen und implantiert diese dann.

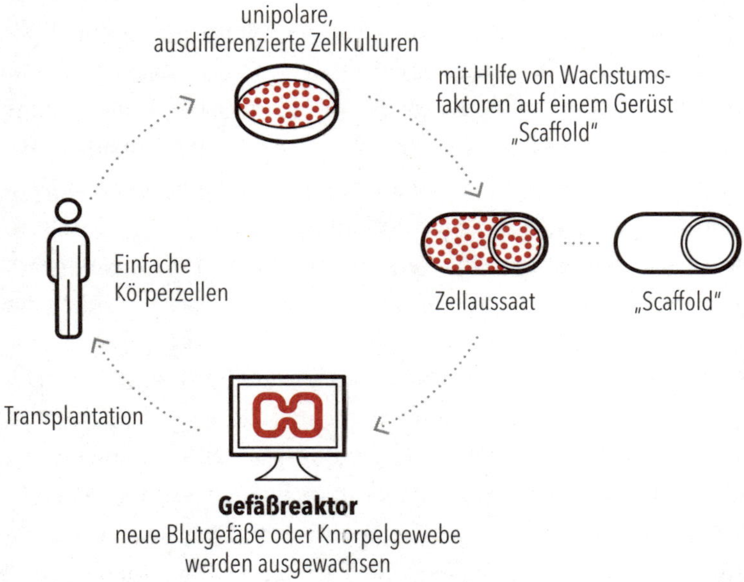

Für die Herstellung von menschlichen Geweben außerhalb des Körpers wird dem Patienten eine kleine Gewebeprobe entnommen und für die Isolation von Zellen genutzt. Diese Zellen lassen sich mithilfe von Zellkulturtechniken vermehren und anschließend für die Besiedlung einer biologischen oder synthetischen Trägerstruktur (Scaffold) einsetzen. Diese Methode hat gegenüber der sogenannten Allotransplantation, also der Transplantation von Gewebe eines Menschen in einen anderen Menschen, den Vorteil, dass durch die Verwendung von patienteneigenen Zellen auf eine lebenslange Immunsuppression verzichtet werden kann.

Für komplexere Regenerationsaufgaben ist diese Methode jedoch nicht geeignet. Spannend ist das „einfache" Tissue Engineering aber für die medizinische Forschung und die pharmazeutische Industrie, Wirkstoffe können an künstlich erzeugtem Gewebe getestet werden. Ein Segen für alle Tiere, die bislang in solchen Testverfahren grauenhaft leiden müssen. Auch künstliches Fleisch könnte auf diese Weise produziert werden. Kaum auszudenken, wenn die Quälerei in der Massentierhaltung endlich ein Ende hätte! Die Verwendung von adulten Stammzellen öffnet allerdings noch größere Chancen für die regenerative Medizin: Da sie multipotent sind, können komplexere Gewebe aus ihnen entwickelt werden. Je nach späterem Einsatzgebiet im Körper müssen sie aber wie aus dem Knochenmark oder inneren Organen im besten und einfachsten Falle aus dem Fettgewebe gewonnen werden. Letzteres bedeutet ja einen nur kleineren chirurgischen Eingriff in Form einer Fettabsaugung.

UMWANDLUNG VON UNIPOTENTEN ZELLEN IN PLURIPOTENTE

Deshalb kommt hier die bahnbrechende Entwicklung von SHINYA YAMANAKA von der Kyoto-Universität gerade recht. Im Jahr 2006/2007 sorgte er für internationales Aufsehen, als er in einem renommierten Magazin davon berichtete, dass es ihm gelungen sei, erst ganz normale Mäusezellen und dann ganz normale menschliche Körperzellen genetisch so umzuprogrammieren, dass sie in den Zustand embryonaler Stammzellen zurückfielen. Unipotente Zellen konnte der Wissenschaftler also in pluripotente Stammzellen umwandeln (induzierte pluripotente Stammzellen, kurz: iPS-Zellen). Diese sind nicht nur praktischerweise aus allen normalen Zellen des Menschen herstellbar, ihre Potenz, also die Fähigkeit der Differenzierung in andere Zellen und Gewebe ist weitaus breiter als bei den adulten Stammzellen aus beispielsweise Knochenmark und Fettgewebe. Die Herstellung dieser iPS-Zellen gelang, indem mithilfe von Viren vier Gene in die Zell-DNA eingeschleust wurden. Aus diesen „wiedererwachten“ embryonalen Stammzellen konnte YAMANAKA dann tatsächlich in der

Petrischale die verschiedensten menschlichen Zellen entstehen lassen. Welch eine Errungenschaft! Querschnittslähmung, Herzinfarkt, ja Alzheimer würden irgendwann komplett heilbar werden?! Diese Hoffnung brachte ihm und dem britischen Forscher JOHN GURDON, der die geniale Vorarbeit leistete, 2012 den Medizin-Nobelpreis ein.

Für Ernüchterung sorgte allerdings die Erkenntnis, dass zwei der eingeschleusten Gene offensichtlich Krebs auslösen können. So war es gelungen, eine neue Netzhaut für Erblindete zu züchten. Doch in diesen Netzhautzellen kam es erstaunlich häufig zu Zell-Entartungen. Deshalb wird derzeit an Alternativen zur Gen-Einschleusung fieberhaft gearbeitet.

Eine solche Methode hat Prof. TIMO OTONKOSKI mit seiner Forschungsgruppe in Helsinki im Juli 2018 publiziert – eine neuerliche Sensation! Während bei YAMANAKAs Vorgehen mit dem Einfügen externer Gene das Krebsrisiko blieb, hat sich OTONKOSKI der zu Weltruhm gelangten Genschere mit dem Namen CRISPR/Cas bedient. So unaussprechlich sie auch klingt, so phänomenal ist ihre Arbeit. Mit ihr können Gene aus der DNA herausgeschnitten, neue Gene eingesetzt und bestehende Gene verändert werden. Höchste Präzision im Molekülbereich – da kann uns nicht anders als schwindlig werden. Jedenfalls nutzte OTONKOSKI und sein Team CRISPR/Cas für die Veränderung bestehender Gene. Er aktivierte nämlich in menschlichen Hautzellen genau die natürlich vorhandenen Genbereiche, die für die pluripotenten Fähigkeiten der embryonalen Stammzelle verantwortlich waren. Mit der Geburt waren sie ausgeschaltet und damit pluripotente zu multipotenten Stammzellen und dann zu unipotenten Körperzellen geworden. Doch nun ist es gelungen, aus „normalen" menschlichen Hautzellen, die kinderleicht zu isolieren sind, embryonale Stammzellen zu erzeugen. Und das auch noch sicher! Fantastisch. Ein gigantisches Spektrum an Heilungsmöglichkeiten tut sich auf.

DIE SCHLÜSSELFUNKTION VON STAMMZELLEN

So. Und spätestens jetzt fragen Sie sich, warum wir hier diesen umfangreichen Exkurs in die Stammzellenforschung gewagt haben. Zugleich ahnen Sie selbstverständlich: Weil Stammzellen für die komplexen Prozesse der Alterung eine Schlüsselfunktion haben, leider!
Wir (das Team um Dominik DUSCHER und Kollegen) konnten nachweisen, dass unsere adulten Stammzellen, die also gewebsspezifisch in Darm, Haut, Blut etc. wieder und wieder für Reparatur und Erneuerung sorgen – dass diese adulten Stammzellen mit der Zeit ebenfalls altern. Sie zeigen sich erschöpft, kraftlos bis hin zu wirkungslos. Das ist zweifellos fatal. Ohne Erneuerung und Regeneration bleibt nur Verfall. Wir wollen natürlich wissen: Was passiert da in den Stammzellen? Wie kommt es genau, auf Zell- und molekularer Ebene, zum Schlappmachen der multipotenten Helfer in unserem Körper? Die jüngsten Forschungsergebnisse stellen wir Ihnen nun vor: Welche Bedeutung spezielle Schutzräume , die Stammzellen-Nischen, für Stammzellen haben, welche Rolle sie für deren Altern spielen – und wieso auch Stammzellen-Erbgut im Alter Schaden nimmt. Denn: „Wenn du den Feind kennst und dich selbst kennst, brauchst du den Ausgang keines Kampfes fürchten." (SHUN TZU) Der chinesische General, Militärstratege und Philosoph ist übrigens um 470 v. Chr. gestorben. Also dann!

Der Mensch ist so alt wie seine Stammzellen

Welchen Einfluss haben nun also adulte Stammzellen auf unser Altern? Gegenfrage: Gibt es adulte Stammzellen, die stärker „alt machen" als andere? Und welche Typen sind das nach aktuellem Forschungsstand? Wie es derzeit aussieht, sind es die blutbildenden, sogenannten hämatopoetischen Stammzellen HSC (zur Erinnerung: Sie bilden rund 300 Milliarden dieser Stammzellen pro Tag!) und die gewebsbildenden MSC, die mesenchymalen Stammzellen (diese erneuern Fettgewebe, Knochen und Knorpel). Beide Stammzellentypen scheinen einem Alterungsprozess zu unterliegen. Die blutbildenden Stammzellen HSC bauen offenbar mit den Jahren so ab, dass sie ihre Aufgaben für das Immunsystem nicht mehr oder zumindest nur noch stark eingeschränkt erfüllen können. Die Folge: Häufigere Infektionskrankheiten, verlangsamter Erholungsprozess, chronische Entzündungen, die Krebsrate steigt an, besonders zum Beispiel die chronische lymphatische B-Zell-Leukämie. Das Leibniz-Institut für Altersforschung fand einen deutlichen Zusammenhang zwischen Alter und Mutationsrate der HSC. Bei Menschen unter 40 bis 45 Jahren fanden sie keinerlei mutierte blutbildende Stammzellen. Bei den 70-Jährigen fanden sie diese aber sehr häufig, nämlich bei der Hälfte aller Untersuchten und in großer Zahl. Diese mutierten Zellen bilden „Klone". Das heißt, es vagabundieren im Blut mehr und mehr zusammengeballte, funktionsuntüchtige HSC, die Entzündungen auslösen. Die Wissenschaftler vermuten, dass solch chronische Entzündungen eine große Rolle bei Schlaganfällen, Demenz oder auch Herzinfarkten spielen.

Mesenchymale Stammzellen (MSC), die Knochen, Knorpel und Fettgewebe bilden, haben sich als besonders „multipotent" herausgestellt. Im Labor konnten sie unter den richtigen Bedingungen dazu angeregt werden, auch viele andere Zellarten zu bilden, nämlich Herz-, Leber-, Nerven- und Blutgefäßzellen.

So sind natürlich die Hoffnungen enorm, mithilfe von MSC ganz groß in die Stammzellentherapie verschiedenster Erkrankungen und Verletzungen einsteigen zu können. Dazu später mehr. Doch kommen wir zunächst zu ihrer Rolle beim Alterungsprozess.

Leider erwischt es eben auch sie. Ältere MSC können sich nicht so gut teilen, sie können sich auch nicht mehr so perfekt zum Zielgewebe, in dem sie heilen oder aushelfen sollen, differenzieren. Und das bedeutet konkret: Hautwunden oder Knochenbrüche heilen nicht gut und – besonders gravierend nach Herzinfarkten oder Schlaganfällen regeneriert sich das betroffene Gewebe deutlich schlechter. Wir haben in unseren Forschungsteams in Stanford und an der TU München besonders die verminderte Wundheilung bei älteren Menschen und Diabetikern unter die Lupe genommen. Hier spielen hochspannende Schutzräume für Stammzellen eine herausragende Rolle: die Stammzellen-Nischen.

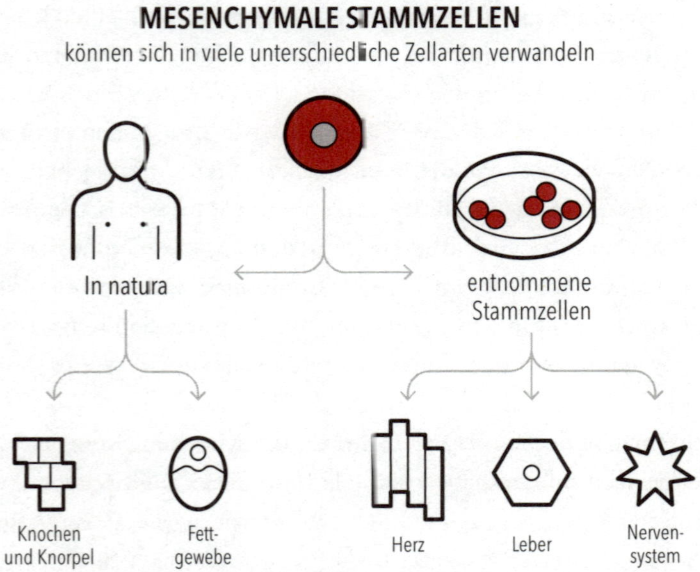

In ihrem natürlichen Umfeld bilden MSC Knochen, Knorpel und Fettgewebe. Im Labor können sie auch dazu angeregt werden, viele andere Zellarten zu bilden, nämlich Herz-, Leber-, Nerven- und Blutgefäßzellen.

Stammzellen-Nischen wurden zuerst als Schutzräume blutbildender Stammzellen im Knochenmark entdeckt (inzwischen fand man heraus, dass alle adulten Stammzellen über die wertvollen Rückzugsorte verfügen). Das Faszinierende an ihnen: Sie scheinen einen großen Einfluss auf die Alterung der HSC, also ihrer Schütz-

linge, zu haben. Die Stammzellen, die sich in Nischen aufhalten, sind vor Alterung geschützt. Im Mausversuch fand man auch in alten Tieren genauso teilungsfreudige und regenerationsfreudige HSC wie in jungen Mäusen. Offenbar produzieren diese Nischen Proteine, die die Stammzellen in eine Art „Winterschlaf" versetzen und damit jung halten. Gerade diese Nischen scheinen aber besonders verwundbar für bestimmte Chemotherapien zu sein.
Das könnte erklären, weshalb manche Chemos bei älteren Menschen so gravierende Nebenwirkungen haben. Prof. GEIGER und sein Team vom Institut für Molekulare Medizin Ulm fanden heraus, dass das Altern der blutbildenden Zellen durch das Altern der Nischenzellen selbst beschleunigt wird. Diese bilden das Protein Osteopontin, das die Stammzellen funktionsfähig hält. Im Alter produzieren die Nischenzellen dann weniger Osteopontin, die Stammzelle wird unterversorgt und funktioniert nur noch eingeschränkt. Das Gute: Durch Osteopontin-Gabe konnten die Forscher die Schutzraumzellen und die Stammzellen selbst regenerieren und verjüngen. Ein weiterer Baustein der Hoffnung!

Wir (Dominik und Team) haben uns in jüngster Zeit auf die Erforschung von mesenchymalen Stammzellen (MSC) und ihrer Alterung konzentriert. Wir wollten wissen, weshalb ältere MSC in ihrer Leistung so stark nachlassen. Wir machten dabei eine frappierende Entdeckung, als wir die Stammzell-Nischen der MSC mit den neuesten hochauflösenden Instrumenten erforschten und die Wundheilung bei älteren Menschen und bei Diabetespatienten untersuchten, die ja ebenfalls von Wundheilungsstörungen heimgesucht werden. Denn im Labor zeigte sich schnell: Nur junge MSC konnten die Wundheilung verbessern. MSC von älteren Spendern konnten das nicht.
Dies stand im Widerspruch zur Beobachtung, dass in den Stammzellen-Nischen des Fettgewebes und des Knochenmarks, die wir untersuchten, alles in Ordnung schien. Ältere Menschen hatten in ihren Nischen genauso viele Stammzellen wie jüngere Probanden – und die Stammzellen sahen auch ge-

nauso aus. Bei der Klärung der Ursache eilte uns die brandneue Technologie der hochauflösenden Genexpressionsanalyse zu Hilfe. Das Ergebnis dieser Untersuchung ließ uns staunen. Es lässt sich am besten im Vergleich mit einer Schulklasse erläutern: Die Stammzellen-Nischen stellen wir uns als Klassenraum vor. Darin sitzen jede Menge Schüler, die sich zwar zunächst nicht groß unterscheiden, aber enorm unterschiedliche Leistungen erbringen. Die Klasse ist sozusagen in verschieden talentierte Schüler gruppiert, im Fachjargon „Subpopulationen" genannt. Die einen Gruppen sind hochmotiviert, arbeiten effizient und mit tollen Ergebnissen, andere Gruppen hängen eher herum und sind einfach faul. Bislang konnte man lediglich die Leistung der gesamten Klasse im Durchschnitt messen, und die wird mit dem Alter deutlich schlechter. Wir aber konnten die Einzelleistungen messen, und dabei kam etwas extrem Wichtiges heraus: Die Klasse bleibt zwar gleich groß im Alter. Doch die Gruppe der Spitzenschüler, also die der Leistungsträger, wird immer kleiner, bis sie sogar komplett verschwindet. Leider sind das gerade die Zellen, die wir schon bei den blutbildenden Stammzellen (HSC) als „Winterschläfer" kennengelernt haben. Diese Untergruppe ist dafür bekannt, dass sie sich im Fall der Fälle ganz schnell aus der Ruhephase aufrappeln und sofort zur Reparatur und Heilung aufbrechen kann. Das Altern von MSC beruht also auf dem Verlust der besonders guten Schüler in der Stammzellen-Klasse und damit der überproportionalen Zunahme der unterdurchschnittlichen Schüler.

Doch auch hier gilt: Was für eine Chance tut sich da auf! Man müsste, um der altersbedingten Stammzellen-Erschöpfung zu begegnen, nur eine kleine Gruppe von Schulkameraden ersetzen! Ansatzweise ist das sogar bereits gelungen. Mithilfe des anspruchsvollen Verfahrens des genetischen Fingerabdrucks konnten wir auch in Stammzellen-Nischen von alten oder diabeteskranken Spendern einige der „guten Schüler" identifizieren und isolieren. Und diese „guten Schüler" waren dann im Versuch bei der Wundheilung absolut genauso leistungsfähig wie ihre jüngeren Kollegen! Mit diesen hochpotenten Stammzellen kann also mangelnde Regeneration ausgeglichen werden. Was also bleibt zu tun? Genau diese Musterschüler im Labor zu züchten und den

Patienten bzw. alten Menschen zurückzugeben, um die alte, kraftvolle Zusammensetzung in der Stammzellen-Nische wiederherzustellen – die „Regeneration der Subpopulation in den Stammzellen-Nischen". Wir bleiben dran!

Große Hoffnung – und leere Heilversprechen?

Nun haben Sie vermutlich keinen Zweifel mehr daran, dass Stammzellen einer der zentralen Pfeiler der Zellkompetenz Erneuerung sind. Wir haben möglicherweise große Hoffnungen geweckt und Sie fragen sich natürlich zu Recht: Gibt es denn bereits seriöse stammzellenbasierte Therapieverfahren? Wie können wir diese vielleicht wichtigste unserer Zellkompetenzen ausnutzen? In Presseberichten wird kein allzu gutes Bild darüber gezeichnet – von Krebsgefahr ist die Rede, von bakteriellen Infektionen, die mit der Therapie einhergehen können, von absoluter Wirkungslosigkeit und Geldschneiderei.

Ja. Die Vorwürfe treffen leider zu – aber nicht immer. Auch in der explodierenden Branche der Stammzellentherapien gibt es schwarze Schafe und erstaunliche Heilerfolge. Auch hier gibt es Schwarz-, Weiß- und Grauzonen. Wir konzentrieren uns in diesem Buch auf die alters-induzierten Krankheiten. Wie bereits erwähnt, wurden für die Bekämpfung einer bestimmten Leukämie, die gehäuft bei älteren Menschen auftritt, und anderer Erkrankungen des blutbildenden Systems wie Lymphomen und Myelomen, schon seit einigen Jahrzehnten seriöse und zertifizierte Stammzellentherapien entwickelt, die auf blutbildenden Stammzellen (HSC) aufbauen.

Jünger sind die Therapieansätze mit den gewebsbildenden Stammzellen (MSC). Hier ist geradezu ein Stammzellentourismus entstanden. Kliniken und Spezialisten besonders in der Ukraine, in Panama, Thailand und auch in den USA werben mit abenteuerlichen Versprechungen – und lassen sich von den Patienten noch abenteuerlicher bezahlen. Man verspricht Heilung unter anderem bei Demenz, Autismus, Multipler Sklerose oder Schlaganfällen. Da für die Stammzellentherapien so exorbitante Kosten in Rechnung gestellt werden, rufen verzweifelte Patienten und ihre Angehörigen in den USA immer häufiger Crowdfunding-Kampagnen ins Leben. Laut des Journals der American Medical Association kamen 2017 bei Crowdfunding-Kampagnen für 408 Patienten immerhin sieben Millionen US-Dollar zusammen. Die Kliniken fördern solche Kampagnen häufig aktiv. Risiken, die mit Stammzellentherapien verbunden sind, kommunizieren sie weniger aktiv.

Nur einige Beispiele: Injektionen von Nabelschnurblut in Wirbelsäule, Knie und Schultern führten – laut Center for Disease Control – gelegentlich zu schweren bakteriellen Infektionen. Nach der Stammzellentherapie eines Schlaganfalls traten Lähmungen auf. Außerdem wiesen etliche der angewendeten Stammzellenpräparate – laut wissenschaftlichen Tests – keine einzige Stammzelle, noch nicht einmal lebende Zellen irgendeiner Herkunft auf. Deshalb ist die amerikanische Gesundheitskontrollbehörde FDA seit 2018 auf den Plan getreten und nimmt Stammzellenzentren in den USA genauer unter die Lupe. In anderen Ländern des Stammzellentourismus ist dies bislang noch nicht der Fall.

In Deutschland dagegen sind die Vorschriften so streng, dass nur sehr wenige Stammzellentherapien durchgeführt werden können. Deshalb beschränken wir uns hier auf das Potenzial seriöser Therapieansätze der Zukunft – die allerdings, wenn die deutsche Gesetzgebung so rigide bleibt, Stammzellenzentren im Ausland auch massenhaft deutsche Patienten bescheren werden. Die sogenannte autologe Stammzellentransplantation, bei der Stammzellen rückübertragen werden, die zuvor aus dem Patienten gewonnen wurden, scheint bei Multipler Sklerose für berechtigte Erfolgsaussichten zu sorgen. Diese Form wird in einigen wenigen europäischen Kliniken mit blutbildenden Stammzellen bereits durchgeführt. Allerdings ist diese Behandlung sehr belastend für den

Patienten, denn dabei wird das Immunsystem komplett zerstört und mittels Knochenmarkstransplantationen wiederaufgebaut. Die Risiken sind nicht unerheblich, die Erfolge durchwachsen.

Eine andere Stammzellentherapie entwickelte ich (Dominik) im Rahmen meines zweiten Doktorats. Sie ist auch Schwerpunkt meiner Habilitationsarbeit: Gewebsbildende Stammzellen für die Unterstützung sämtlicher Formen der Wundheilung einzusetzen, etwa bei Verbrennungen, Verletzungen, Operationswunden, chronischen Wunden wie „offene Beine" oder diabetischen Geschwüren. Wundversorgung kostet das Gesundheitssystem jedes Jahr Milliarden. Chronische Wunden sind sehr kostenintensiv und ein Prozent der Bevölkerung leidet mindestens einmal im Leben darunter – besonders im Alter. Gewebsbildende Stammzellen (MSC) des Patienten sind bei der Wundheilung deshalb besonders verträglich, weil keine Abstoßungsreaktionen zu erwarten sind. Diese Stammzellen kommen auch im Knochenmark vor und wir konnten nachweisen, dass diese sowohl die Wundheilung sehr positiv beeinflussen wie auch Entzündungen im Wundbett hemmen. Die Rate der Wundheilung konnte so deutlich erhöht werden. Allerdings: Aus dem Knochenmark älterer Patienten sind deutlich weniger der Wundheilungshelfer zu isolieren. Und da die Gewinnung von Stammzellen aus dem Knochenmark darüber hinaus einen schmerzhaften chirurgischen Eingriff bedeutet, haben wir uns auf gewebsbildende Stammzellen aus dem Körperfett konzentriert. An Fettgewebe mangelt es den Patienten in unserer Konsumgesellschaft meist nicht und so können wir mit der Methode des Fettabsaugens nur unter örtlicher Betäubung relativ einfach genügend Stammzellenmaterial gewinnen. Zudem ist die Ausbeute an Stammzellen im Fettgewebe sogar noch höher als aus dem Knochenmark. Diese Untergruppe gewebsbildender Stammzellen, adipogene Stammzellen (ASC) genannt, eignet sich sehr gut für die Unterstützung der Wundheilung. Interessant ist, dass ihre Wirkung sehr schnell einsetzt, was darauf schließen lässt, dass sie nicht auf neuer Gewebsbildung beruht, sondern auf sogenannten parakrinen Faktoren: Darunter versteht man die Ausschüttung von Wachstumshormonen oder anderen Steuerungseiweißen, die nicht erst in die Blutbahn abgegeben und dann an die Zielorte transportiert werden, sondern solche, die ohne den Umweg über die Blutbahn direkt ihre Nachbarzellen steuern. Deshalb setzt der Effekt – die Wundheilung – sofort ein, wenn die ASC in den Wundbereich eingebracht werden.

Auf einen weiteren hocheffizienten Einsatz von ASCs brachte mich ein amerikanischer Footballspieler, den ich 2014 auf einer Party in San Francisco kennenlernte. Als der sympathische Hühne fragte, was mich denn in die USA gelockt hätte, erzählte ich ihm von meinen Stammzellenstudien an der Stanford University. Er berichtete daraufhin sofort von der erfolgreichen Stammzellenbehandlung eines Knorpelschadens am Knie, die ihn vor dem Karriereende bewahrt hatte. Dabei hatte man ihm Fett am Bauch abgesaugt und die gewonnenen Zellen in sein Knie gespritzt, genau an die Stelle des Knorpelschadens. Die Sache sei perfekt gelungen, versicherte er mir.

So begann ich, selbst eine neue Stammzellen-Therapie für Gelenksarthrose zu entwickeln. Vorab muss ich dazu noch erwähnen: Es gibt bis heute keine eindeutige Studienlage, die den Einsatz von regenerativen Therapien zur Behandlung von Knorpelschäden an Gelenken, eindeutig empfehlen würde. Allerdings: Arthrose, also der meist altersbedingte Abbau von Knorpel und gelenksflüssigkeitsbildenden Zellen, der zu schmerzhaften Bewegungseinschränkungen führt, bietet sich geradezu zwingend an für eine Stammzellentherapie mit ASC. Warum ist das so? Sehr häufig kommt die Rhizarthrose vor, eine Verschleißerscheinung am unteren Daumengelenk, das am nächsten zum Handgelenk sitzt. Der Verschleiß des Knorpels in diesem Gelenk führt zu starker Bewegungseinschränkung – der Daumen wird so instabil und kraftlos, dass der Patient es kaum noch schafft, ein Schraubglas aufzudrehen. Jede vierte Frau leidet nach den Wechseljahren daran – es ist also eine Volkskrankheit. Bislang wurde bei fortgeschrittenem „Arthrosedaumen" oft zur Trapezektomie (Entfernung eines Handwurzelknochens) geraten. Dies ist ein erheblicher Eingriff, der nur langsam, sprich: innerhalb von drei Monaten ausheilt und zu anderen Einschränkungen der Handbeweglichkeit führen kann.

ARTHROSE DES DAUMENSATTELGELENKS

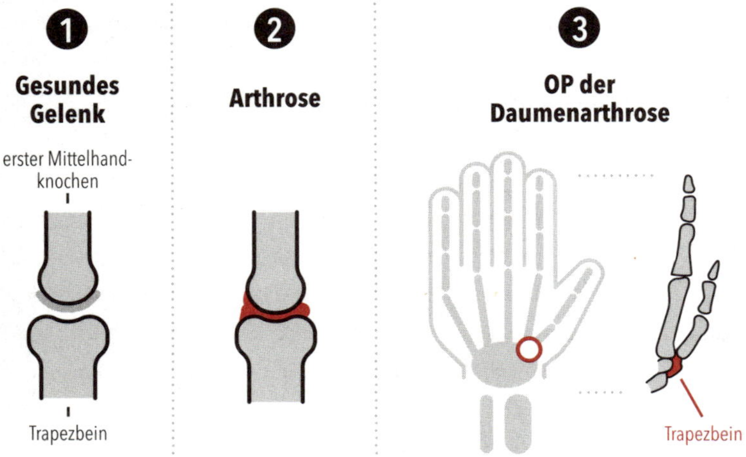

Derzeit gibt es konservative und chirurgische Behandlungsmöglichkeiten der Rhizarthrose. Konservative Ansätze umfassen die Injektion von Hyaluronsäure oder Entzündungshemmern in das Gelenk. Diese Behandlungen können vorübergehend Schmerzen lindern und die Handfunktion verbessern, aber die langfristigen Ergebnisse sind nicht zufriedenstellend. Eine häufig durchgeführte OP ist die Entfernung des Trapezbeins, des Handwurzelknochens am Daumengrundgelenk. Dadurch werden das Gelenk und alle damit verbundenen Schmerzen effektiv beseitigt. Dies geht natürlich zulasten der Funktion des Daumens. Die chirurgischen Therapien haben eine Rehabilitationsdauer von etwa drei Monaten. Eine „Liparthroplastie", also das Einbringen von Fettgewebe in das beschädigte Gelenk, kann eine gute Alternative darstellen.

Inspiriert durch den Erfahrungsbericht meiner Bekanntschaft und weiteren Forschungsergebnissen auf diesem Gebiet begann ich gemeinsam mit Unfallchirurgen der Universität Linz, den Patienten abgesaugtes Fettgewebe in das betroffene Daumensattelgelenk zu injizieren. Zum einen kann das allein durch den „Schmier-Effekt" zu einer unmittelbaren Entlastung führen. Zum anderen können die adipogenen Stammzellen in dem injizierten Fettgewebe

durch die eben genannte parakrine Ausschüttung von entzündungshemmenden Faktoren Schmerzen lindern. Ob sie dann später auch den Aufbau neuer Knorpelzellen bewirken, konnte allerdings bislang noch nicht nachgewiesen werden. Viele der Patienten berichten, dass die Schmerzen stark nachließen und die Hand wieder an Kraft und Beweglichkeit gewann. Diese Effekte halten auch langfristig an.
Die Vorteile dieser stammzellengestützten Therapie (es wurde ja Fettgewebe und keine reinen Stammzellen injiziert) liegen im wahrsten Sinne des Wortes auf der Hand: minimaler Eingriff, einfache Anwendung, kurze Erholungszeit von etwa einer Woche nach der Injektion – und vor allem eine vielversprechende langfristige Verbesserung. Solche Therapien bieten sich natürlich auch für andere Gelenksarthrosen an, wie die beeindruckende Heilungsgeschichte des Knies des Footballspielers ja auch schon zeigte. Die Behandlung von Schulter-, Knie- oder Hüftverschleiß wird bereits in vielen Zentren angeboten – wie gesagt, nicht jedoch in Deutschland. Die Empfehlung dabei lautet: Ausschließlich von Experten behandeln lassen und unautorisierte, selbst ernannte Kliniken unbedingt meiden. Stammzellentherapie ist eine junge Methode mit zum Teil großen Erfolgen – aber auch Tummelplatz für Scharlatane.

DER AUSFALL DER REPARATURSYSTEME

„Hilf mir, es selbst zu tun.“
MARIA MONTESSORI

Wir wissen nun, dass auch unsere Stammzellen altern und dass bestimmte Untergruppen von ihnen im Alter sogar komplett verschwinden. Damit kommen wir zu des Pudels Kern, zu *der* Frage der Stammzellenexistenz schlechthin: Was passiert nun genau in den Zellen unserer so kompetenten internen Ersatzteil- und Reparaturmannschaft, dass sie zu schwächeln beginnt und gravierende Ausfälle zeigt?

Spätestens jetzt ist der nächste Kniefall fällig – vor der genialischen Intelligenz der Regenerationskraft unseres Körpers. Denn wir beschäftigen uns nun mit den Reparaturmechanismen unserer Reparateure, und die sind fantastisch. *Wenn* sie fehlerfrei funktionieren. Es geht um die körpereigene Erbgut-Polizei, das DNA-Reparatursystem, das Veränderungen, Mutationen aufspüren, analysieren und die DNA wieder instandsetzen kann. Für Stammzellen sind Mutationen der DNA ja viel schlimmer als für normale Körperzellen. Schließlich sind Stammzellen dafür ausgelegt, uns ein Leben lang mit Ersatzzellen zu versorgen, während die anderen unipotenten Körperzellen irgendwann den programmierten Zelltod sterben (wenn alles glattgeht zumindest, siehe dazu das nächste Kapitel).

Stammzellen müssen also ihr Erbmaterial über viele Generationen sicher und exakt identisch weitergeben, sonst drohen Organen, der Immunabwehr, all unseren Körperfunktionen elementare Gefahren. Das heißt natürlich: Die Stammzellen-DNA *muss* bei der Zellteilung absolut fehlerfrei kopiert werden (symmetrisch in zwei neue Stammzellen oder zwei Ersatzzellen oder asymmetrisch in je eine Stammzelle und eine Ersatzzelle – Sie erinnern sich!).

Der Desoxyribonukleinsäure-Strang DNA ist chemisch recht stabil und hat sich vermutlich deshalb auch in der Evolution als Träger des Gencodes durchgesetzt. Doch die Herausforderung seiner Duplizierung bei der Zellteilung ist gigantisch. Beim Menschen müssen 3,3 Milliarden Basenpaare verdoppelt werden – *pro Zelle*! Und siehe da: Es geht immer etwas schief. Durchschnittlich *zwei* von einer Million Basenpaaren werden falsch eingebaut im Duplikat. Um es noch dramatischer zu machen: *Jede* unserer Zellen erleidet rund 100.000 DNA-Schäden, und das *jeden* Tag! Diese hohe Zahl entsteht nicht nur durch Fehler bei der Zellteilung, sondern auch durch andere endogene Faktoren wie Angriffe durch Sauerstoffradikale (oxidativen Stress haben wir schon kennengelernt, siehe ab Seite 28) und durch exogene Faktoren wie UV-Strahlung, chemische Gifte oder Viren.

„Wo aber Gefahr ist, wächst das Rettende auch“ – FRIEDRICH HÖLDERLIN hat das Prinzip Hochleistung der DNA-Reparatursysteme vorausgeahnt. Denn ihre Vielzahl und Komplexität ist frappierend. Doch für eine lebenslange Perfektion der Stammzellen reichen sie leider nicht aus. Denn offenbar ist die Zahl der Defekte, die im Laufe unseres Lebens in unseren Stammzellen auftreten, so enorm groß, dass es doch mit den Jahren zu so vielen fehlerhaften DNA-Sequenzen kommt, also zu Mutationen, die sich akkumulieren und auch die so hochpotenten Stammzellen letztlich umbringen – oder, noch schlimmer, sie zu Tumorzellen entarten lassen.

Stammzellen sind nun einmal unsere Lebensbegleiter von der Eizelle an. Sämtliche unserer aktuell aktiven Stammzellen stammen durch Duplikation von ihr ab. Und wenn sich ihr Erbgut durch Mutationen verändert, heißt das nichts Gutes. Nämlich: Einbahnstraße, Funktionsausfälle des Alters. Schuld ist offenbar die schnöde Statistik. Je älter wir werden, desto häufiger hat sich eine Stammzelle geteilt und desto größer ist die Wahrscheinlichkeit, dass die großartigen DNA-Reparatursysteme nicht aller der Millionen Schäden Herr werden konnten.

Doch auch hier wächst das Rettende: Wir können unsere DNA-Reparatursysteme unterstützen! Heute wissen wir so viel über ihre filigrane Arbeitsweise, dass es tatsächlich Mutmachendes zu berichten gibt. Als Erstes sei die Familie einer spannenden Enzymgruppe ins Zentrum der Aufmerksamkeit gerückt: Die sogenannten Sirtuine (ihr Name leitet sich vom Begriff „silent information regulator“ her). Interessanterweise kommen sie im gesamten Tierreich vor, von Bakterien über Würmer und Insekten bis zum Menschen. Sie dürften also elementare Funktionen besitzen, und das ist – wie jüngere Forschungsergebnisse eindeutig belegen – Stressabwehr und

Lebensverlängerung auf zellulärer Ebene. Sirtuine legen bestimmte Eiweißstrukturen im Zellkern still, die um die DNA gewickelt sind, sodass die Genaktivität vermindert wird und die DNA-Reparatur greifen kann, was natürlich lebensverlängernd wirkt. Wenn zum Beispiel unterschiedlichste Tierarten auf Diät gesetzt werden, verlängert sich ihre Fitness und ihre Lebenserwartung. Es konnte nachgewiesen werden, dass dieser Effekt auf einer Sirtuin-Aktivierung aufgrund der Kalorienreduktion beruht (dies werden wir in den folgenden Kapiteln zur Energieerzeugung und Entgiftung noch genauestens erklären).
Mäuse, denen das Gen für die Produktion von Sirtuin-7 entnommen wurde, zeigten zu 50 Prozent (!) eine deutlich verkürzte Lebensspanne und auch eine verminderte Stressabwehr. Sie konnten zum Beispiel bei niedrigen Temperaturen die Körpertemperatur nicht aufrechterhalten.
Für den Menschen ist Sirtuin-6 enorm wichtig. Es erhält die Länge der Telomere aufrecht (siehe ab Seite 31), ist unverzichtbar für die DNA-Reparatur und die Kontrolle von Entzündungsprozessen.
Also – nichts wie her damit, oder? Auf diesen Zug sind die Hersteller von Nahrungsergänzungsmitteln längst aufgesprungen. Denn die Sirtuin-Ausschüttung soll in unserem Körper durch zwei leicht verfügbare Pflanzenextrakte deutlich erhöht werden: Es handelt sich um sekundäre Pflanzenstoffe, beides Polyphenole, die chemisch miteinander verwandt sind. Das eine ist schon länger bekannt: Resveratrol, das als „Wirkstoff des Rotweins“ gilt. Das andere ist erst seit jüngerer Zeit in der Diskussion und soll eine deutlich stärkere Wirksamkeit aufweisen. Es heißt Pterostilben. Für beide gilt dasselbe Wirkmuster: Sie sind Teil des pflanzeneigenen Immunsystems. Sie schützen die Trauben vor allem vor Pilz-, Bakterien- und Virusinfektionen. Deshalb enthalten Weintrauben aus Reben, deren Immunsystem durch witterungsbedingte Schwankungen (vor allem Feuchtigkeitsperioden) stark gefordert wird,

deutlich mehr Resveratrol und wahrscheinlich auch Pterostilbene als Trauben aus sonnensicheren Regionen. Und weil sich Polyphenole gut in Alkohol lösen, enthält Rotwein deutlich mehr dieser beiden Antioxidantien als Traubensaft.

Die sirtuinstimulierende Wirkung dieser beiden Polyphenole soll zumindest teilweise das sogenannte „Französische Paradoxon" erklären: Die erstaunliche Erkenntnis von Epidemiologen in den 1990er-Jahren, dass vor allem im Süden des Landes die Herzinfarktrate um 30 bis 40 Prozent niedriger liegt als in anderen europäischen Ländern oder auch in den USA, obwohl die Franzosen viel rauchen und viel Fleischessen, also jede Menge ungesunder gesättigter Fettsäuren.

Pterostilben

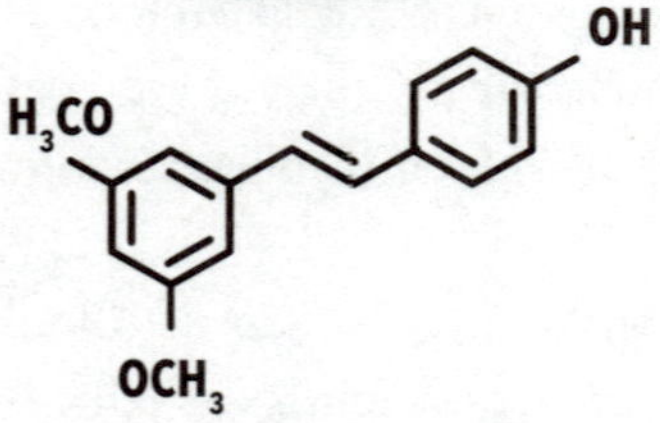

Resveratrol

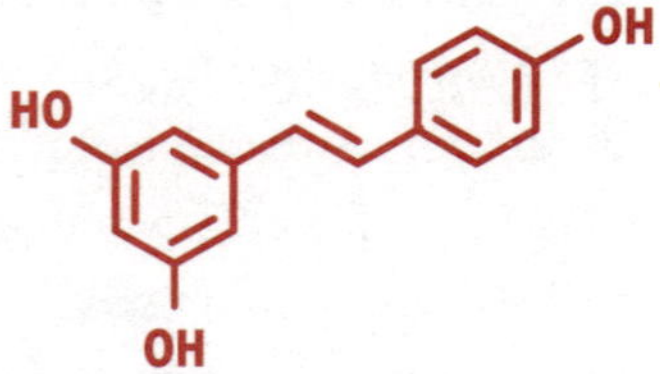

Spannend wird zu beobachten sein, wie der Langlebigkeits-Wettlauf zwischen Resveratrol und Pterostilben ausgehen wird. Denn die Aufmerksamkeit der Forschung war seit 2003 vor allem auf Resveratrol gerichtet. Sicherlich, weil es in Weintrauben und damit in Wein in sehr viel höheren Mengen vorhanden ist als Pterostilben und damit einfach und für viele mit großem Genuss zu konsumieren ist. Studien zur Frage der Wirkung beider Substanzen auf die Lebensdauer waren somit sehr ungleich verteilt: 1 zu 10 für Resveratrol. Doch das ändert sich nun. Denn Pterostilben wird – obwohl chemisch sehr nah mit Resveratrol verwandt – deutlich besser vom Körper aufgenommen und verwertet.

Resveratrol und Pterostilben haben sich als so vielseitige biologische Vielzweckwaffen erwiesen, dass sie in einer US-Veröffentlichung als „Schweizer Armeemesser der Natur“ gelobt wurden. Sie wirken gefäßschützend, entzündungshemmend, krebshemmend, und, was uns besonders interessiert, sirtuinstimulierend. Resveratrol und Pterostilben gibt es in hoher Dosierung frei verfügbar als Nahrungsergänzungsmittel zu kaufen, und das Geschäft läuft glänzend. Interessant ist, dass einige Pharmariesen ihre Resveratrol-Programme dennoch eingestellt haben. Man entwickelt stattdessen gerade synthetische Substanzen, die dem Resveratrol und dem Pterostilben sehr, sehr ähnlich sind, aber noch weit stärker sirtuinstimulierend wirken sollen. Die Bioverfügbarkeit von Pterostilben liegt entsprechend bei 80 Prozent, bei Resveratrol nur bei 20 Prozent. Pterostilben ist allerdings nicht nur in Weintrauben, sondern auch in anderen Früchten nur in sehr viel geringeren Mengen vorhanden. So birgt ein halber Liter Blaubeersaft nur 0,03 Milligramm Pterostilben.
Doch es kann synthetisch hergestellt werden, und das ist der Clou. In Zellkulturversuchen und auch Tierversuchen (muss das sein?!?) schnitt Pterostilben häufig besser ab als Resveratrol – und kann in Kapselform natürlich in deutlich höheren Dosen als Nahrungsergänzung aufgenommen werden als durch Früchte.
Ein Gedanke liegt hier allerdings nicht allzu fern: Die natürlichen Polyphenole der Trauben etc. lassen sich nicht durch Patente schützen und werden recht preisgünstig verkauft. Eine synthetische Alternative – deren Molekülstruktur streng geheim bleibt – könnte natürlich für das Pharmaunternehmen geschützt werden. Damit wären sehr viel höhere Preise aufzurufen. Wie gesagt, das ist nur ein Gedanke …
Was folgt nun daraus? Was ist gesichert? Hilft Rotwein wirklich bei der DNA-Reparatur unserer Stammzellen? Und wenn ja, sollten wir möglichst viel Rotwein trinken? Wohl kaum. Aus Maus-

versuchen haben Forscher hochgerechnet: Man müsste rund *zwölf* Flaschen Rotwein trinken, um nachweislich positive Effekte des Sirtuins zu erzielen. Immerhin scheinen aber „lediglich" ein bis zwei Glas Rotwein durchaus zu wirken, vor allem aufgrund der Kombinationswirkung weiterer Polyphenole im Rotwein wie Quercetin (über das wir ab Seite 84 noch Erstaunliches hören werden). Ob nun also synthetische resveratrolähnliche Wirkstoffe eine grundsätzlich höhere Wirksamkeit haben werden, darüber wird in den Pharmakonzernen gerade intensiv geforscht. Großartig wäre es natürlich! Andere antioxidative Polyphenole können wir jedenfalls mit pflanzenreicher Kost ganz „natürlich" aufnehmen. Die Tabelle auf der rechten Seite gibt Ihnen den Überblick!
Noch ein weiterer Motor für unfallfrei laufende DNA-Reparaturmechanismen muss hier genannt werden: Glutathion. Es handelt sich um ein Tripeptid, also um ein Eiweiß, das der Körper selbst herstellen kann (und wird daher als nichtessenzieller Nahrungsmittelbestandteil bezeichnet). Die Polyphenole, die wir eben als sekundäre Pflanzenstoffe kennengelernt haben, müssen wir dagegen von außen zu uns nehmen. Glutathion kommt bei Pflanzen und Tieren in *jeder* Zelle in hohen Konzentrationen vor und ist eines der wichtigsten Antioxidantien im Körper. Da das Eiweißmolekül sowohl freie Radikale binden als auch unschädlich machen sowie giftige Schwermetalle eliminieren kann, ist es für die DNA-Reparatur unentbehrlich.

Nahrungsmittel	Sirtuinstimulierender Inhaltsstoff
Buchweizen	Rutin
Chicorée	Luteolin
Chilis	Luteolin, Myricetin
Datteln	Gallussäure, Kaffeesäure
Erdbeeren	Fisetin
Grünkohl	Kaempferol, Quercetin
Grüntee (Matcha-Grüntee)	Epigallocatechingallat
Heidelbeeren	Pterostilbene
Kaffee	Kaffeesäure, Chlorogensäure
Kakao	Epicatechin
Kapern	Kaempferol, Quercetin
Kurkuma	Curcumin
Liebstöckel	Hydroxytyrosol
Mandeln	Pterostilbene
Olivenöl (extra vergine)	Oleuropein, Hydroxytyrosol
Petersilie	Apigenin, Myricetin
Rote Zwiebeln	Quercetin
Rotwein	Resveratrol, Piceatannol, Pterostilbene
Rucola	Kaempferol, Quercetin
Sellerie (inkl. Blätter)	Apigenin, Luteolin
Soja	Daidzein, Formononetin
Walnüsse	Gallussäure

Es wurde bereits im Jahr 1921 entdeckt und hat so viele weitere spannende Funktionen, dass wir nicht darauf verzichten und uns von ihm in den folgenden Kapitel noch begleiten lassen. Ältere Menschen weisen jedoch oft einen deutlichen Mangel auf. Hier hilft es meist schon, die drei Grundbestandteile des Moleküls durch ausgewogene Ernährung zu sich zu nehmen, nämlich Cystein, Glutaminsäure und Glycin.

- Cystein ist zum Beispiel enthalten in Sonnenblumenkernen, Hühnerei und Vollkornmehl.
- Glutaminsäure ist unter anderem in Kuhmilchprodukten, Tomatenpüree und Weizenvollkorn vorhanden.
- Glycin finden wir in Geflügel, Milchprodukten, Sojaprotein.

Ergänzend dazu sind viele Frucht- und Gemüsesorten zu empfehlen, denn sie enthalten den gesamten Glutathion-Komplex. Um das Maximum an Inhaltsstoff zu gewinnen, darf frisches Obst oder Gemüse nicht gekocht oder verarbeitet werden. Beispiele mit den höchsten Glutathionwerten sind: Spargel, Kartoffeln, Paprika, Zwiebeln, Brokkoli, Avocados, Kürbis, Spinat, Knoblauch, Tomaten, Grapefruit, Äpfel, Orangen, Pfirsiche, Bananen und Melonen, Pak Choi, Wasserkresse, Senf, Rettich, Rüben, Kohlrüben, Kohlrabi, Okra und reife Samen von grünen Bohnen. Außerdem kann der Anstieg des Glutathionspiegels durch Cyanohydroxybutan, eine Substanz, die in Brokkoli, Blumenkohl, Rosenkohl, Weißkraut und dem Chlorophyll von Petersilie vorkommt, gefördert werden, ebenso durch moderates körperliches Training sowie ausreichende Zufuhr von Schwefel, Selen und Alpha-Lipoidsäure.
Jeder Vegetarier, der sich sehr viel von Salat und Rohkost ernährt und regelmäßig Sport treibt, kann sich also freuen!
Gibt es noch Zweifel daran, dass Stammzellen das Rückgrat der Zellkompetenz Erneuerung darstellen? Ohne sie kommt das System der Erneuerung ins Wanken. Aber es sind nicht nur Stammzellen, die genau das tun müssen, was von ihnen verlangt wird, um unsere Regeneration zu gewährleisten. Was passiert, wenn eine Körperzelle anstatt in den geregelten Zelltod einzutreten, im Alter rebellisch wird erfahren Sie jetzt.

DIE ZOMBIES IN UNS

**„Jeder ist ein Mond und hat eine dunkle Seite,
die er niemandem zeigt.“**

MARK TWAIN

Spätestens seit den vorherigen Seiten ist Ihnen klar, dass Stammzellen einer der zentralen Pfeiler der Zellkompetenz Erneuerung sind. Sie sind der Motor des Kreislaufs der Erneuerung: Eine Körperzelle funktioniert regelrecht und teilt sich bei Bedarf – bis zum Erreichen ihres „HAYFLICK-Limits“ oder der überwältigenden Anhäufung von Schädigungen. Dann geht sie in den programmierten Zelltod, die Apoptose, über und wird aus dem zuständigen Stammzellpool ersetzt. Dieser Kreislauf war lange Zeit ein Dogma in Biologie und Medizin. Erst seit Kurzem ist bekannt: Dieser Kreislauf kann entgleisen und statt kontrolliertem Sterben kann auch der Fluch des Untotseins über unsere Zellen kommen. Mit weitreichenden Folgen für die Schlüsselkompetenz Erneuerung.
Wenn seriöse Wissenschaftler von „Zombies in unserem Körper“ sprechen oder von „Untoten“, die ihr Unwesen treiben, dann kann es sich nur um durchaus spektakuläre Erkenntnisse handeln, die von revolutionärer Bedeutung sein könnten.

DIE DUNKLE UND DIE HELLE SEITE DER SENESZENTEN ZELLEN

Und so wagen wir uns jetzt mitten hinein in ein sehr junges Forschungsgebiet, die sogenannte „Seneszenz“. Hierbei geht es *nicht*, wie der Name vielleicht nahelegt, um allgemeine Forschungsprojekte zu Alterungserscheinungen aller Art. Hier geht es tatsächlich um „Zombies“, um „Untote“, die sich millionenfach in unseren Körpern tummeln. Je älter wir sind, desto mehr. Und je mehr, desto schlimmer. Das heißt also, dass es *drei* Zustände der zellulären Existenz gibt: Die Lebenden, Toten – und die dazwischen! Und „die

dazwischen" haben natürlich einen ordentlichen wissenschaftlichen Namen: seneszente Zellen. Das klingt nicht so gruselig wie „Zombies" oder „Untote" – doch das Gruseln bleibt.
Und die Forschung beweist es uns eiskalt und unerbittlich: Die „Untoten" spielen offenbar eine fatale Rolle für unser Altern und Sterben.

DIE ZOMBIEZELLEN

Aber der Reihe nach. Als erster hat LEONARD HAYFLICK den Pfad für die Entdeckung der Zombiezellen geebnet, als er 1961 begann, nach den Ursachen des Alterns auf Zellebene zu suchen. Damals hätten ihn so manche als „Idioten" beschimpft, erinnert er sich selbst. Niemand wollte HAYFLICKs Theorie ernsthaft diskutieren. Heute sieht das ganz anders aus. Sie erinnern sich sicher an das HAYFLICK-Limit (siehe ab Seite 32). Seine Theorie besagt ja, dass sich jede Körperzelle – ausgenommen sind Stammzellen und Krebszellen – nur begrenzt teilen kann. Wie eine Streifenkarte in der U-Bahn zum Beispiel nur zehnmal gestempelt werden kann, bis sie verfällt, teilen sich Körperzellen nur so oft, wie es in ihrem genetischen Programm angelegt ist. Dann ist Schluss. Zellen können aber auch dann untergehen, wenn die DNA beschädigt wurde, durch Replikationsfehler, Sauerstoffradikale, Zellgifte etc.
Aber Schluss ist nicht Schluss. Entweder leitet die Zelle bei starker Störung ihren Selbstmord, die Apoptose, ein (die wir auch schon kennengelernt haben) und wird vom Immunsystem identifiziert und aufgelöst, worauf aus Stammzellen dann gesunder Zellnachschub geschickt wird. Oder aber, und jetzt kommt es: Oder aber sie verwandelt sich in eine Untote. Sie teilt sich zwar nicht mehr, aber ihr Stoffwechsel läuft auf Hochtouren. Jede unserer Körperzellen, die ihr Limit erreicht hat, kann auf diese Weise seneszent werden. Was der Auslöser dafür ist, den Weg des Selbstmords oder des Zombies einzuschlagen, das ist bislang nicht geklärt.

Was macht denn nun die Untoten zu Untoten – und was ist ihr biologischer Sinn? Zunächst: Seneszente Zellen kommen in allen Säugetieren *und* in allen Altersstufen vor. VALERY KRIZHANOVSKY vom Weizman Institut für Wissenschaften in Israel gelang es vor Kurzem, deren Zahl bei Mäusen zu bestimmen. Während bei jungen Mäusen höchstens ein Prozent aller Zellen seneszent waren, betrug der Anteil der Zombiezellen in einigen Organen zweijähriger Mäuse bis zu 20 Prozent. Unglaublich viele Untote schleppen nicht nur Mäuse mit sich herum!

Seneszente Zellen haben zwar ihre Teilung eingestellt, aber sie sind hochaktiv, indem sie Hunderte verschiedener Proteine produzieren: Zytokine, also Steuerungsproteine, Wachstumsfaktoren sowie Proteasen (das sind Enzyme, die große Proteine spalten). Damit können die Untoten direkt benachbarte Zellen beeinflussen (ähnlich wie der „Faule-Apfel-im-Korb-Effekt" oder wie ein Virus), und zwar meist nicht zum Guten: Sie rufen unter anderem Entzündungsreaktionen hervor – die ja für etliche der altersbedingten Krankheiten verantwortlich gemacht werden. Wie ein Zombievirus veranlassen sie in der Nähe befindliche gesunde Zellen, sich an der Funktionsstörung zu beteiligen. So reicht das Injizieren einer geringen Zahl von seneszenten Zellen in junge Mäuse bereits aus, um sie deutlich zu schwächen, gebrechlich zu machen und ihnen anhaltende Gesundheitsprobleme zu bereiten.

JUDITH CAMPISI vom Buck's Institute for Research on Aging in Kalifornien bezeichnete diesen Proteinschwall der Zombiezellen als „seneszenzassoziierten sekretorischen Phänotyp" (SASP) – der uns offenbar im Laufe unseres Alterns zum Verhängnis wird.

Ich (Dominik) lernte Prof. JUDITH CAMPISI im Jahr 2014 kennen, als wir beide zu einer Expertenkonferenz in Orlando, Florida eingeladen waren. Als ich mit ihr auf dem Podium stand, um über meine Ergebnisse zur Stammzellalterung zu berichten, war ich zugegebenermaßen ein wenig nervös, denn sie war bereits damals eine sehr bekannte Wissenschaftlerin. Ich war beeindruckt von der Prägnanz, mit der sie den „evolutionären Balanceakt" von Zombiezellen erläuterte.

Natürlich haben seneszente Zellen eine elementar wichtige Funktion, um unseren Körper gesund zu halten, sonst hätte die Evolution nicht zugelassen, dass sie über die Jahrtausende hinweg in uns präsent sind. Zum einen hat sich der Mechanismus des „Nicht-mehr-Teilens" entwickelt, um den Körper vor mutierten oder verletzten Zellen zu schützen. Das heißt, die Seneszenz tritt dann ein, wenn höchste Gefahr droht: Zellen, die durch Mutation zum Beispiel zu Tumorzellen würden, stellen durch diesen – noch nicht erforschten – Mechanismus ihre Teilungen ein. Ihr tödliches Potenzial können sie damit nicht an ihre Tochterzellen weitergeben. Die Seneszenz ist insofern ein Selbstschutz vor Krebserkrankungen. Viele solcher Zellen auf dem Weg zur Entartung töten sich durch Apoptose selbst. Weshalb aber verfallen andere in dieses merkwürdige stoffwechselaktive Dasein der Untoten? Weil offenbar viele der Proteine, die sie produzieren, auch sehr positive Effekte haben – in jungen Körpern, wohlgemerkt. Offenbar regen sie in benachbartem Gewebe Reparatursysteme an, um zerstörte Zellen zu regenerieren. Ebenso können sie bei der Wundheilung helfen. Manche der Proteine wirken auch als eine Art Notsignal, um dem Immunsystem zu signalisieren: „Diese Zellen schaffen es nicht – bitte beseitigen!"

Prof. CAMPISI kam dann auf die andere Waagschale der „evolutionären Balance" und damit auf dunkle Seite der Zombiezellen zu sprechen. Seneszente Zellen entstehen also, um Krebs zu verhindern. Das erklärt, weshalb junge Menschen selten daran erkranken. Sie werden aber zum Schadensfall, wenn sie im Körper lange aktiv bleiben, was bei der Alterung passiert. Unser Immunsystem scheint mit der Zeit vom Ansturm der seneszenten

Zellen überfordert zu sein – und kann nicht mehr auf sie zu reagieren. Nach Prof. CAMPISI spielt es für die Evolution keine Rolle, was nach dem Kinderkriegen mit uns passiert. Ab dem Alter von 50 Jahren sammeln sich Zellen an, anstatt dass sie effektiv aussortiert werden. Deshalb stellt sich laut ihr für die Forschung die Frage, wie die Zellen eliminiert werden und das Gewebe in jugendlichere Zustände zurückversetzt werden kann. Prof. CAMPISI gründete deshalb bereits 2011 gemeinsam mit einem weiteren Star der Seneszenzforschung, JAN van DEURSEN, in San Francisco die Firma Unity Biotechnology, um Senolytika zu entwickeln, von denen man sich die Anti-Aging-Wunderwaffe der Zukunft erhofft. Der Produktname ist Programm. Er setzt sich aus „Senescence" und „lytic – zerstörend" zusammen. Es geht also um Wirkstoffe, die Untote endgültig ins Jenseits befördern, die seneszente Zellen ein für alle Mal killen, ohne dabei gesunde Zellen zu schädigen.

Was sind nun Senolytika?

Zunächst forschten die Seneszenz-Spezialisten an Mäusen, um Medikamente zu finden, die Zombiezellen töten. Hochspannend, was sie dabei über die Überlebensstrategien der Untoten herausfanden. Sämtliche Versuche, seneszente Zellen auf direktem Wege abzutöten, scheiterten kläglich.

Doch als JAMES KIRKLAND, wie JAN van DEURSEN von der berühmten Mayo Clinic in den USA, danach suchte, wie sich seneszente Zellen denn vor dem eigenen Selbstmordprogramm schützen könnten, da wurden er und sein Team fündig. Sie fanden sechs charakteristische Signalwege, mithilfe derer sich die Zombiezellen davor bewahren, den programmierten Suizid einzuleiten.

In dieses Schutzprogramm einzugreifen und es lahmzulegen, war nun das Ziel der Wissenschaftler. Es ist ihnen im Prinzip gelungen: 14 senolytische Substanzen sind bislang bereits definiert, darunter kleinere Moleküle, Antikörper – und seit 2017 ein Peptid, das einen zum Zelltod führenden Signalweg aktiviert. Die Ergebnisse, die damit in Mausversuchen erzielt worden sind, sind mehr als vielversprechend.

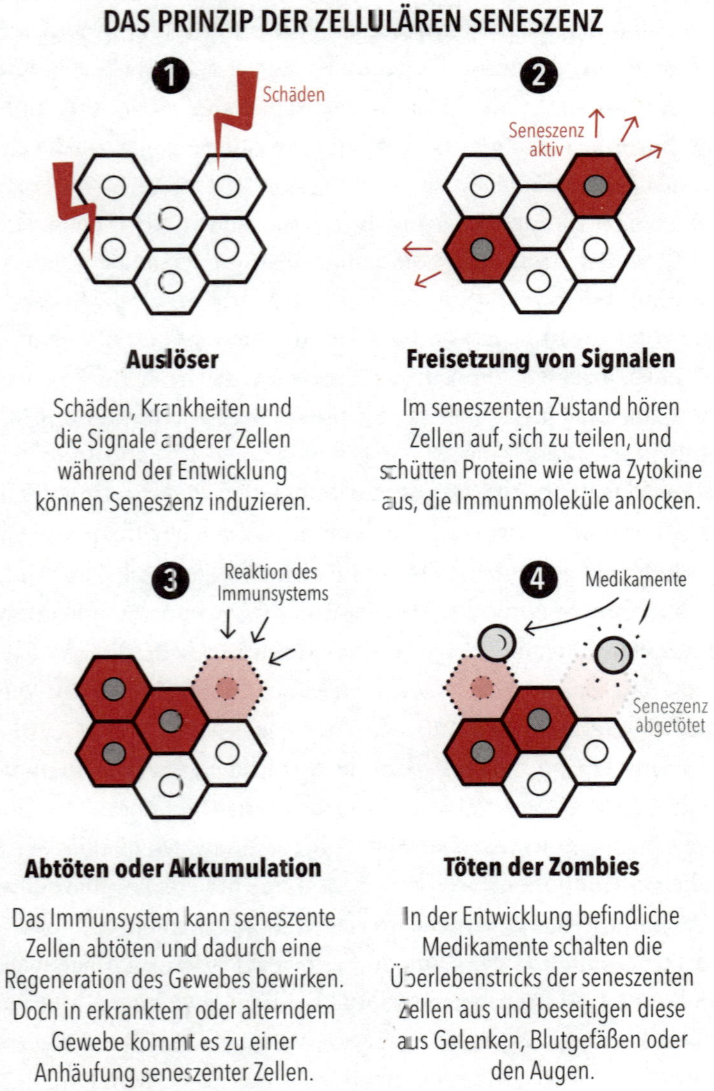

An normal alternden Mäusen konnte die Gruppe von JAN van DEURSEN nachweisen, dass altersbedingte Schädigungen, unter anderem an Herz und Nieren, beim Einsatz von Senolytika signifikant zurückgingen und sich die durchschnittliche Lebenserwartung der Mäuse um rund 25 Prozent erhöhte. In anderen Versuchen, in denen die Behandlung an sehr alten Mäusen (die umgerechnet ungefähr 75 bis 90 Menschenjahre alt waren) angewandt wurde, verlängerte sich deren Lebensdauer sogar um durchschnittlich 36 Prozent!

Um welche Senolytika handelt es sich hier? 2015 hatte das KIRKLAND-Forscherteam die ersten Wirkstofftypen identifiziert: Dasatinib, ein zugelassenes Chemotherapeutikum für die Behandlung von Leukämie, in Kombination mit dem uns bereits bekannten Nahrungsergänzungsmittel Quercetin (siehe Seite 75), das unter anderem in Trauben und grünem Tee vorkommt. Ein Chemotherapeutikum, fragen Sie? Das würde ja niemand freiwillig nehmen, nur um Alterungserscheinungen zu lindern. Und doch: Bereits bei kurzzeitiger Gabe stellten sich deutliche Effekte ein, die Zombiezellen nahmen stark ab.

Darüber hinaus entdeckte DAOHONG ZHOU von der University of Arkansas im Jahr 2016, dass das Krebsmittel Navitoclax etliche seneszente Zellen ausschaltet, auch solche im Gehirn, die im Verdacht stehen, Alzheimer auszulösen.

Sie sehen, es sind starke Medikamente, die auch starke Nebenwirkungen haben können. Doch die Effekte sind frappierend. Im Gegensatz zu der tatsächlichen Therapie bei Krebs, wo die Präparate täglich eingenommen werden müssen, reichte zur Lebensverlängerung der Mäuse glücklicherweise ein- bis zweimal pro Monat!

Die Forscher der Mayo Clinic in Rochester haben auch nachweisen können, dass Diabetes mellitus bei übergewichtigen Mäusen sehr stark nachlässt oder sogar ganz verschwindet, wenn die seneszenten Zellen aus dem Fettgewebe entfernt werden. Offenbar

sind Zombiezellen in Fettgeweben auch bei übergewichtigen Menschen für Entzündungen und Insulinresistenz verantwortlich. Die mit Senolytika behandelten Diabetes-Mäuse zeigten darüber hinaus eine deutlich verbesserte Nieren- und Herzfunktion.
Dieselben Forscher der Mayo Clinic konnten zudem zeigen, dass die Entfernung von seneszenten Zellen aus verletzten Knien von Mäusen den Knorpel im Knie nachwachsen lässt – und dabei die Schmerzen senkt. Diese Ergebnisse sind spektakulär, und so wurden bereits die ersten Studien zum Abtöten von Zombiezellen an 14 Patienten mit idiopathischer Lungenfibrose begonnen – dies ist eine chronisch fortschreitende Lungenvernarbung, die zu Atemnot führt und meist tödlich endet. Im Lungengewebe solcher Patienten wurden in großen Mengen seneszente Zellen nachgewiesen. Nach dreiwöchiger Behandlung mit Dasatinib und Quercetin verbesserte sich die körperliche Fitness der Erkrankten deutlich, wie zum Beispiel die Gehgeschwindigkeit.
Die Hoffnungen sind gigantisch: Es gibt Forschungsprojekte mit Senolytika zur Behandlung von Grauem Star, Diabetes mellitus, Osteoporose, Alzheimer, Herzvergrößerung, Nierenproblemen, Lebererkrankungen, Arteriosklerose und altersbedingtem Muskelverlust.
Es zeichnet sich ab, dass nur wenige Behandlungen nötig sein würden, zum Beispiel nur einmal pro Monat oder vielleicht sogar nur einmal pro Jahr, denn Senolytika weisen den sogenannten „Hit-and-Run-Effekt“ auf. Das heißt, sie zeigen schnell und nachhaltig Wirkung. Diese „überfallartige“ Verabreichung würde Nebenwirkungen im Rahmen halten. Obwohl also, wie wir gehört hatten, seneszente Zellen junges Gewebe „anstecken“ und ebenfalls altern lassen, ist es offenbar *nicht* nötig, sämtliche seneszente Zellen auszuschalten, um ihrer zerstörerischen Wirkung Herr zu werden. Die Forscher am Unity Biotechnology Labor planen direkte Injektionen in die betroffenen Gewebe, wie zum Beispiel in das Knie-

gelenk oder bei Patienten mit Makuladegeneration (Erkrankungen der Netzhaut) in den Glaskörper des Auges.
Wichtig ist auch, dass Senolytika nur bereits vorhandene Zombies beseitigen. Neu entstehende, die für die Krebsabwehr so wichtig sind, werden nicht beeinträchtigt. Doch leider ist der Weg zum breiten Einsatz von Senolytika ein steiniger. Denn im Laufe ihrer intensiven Erforschung hat sich gezeigt, dass Zombiezellen Individualisten sind. Insassen verschiedener Gewebe haben verschiedene Strategien entwickelt, dem programmierten Zelltod zu entgehen. Sie produzieren unterschiedliche Zytokine, unterschiedliche Proteine und sind damit für die Wissenschaftler geradezu Chamäleons. Haben sie Marker, also Erkennungsmerkmale für Untote im Fettgewebe gefunden, lassen sich Zombies im Nervengewebe zum Beispiel damit gar nicht markieren.
Das hat zur Konsequenz, dass es zum einen vieler verschiedener Erkennungsmethoden bedarf, um Zombies zuverlässig zu identifizieren. Und – das macht es noch aufwendiger – es braucht es auch verschiedene, exakt angepasste Senolytika, für jeden Zombietyp ein anderes. Nach Prof. CAMPISI gibt es daher nicht den *einen* Marker, der die Zombiezellen entlarvt und damit zum Abschuss freigibt. Es sind derer viele. Die Zombies in uns sind leider sehr, sehr clever. Es wird also darauf hinauslaufen, Wirkstoffkombinationen zu entwickeln, die in der Lage sind, viele Zombietypen auszulöschen, aber wahrscheinlich nicht alle. Bei Unity Biotechnology legt man gerade einen großen Atlas an, in dem die Forscher dokumentieren, welche seneszenten Zellen welche Erkrankungen auslösen, welche Schwachstellen sie haben, und mit welchem Medikament man sie abtöten kann. Hier geht man also davon aus, dass es nicht die *eine* Wirkstoffkombination gegen Zombiezellen geben wird, sondern viele verschiedene, die auf unterschiedliche altersbedingte Ausfallerscheinungen spezialisiert sind. Derzeit gehen die Meinungen, wann denn einigermaßen verträgliche und

vor allem wirksame Senolytika auf den Markt kommen werden, noch weit auseinander. So sagt LEONARD HAYFLICK (Sie wissen schon, der die begrenzte Zellteilungsfähigkeit entdeckt hat), dass man noch nichts kennen würde, das nachweislich einen Einfluss auf das Altern habe.

Dagegen ist der Direktor des Institute for Aging Research am Albert Einstein College of Medicine in New York, NIR BARZILAI, der Meinung, dass Senolytika schon bald als Medikamente auf den Markt kommen und bei älteren Menschen vielversprechende Wirkungen zeigen könnten. Falls Sie da ein bisschen ungeduldig sein sollten und sich fragen, ob sich nicht doch irgendetwas anderes, ganz Praktisches tun ließe, um Zombiezellen den Garaus zu machen, dann sei Ihnen eine besondere Studie der Mayo Clinic ans Herz gelegt: Die Forscher konnten nachweisen, dass regelmäßige Bewegung die Ansammlung von seneszenten Zellen im Fettgewebe von Mäusen verhindert. Und das völlig nebenwirkungsfrei! Also los!

JUNGES BLUT – EIN VERJÜNGUNGSELIXIER?

„Blut ist ein ganz besondrer Saft.“

J. W. v. GOETHE

Das Altern an der Wurzel packen – und ihm den Schrecken nehmen. Die jüngsten Erkenntnisse zur genialen Zellkompetenz Erneuerung dürften die eine oder andere Hoffnung in Ihnen geweckt haben, liebe Leser, dem Ideal des gesunden Alterns – und auch des längeren Lebens – zumindest ein klein wenig näher zu rücken. Jetzt geht es um einen spektakulären Ansatz, das Alter zu attackieren und hier besonders (aber nicht nur!) die Krankheiten, für die es bislang noch keinerlei wirksame Behandlungen gibt: Alzheimer und andere altersbedingte neurologische Erkrankungen. Wieviel Geld und Forschungsanstrengungen wurden bislang investiert, und trotzdem lässt sich der letztlich tödliche Verlauf dieser heimtückischen Krankheit nur minimal lindern – bisher.

Es klingt wie aus dem Drehbuch eines drittklassigen Draculafilms: Jungen Menschen wird Blut abgezapft und Alten gespritzt, um deren siechende Zellen und Organe wieder zu verjüngen. Seit ein paar Jahren ist das in Kalifornien tatsächlich zu haben, und Interessenten gibt es durchaus.

So hat ein Start-up-Unternehmen bis vor Kurzem jedem angeboten, der über 35 Jahre alt ist, an einer „Studie" teilzunehmen, die in der Wissenschaftsszene eher belächelt wird. „Versuchspersonen" erhielten eine Transfusion von rund zwei Litern Blutplasma, also Blutflüssigkeit ohne Blutzellen, und zwar von Teenagern und jungen Erwachsenen bis 25 Jahren. Es sollte herausgefunden werden, ob dieses Plasma nun verjüngend wirke – oder eben nicht. Wohlgemerkt: Jeder konnte an dieser Studie teilnehmen – vorausgesetzt, er zahlte mehrere 1000 Dollar. Seit wann berappen Versuchskaninchen eine solch hohe Summe für eine Studienteilnahme? Eine mehr als durchsichtige und äußerst fragwürdige Geschäftsidee.

Ein anderes Unternehmen tarnt sein Geschäftsinteresse mit dem Hinweis, dass man eine Spende für die Transfusion erwarte, und zwar in Höhe von einer lächerlichen Viertelmillion Dollar aufwärts. Obwohl die amerikanische Aufsichtsbehörde Food and Drug Administration (FDA) seit 2019 offiziell vor diesen „Blut-gegen-Dollar-Studien" warnt, bieten Unternehmen auf ihren Homepages weiterhin Jungblutinfusionen an.

Worauf basiert diese makaber anmutende Geschäftsidee? Ist sie reiner Hokuspokus? Junges Blut hat ein faszinierendes Potenzial, um das Altern an der Wurzel zu packen. Die ersten Experimente dazu dürften allerdings ebenfalls in die Kategorie „makaber" einzuordnen sein. Dabei wurden nämlich Mäuse und Ratten gruseligen Versuchsbedingungen ausgesetzt: der sogenannten „Parabiose“ („para“ stammt aus dem Griechischen und bedeutet „neben“, „bios“ heißt „Leben“). Bei dieser Technik werden zwei Tiere einer Art in ein siamesisches „Nebeneinanderleben“ gezwungen, indem sie jeweils seitlich aufgeschnitten und chirurgisch miteinander verbunden werden. Sie ahnen, welche Qualen die Ratten und Mäuse erlitten – und wie viele allein schon die OP nicht überlebten. Die Parabiose wird jedoch bis heute durchgeführt, ist aber von den Tierschutzbehörden zu genehmigen und zumindest in Europa und besonders in Deutschland seit den 1980er-Jahren nicht mehr erlaubt.

Welche Erkenntnisse sind das? Beginnen wir bei dem Experiment des Altersforschers CLIVE McCAY von der Cornell University, New York. Er ist auch der Entdecker der Kalorienreduktion zur Altersprävention, wovon wir in späteren Kapiteln noch hören werden. Also: Vor über 60 Jahren, nämlich 1956, schloss er per Parabiose eine junge (1,5 Monate alte) und eine ältere (16 Monate alte) Ratte zusammen. Das entspricht etwa einem fünfjährigen und einem 47-jährigen Menschen. Die beiden Tiere hatten also nur einen gemeinsamen Blutkreislauf und überlebten als siamesische Zwillinge. Nach zwei Monaten maß McCAY die Knochendichte bei beiden Nagern und konnte dabei feststellen, dass sich die Knochen der älteren Ratte deutlich verjüngt hatten – nämlich auf das Niveau der jüngeren Ratte. Das war eine Sensation! Das Blut der jüngeren Ratte hatte offenbar zu einem Verjüngungseffekt bei der älteren geführt.

In den 1970er-Jahren stellte sich heraus – ebenfalls in einem Parabioseversuch, dass ältere Ratten durchschnittlich vier bis fünf Monate länger lebten als Kontrolltiere. Das war der erste klare Hinweis darauf, dass junges Blut offenbar die Regenerationsfähigkeit stärkt – und der Verjüngungseffekt damit wahrscheinlich auf die Aktivierung von Stammzellen zurückzuführen ist.

DIE PARABIOSE

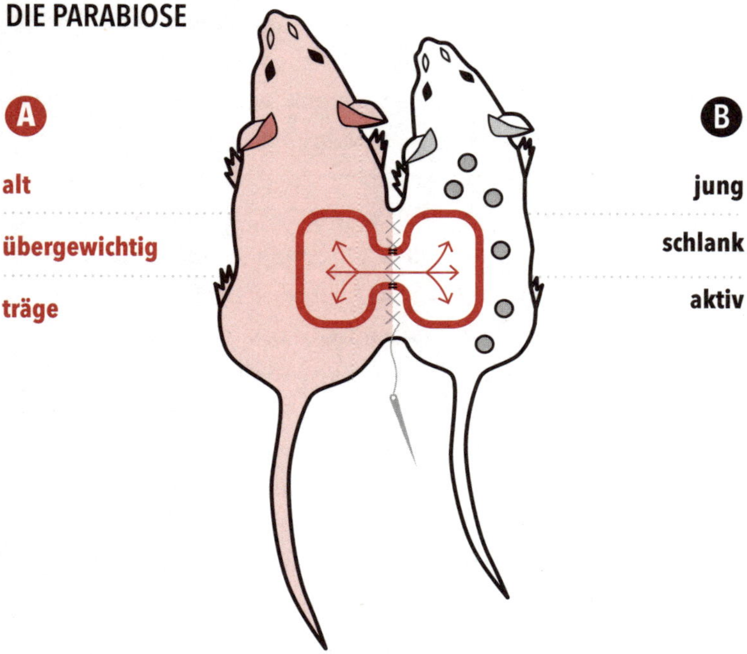

Bei der Parabiose werden zwei Tiere von einem gemeinsamen Blutkreislauf versorgt. Hierzu verbinden Forscher sie chirurgisch und untersuchen den Einfluss verschiedener Blutbestandteile auf die Gesundheit der beiden.

Ich (Dominik) muss gestehen: Diese Methode wurde auch in meiner Arbeitsgruppe an der Universität Stanford eingesetzt – für die Erforschung der Stammzellenaktivitäten bei der Wundheilung im Alter und bei Diabetes mellitus. Mit Erfolg. Die Parabiose an Ratten und Mäusen – so verwerflich diese Praxis auch ist - hat etliche spektakuläre Erkenntnisse ermöglicht.

Bevor wir genau nachfragen, nämlich welche Komponenten des jungen Blutes die Verjüngungseffekte hervorrufen könnten, lassen Sie uns zunächst das gesamte Jungbrunnenspektrum anschauen:

» So entwickelten ältere Mäuse, die junges Blut erhielten, in viel geringerem Maß eine gefährliche Herzmuskelverdickung, die meist durch Bluthochdruck im Alter entsteht und die Herzinfarktgefahr deutlich erhöht.

- Die Bauchspeicheldrüse von älteren Mäusen produziert mit dem Älterwerden immer weniger Insulin, was zu Altersdiabetes führen kann. Unter Parabiose kehrten die dafür verantwortlichen Beta-Zellen zum jugendlichen Niveau der Insulinproduktion zurück.
- Auch die Nieren parabiotischer Mäuse zeigten weniger altersbedingte Einschränkungen
- Die Knochenheilung verlief bei parabiotischen älteren Mäusen schneller und komplikationsloser als bei gleichaltrigen Mäusen ohne Parabiose.
- Vielleicht die überraschendste Erkenntnis aber war, dass das junge Blut die Blut-Hirn-Schranke überwinden kann (spezialisierte Zellen in den Blutgefäßen am Kopf sperren unter anderem sehr viele im Blut zirkulierende Komponenten, Viren aus, um das Gehirn vor allem vor Infektionen zu schützen). Parabiotische Mäuse konnten deshalb zum Beispiel viel mehr Nervenzellen im Gehirn neu bilden als gleichaltrige ohne Parabiose.
- Verletzungen am Rückenmark heilten bei parabiotischen Mäusen aus, weil ihre Nervenzellen eine stärkere Remyelinisierung aufwiesen. Das will heißen: Die schützenden Nervenhüllen bildeten sich besser neu als bei Mäusen ohne Parabiose. Zum Verlust dieser Nervenhüllen kommt es beim Menschen zum Beispiel bei Multipler Sklerose.
- Und: Ältere parabiotische Mäuse zeigten weniger starke Arthrose am Knie. Es konnte nachgewiesen werden, dass sich weniger Knorpelzellen arthritisch verändern.

Wir fassen zusammen: Nicht nur in Herz oder Bauchspeicheldrüse zeigten sich phänomenale Verjüngungseffekte, wenn ältere Mäuse junges Blut erhielten. Der Jungbrunneneffekt scheint sämtliche Gewebe und Organe zu vitalisieren. Die Seniorenmäuse wurden nicht nur gesünder, beweglicher, fitter im Denken, sie sahen auch besser aus. Sie waren unter anderem kräftiger und hatten ein glänzendes Fell. Natürlich sind nach solchen Ergebnissen die Hoffnungen ins Kraut geschossen, dass junges Blut auch beim Menschen diese wundersamen Verjüngungseffekte auslösen könnte. Doch gemach, gemach.

Erst mal sollte man natürlich herausfinden, welche „Stoffe" des jungen Mäuseblutes die Jungbrunnen-Power in die Körper älterer Nager tragen. Dann könnte man besser abschätzen, ob durch diese Substanzen nicht auch sehr Ungünstiges bei den Betagteren ausgelöst werden könnte, Krebs zum Beispiel.

Also ging man glücklicherweise dazu über, Mäusen und Ratten keine Parabiose mehr zuzumuten, sondern älteren Nagern Injektionen zu verpassen. Auch nicht schön, aber doch nicht so schlimm wie eine lange, blutige Operation. Man spritzte den Versuchstieren nun aber kein junges Blut, sondern lediglich junges Blutplasma. Sie erinnern sich: Die Firmen, die „Young Blood"-Kuren sündteuer verkaufen, nutzen ebenfalls Plasma. Plasma gewinnt man relativ einfach durch Zentrifugieren von Blut, sodass unter anderem Blutzellen abgeschieden werden und die reine Blutflüssigkeit übrig bleibt. Und hier sind die Ergebnisse (und wir danken erneut den vielen Mäusen, die für den guten wissenschaftlichen Zweck leiden mussten). Ältere Mäuse, die junges Plasma injiziert bekamen, zeigten Folgendes:

- Bessere Gedächtnisleistungen
- Weniger ängstliches Verhalten
- Geringere Alterung der Leber und bessere Leberfunktionen

Die Forscher fragten natürlich weiter: Könnte junges Blutplasma eventuell sogar auch dann verjüngend wirken, wenn es nicht von derselben Art stammt?

Genau das untersuchte der Schweizer Alzheimer- und Altersforscher TONY WYSS-CORAY, der im unmittelbaren Nachbargebäude von mir (Dominik) an der Stanford University arbeitete. Als er seine wegweisenden Forschungsergebnisse im April 2017 in der renommierten Zeitschrift „Nature" veröffentlichte, löste er in Fachkreisen intensive Diskussionen aus. Welche Schlussfolgerungen sollte man daraus ziehen?
TONY WYSS-CORAY und sein Team spritzten nämlich älteren Mäusen, nachdem deren Immunsystem künstlich geschwächt wurde, damit es nicht zu Abstoßungen kam, menschliches Blutplasma von drei verschiedenen Spendertypen: zum einen menschliches Nabelschnurserum, dann Plasma von 19- bis 24-Jährigen – und schließlich Plasma von 61- bis 82-Jährigen. Untersucht wurden jeweils die Veränderungen der Gehirnleistung der Versuchstiere. Wie beim Menschen lassen auch bei Mäusen mit zunehmendem Alter die kognitiven Fähigkeiten nach. Und siehe da: Das menschliche Nabelschnurserum wirkte am stärksten verjüngend: Mäuse mit diesen Injektionen zeigten ein besseres Lernverhalten und auch bessere Gedächtnisleistungen als ihre Altersgenossen. Sie begannen sogar wieder, Nester zu bauen! Die altersbedingten Funktionsverluste verringerten sich laut der Forscher um die Hälfte. Ebenfalls eine Verjüngung, aber deutlich abgeschwächter, zeigten Mäuse, die mit dem Plasma von jungen Erwachsenen behandelt worden waren. Komplett ohne Wirkung indes blieb das Plasma der älteren Herrschaften. Damit war der Beweis erbracht – und das war die nächste Sensation! – dass nicht nur im Blutplasma von Nagern, sondern auch im menschlichen Plasma Verjüngungsfaktoren vorhanden sind!
Eine weitere brandaktuelle Studie liefert nun Anlass zur Hoffnung, in der Alzheimer-Forschung Terrain zu gewinnen: Mäusen wurde menschliches Nabelschnurserum gespritzt, das offenbar die Plaques-Bildung im Mäusegehirn verringern konnte. Plaques gelten

als Mitverursacher des Absterbens von Nervenzellen bei Alzheimerpatienten. Plasmabestandteile als Therapeutikum für Alzheimer-Patienten? Eine fantastische Vision!

Plasmaproteine	Anti- oder Pro-Aging?	Effekte
GHRH	Anti-Aging	↑Erinnerung/kognitive Funktion
CCL11	Pro-Aging	↓Neurogenese, ↓Erinnerung
B2M	Pro-Aging	↓Neurogenese, ↓Erinnerung
GDF11	Anti-Aging	↓Herzhypertrophie ↑Muskelregeneration, ↑Erinnerung, ↑Gehirndurchblutung
Oxytocin	Anti-Aging	↑Muskelregeneration
TIMP2	Anti-Aging	↑Synapsen-Plastizität ↑Erinnerung
Osteocalcin	Anti-Aging	↓Ängstlichkeit ↑Erinnerung

GDF11

Da ist GDF11 (Growth Differentiation Factor 11 oder Wachstumsdifferenzierungsfaktor 11). Dieser Wert ist in der Jugend erhöht und nimmt dann dramatisch ab. Als 2014 ein Harvard-Team als Wirkung dieses Faktors – der bei Mensch und Ratte/Maus identisch ist – in einer Veröffentlichung Gehirnzellenwachstum bei Mäusen nachwies, auch Herzmuskelverkleinerung bei vergrößerten Herzen, Aktivierung von Muskelstammzellen und damit Erhöhung der Muskelkraft, aber auch Hemmung von Krebszellenwachstum, war schnell die schlagzeilenträchtige Vokabel des „Verjüngungsfaktors“ geboren – und sofort enterten neue „Jungbrunnen-GDF11-Pillen“ den Markt. Eins haben die bisherigen Laborversuche aber bereits ergeben: Die verjüngende Wirkung von GDF11 im Menschen könnte durchaus erheblich sein. Derzeit wird intensiv untersucht, wieso die GDF11-Menge im Plasma mit zunehmendem Alter sinkt und in welchen Konzentrationen dieser Faktor optimal wirkt.

Oxytocin

In der Tabelle auf der linken Seite zu Plasmaproteinen, die einen verjüngenden Effekt haben könnten, finden Sie auch das menschliche „Kuschelhormon“ Oxytocin. Dieses Hormon wird ausschließlich im Gehirn produziert und spielt eine besondere Rolle bei der Geburt: Es ist Mitauslöser der Wehen (aus dem Altgriechischen übersetzt bedeutet es „schnelle Geburt“), es stimuliert die mütterliche Milchproduktion und sorgt für Bindung zwischen Mutter und Kind sowie zwischen Mann und Frau – für soziale Bindung überhaupt.

Doch es kann offenbar noch mehr, und diese Erkenntnis verdanken wir wieder Labormäusen. Wie das Protein GDF11 nimmt auch der Oxytocingehalt im Mäuseblut mit zunehmendem Alter stark ab. Als Wissenschaftler nun älteren Mäusen kleinere Muskelverletzungen zufügten und ihnen dann Oxytocin spritzten, verheilten die Muskeln so schnell wie bei jüngeren Mäusen. Ältere Mäuse hatten dagegen deutlich länger mit dem Heilungsprozess zu tun. Die Annahme der Forscher: Oxytocin könnte „schlafende“ Muskel-Stammzellen aufwecken und sie zur Bildung neuer Muskelzellen anregen.

Und wie könnte nun Oxytocin für ältere Menschen zur Verfügung gestellt werden? Schwangeren zum Beispiel werden in bestimmten Fällen und nur kurzzeitig Oxytocininjektionen empfohlen. Es gibt auch Nasensprays. Doch für die Anti-Aging-Anwendung gibt es noch keine empfohlenen Präparate.

GHRH

Was finden wir noch in der Tabelle der verjüngenden Plasmaproteine? Da ist das GHRH. Es handelt sich ebenfalls um ein Hormon, das im Gehirn gebildet und dann ins Blut ausgeschüttet wird. GHRH steht für „Growth Hormone Releasing Hormone" – es steuert also die Wachstumshormone und gehört ebenso zu den Proteinen im Plasma, die mit zunehmendem Alter deutlich weniger werden. An der Universität Washington erhielten Studienteilnehmer, und zwar sowohl ältere Menschen mit kognitiven Beeinträchtigungen als auch kognitiv völlig Gesunde, täglich eine Spritze GHRH, und das 20 Wochen lang.

Das Ergebnis: Beide Gruppen zeigten im Anschluss höhere kognitive Fähigkeiten sowie Gedächtnisleistungen. Die Forscher sahen also ein großes Potenzial einer GHRH-Gabe für die Förderung der Hirngesundheit bei älteren Menschen. Es sind jedoch noch deutlich umfangreichere Studien nötig.

TIMP2

Was finden wir noch in der obigen Tabelle, die etliche Plasmaproteine auflistet mit verjüngendem Potenzial? Da ist der TIMP2 (Tissue Inhibitor of Metalloproteinase 2). Dieses Protein ist im menschlichen Nabelschnurserum und auch im Plasma von jungen Mäusen zu finden und baut sich bei älteren Menschen und Nagern auch wieder deutlich ab. Bislang wusste man nur, dass TIMP2 bei der Wundheilung und der Entwicklung eine Rolle spielt. Nun wies besagter WYSS-CORAY nach, dass es – wenn es älteren Mäusen gespritzt wird – die kognitiven Fähigkeiten ebenfalls stärkt.

Osteocalcin

Als letztes Protein der Tabelle schauen wir uns Osteocalcin an. Das ist ein Hormon, das im Körper fast aller Wirbeltiere vorkommt und von Knochen und Zähnen gebildet wird. Ja, Sie lesen richtig:

Es gibt ein Hormon, das im Knochen gebildet wird! Es wurde allerdings auch erst 1975 entdeckt. Und auch dieses Protein scheint ein Gehirnbooster zu sein: Es verbessert im Mausversuch ihre Gedächtnisleitung und auch die Muskelfunktion.

Immer wieder, während ich (Nina) über die zahlreichen Tierversuche schreibe, sträubt sich alles in mir. Ich bin Tierschützerin aus Überzeugung und fühle hier ein großes Dilemma – und ich fühle auch Wut. Denn ich kann mich des Eindrucks nicht erwehren, dass die Alternativen zum Tierversuch noch längst nicht genug genutzt werden. Deshalb hier ein kleiner Exkurs mit Zahlen und Fakten – verbunden mit dem starken und emotionalen Appell, noch viel mehr zu tun, um Tierleid zu unterbinden. Ich kann einfach nicht abschätzen, ob es derzeit möglich wäre, sämtliche Tierversuche einzustellen, was ich mir so sehr wünschen würde. Doch ich bin sicher, dass es auf jeden Fall möglich sein müsste, Tierversuche auf ein absolutes Minimum zu reduzieren – wofür auch die europäische und ebenso die deutsche Gesetzgebung verändert werden müsste!

Im Jahr 2017 lag die Zahl der in Tierversuchen eingesetzten Tiere nach Angaben des Bundesministeriums für Landwirtschaft und Ernährung unfassbar hoch: bei 2.807.297 Tieren. Dazu zählten auch Tiere, die für wissenschaftliche Zwecke getötet wurden, ohne dass an ihnen zuvor Eingriffe vorgenommen wurden. Tiere wurden (und werden) getötet, um ihnen Organe oder Zellmaterial für Versuchszwecke zu entnehmen. Der Anteil der in der Grundlagenforschung eingesetzten Tiere betrug laut Max-Planck-Gesellschaft 37 Prozent. 20 Prozent der Tiere wurde für gesetzlich vorgeschriebene Sicherheitstests von Chemikalien oder neuen Medikamenten eingesetzt, zum Beispiel gegen Volkskrankheiten wie Diabetes mellitus, Krebs, Demenz, Herz-Kreislauf-Erkrankungen, Infektionen und Immunerkrankungen. Bei rund 80 Prozent der eingesetzten Versuchstiere handelte es sich um Nagetiere, vor allem Mäuse und Ratten. Elf Prozent der Tiere waren Fische, rund drei Prozent Kaninchen und 0,12 Prozent Primaten, also Affen. Der Anteil genetisch veränderter Tiere betrug 40 Prozent, bei fünf Prozent davon be-

einträchtigte die Genveränderung die Gesundheit. Die hohe Zahl der Tierversuche macht mich fassungslos. Denn in Deutschland sind Tierversuchen rechtlich enge Grenzen gesetzt. Sie müssen genehmigt werden und gelten nur dann als ethisch vertretbar, wenn sie auf das unerlässliche Maß beschränkt bleiben. So sind Pharmaunternehmen bei der Wirkstoffprüfung dazu verpflichtet, Tierversuche zu vermeiden, falls geeignete Alternativmethoden zur Verfügung stehen. Wieso werden denn um Himmels Willen nicht viel, viel mehr „Alternativmethoden" eingesetzt? Ich zitiere hier aus dem Bundesforschungsministerium:

„Um die Suche nach Ersatzmethoden maßgeblich voranzutreiben, unterstützt das Bundesforschungsministerium bereits seit 1980 Wissenschaftler, die Methoden zum Ersatz von Tierversuchen entwickeln. Mittlerweile hat das Ministerium rund 600 Projekte mit einem Fördervolumen von insgesamt mehr als 190 Millionen Euro finanziert. Die geförderten Vorhaben fußen dabei auf dem „3R"-Konzept. Das heißt: Tierversuche sollen in erster Linie durch alternative Methoden ersetzt werden (Replacement, Ersatz). Wenn dies nicht möglich ist, soll die Zahl der benötigten Tiere zumindest auf ein Minimum beschränkt werden (Reduction, Verringerung). Außerdem soll das Leiden der eingesetzten Tiere so weit wie möglich verringert werden und aus dem einzelnen Tierversuch so viele Informationen wie möglich zu gewonnen werden (Refinement, Verfeinerung)."

Welche Alternativen werden denn nun entwickelt? Elementar wichtig werden Techniken für den Einsatz von dreidimensional wachsenden Zellkulturen, Computersimulationen oder bildgebende Verfahren wie Kernspintomografie oder Ultraschall.

„Mit solchen bildgebenden Verfahren können beispielsweise krankhafte Veränderungen eines Organs beobachtet werden. Dies ersetzt bisher notwendige Tierversuche und verbessert gleichzeitig die Risikobewertung von Medikamenten. Zudem liefern die Verfahren ein tiefergehendes Verständnis darüber, wie Wirkstoffe in Organe aufgenommen werden. Auch Zellkulturverfahren sind mittlerweile als Alternativen zu Tierversuchen in der Forschung weit verbreitet. Dabei werden Zellen von Tier oder Mensch im Labor so kulti-

viert, dass sie möglichst ähnlich wie im Körper funktionieren. In einem weiteren Schritt werden mithilfe von dreidimensional wachsenden Zellkulturen komplexe Strukturen wie Herzgewebe oder Blutgefäße bis hin zu kompletten Organen nachgebaut. Ein gelungenes Beispiel hierfür ist die künstlich hergestellte menschliche Haut. Darauf kann die Wirkung von Arzneimitteln oder Chemikalien laut Experten sogar verlässlicher getestet werden als auf der Haut lebender Kaninchen oder Meerschweinchen. Doch die Forschung geht noch weiter: Derzeit versuchen Wissenschaftler, die verschiedenen Organsysteme des menschlichen Körpers auf sogenannten Biochips nachzubilden und miteinander zu vernetzen. Mittlerweile gibt es solche Systeme bereits für Organe (Leber, Lunge und Niere) und Nervenzellen."

Ich kann dazu nur sagen – und ich hoffe, Sie schließen sich mir an: Werte Wissenschaftler: Wir bewundern euren Forscherdrang! Doch stellt die Tierversuche schneller ab! Hängt nicht aus Bequemlichkeit an der „Tradition" der Tierquälerei! Sucht aktiv die Alternativen, die euch jetzt schon zur Verfügung stehen – und drängt das Forschungsministerium und andere Institutionen, euch die Mittel bereitzustellen. Und: Lasst uns alle Druck machen auf den Gesetzgeber. Die gesetzlichen Vorschriften zum Testen am Tier müssen weg!

Was fangen wir nun mit diesen ersten Informationen über die verjüngenden Plasmaproteine in jungem Blut an? In absehbarer Zeit wahrscheinlich sehr viel. Zum einen wäre es natürlich großartig, nur ausgewählte Plasmaproteine mit verjüngendem Potenzial und nicht literweise kostbares Blutplasma verabreichen zu müssen. Wahrscheinlich wird es jedoch einen Cocktail an Proteinfaktoren aus jungem Plasma benötigen, um für jugendliche Fitness sorgen zu können. So einen Proteincocktail zu entwickeln und auf seine juvenile Wirksamkeit zu testen, daran wird intensiv gearbeitet.

Doch es ist noch ein anderer Anti-Aging-Ansatz denkbar, der auf Plasmaproteinen beruht: Nämlich umgekehrt gedacht! Wenn die eine Glücksformel für die Verjüngung lautet: „Her mit den verjüngenden Plasmafaktoren!" – dann könnte auch umgekehrt gelten:

„Weg mit den alt machenden Plasmafaktoren!". Wenn Sie sich die Tabelle auf Seite 94 noch einmal anschauen, finden Sie zwei „pro-aging"-Faktoren im menschlichen Plasma, nämlich Faktoren, die in altem Blut erhöht sind – und auch in Mausversuchen dazu führten, dass sich bei jungen Mäusen beispielsweise die Gedächtnisleistungen verschlechterten. Man könnte ja versuchen, diese „alt machenden" Plasmaproteine zu eliminieren!

Da wäre aus obiger Liste zunächst noch das CCL11. Es handelt sich um ein Steuerungsprotein, das unschöne Eigenschaften zeigt. Es ist nämlich an akuten und chronischen Entzündungen beteiligt und wird etwa bei Bronchialasthma oder Nahrungsmittelallergien erhöht gemessen. Und es findet sich mehr und mehr im Plasma älterer Menschen.

Da ist zudem noch das B2M. Das ist ein kleineres Protein, das zu einem Proteinkomplex gehört, der auf der Oberfläche aller unserer Körperzellen zu finden ist. Es spielt eine Rolle bei Immunabwehr und ist in steigender Zahl im Plasma bei Krebserkrankungen, Hepatitis oder AIDS zu finden.

Wird nun jungen Mäusen eine Mischung aus CCL11 und B2M gespritzt, verschlechtert sich ihr Gedächtnis, auch die Nervenzell-Neubildung lässt nach. Wie könnte man nun solche Übeltäter aus dem Blutplasma herausfischen?

Man könnte sie mithilfe der Einsatzkräfte des Immunsystems ausschalten – und zwar mithilfe von Antikörpern. Diese müssten hochspezifisch auf die beiden Feinde CCL11 und B2M hin entwickelt werden. Oder man konstruiert mit den Methoden der Biochemiker Antagonisten. Das sind Gegenspieler, die bestimmte Proteine ausschalten, aber nicht zum Immunsystem gehören. Auch eine interessante Strategie! Bislang wird sie allerdings noch nicht konsequent verfolgt. Sie fragen jetzt: Und *wann* wird es nun *welches* Präparat für Jedermann geben, das über Blutplasma-Faktoren verjüngend wirkt?

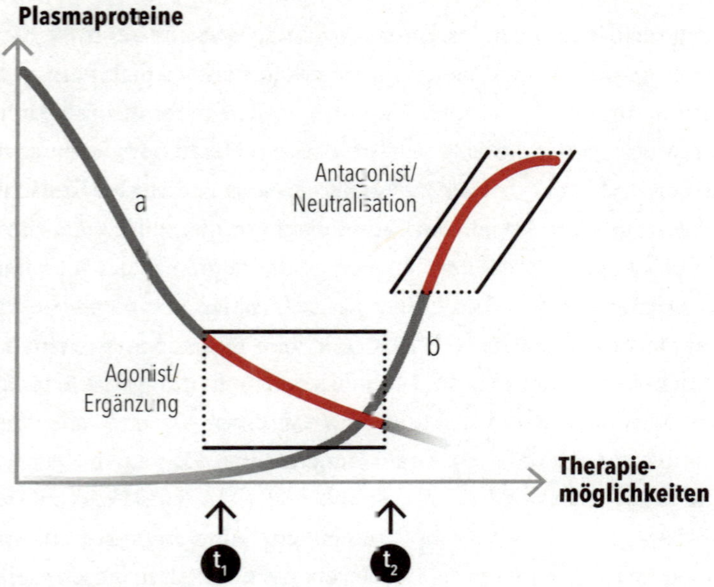

Altersabhängige Veränderungen von Konzentration der Plasmaproteine. Die Kurve (a) zeigt die hypothetische Konzentrationsveränderung von Anti-Aging-Faktoren, die im Laufe des Alterns abnehmen. Die Kurve (b) zeigt, wie sich Pro-Aging-Faktoren mit zunehmendem Alter schnell ansammeln. Die Pfeile verweisen auf therapeutische Interventionsmöglichkeiten. Dem kann man entgegenwirken, indem man Agonisten, also „verjüngende" Plasmafaktoren, aufnimmt – oder mittels Antagonisten die „alt machenden" Plasmafaktoren ausschaltet.

Schon 2014 konnten die ersten Studien mit 18 Alzheimer-Patienten gestartet werden. Sie erhielten einen Monat lang wöchentliche Plasmainfusionen (250 Milliliter) von Spendern, die 18 bis 30 Jahre alt waren. Neun von ihnen bekamen tatsächlich das junge Plasma und neun ein Placebo. Das ist natürlich eine kleine Zahl, die statistisch nicht wirklich aussagekräftig ist. Doch: Zunächst erstmal haben alle Patienten, die tatsächlich junges Plasma erhalten hatten, die Infusionen gut vertragen haben. Und bei den kognitiven Tests

zeigte sich Ermutigendes: Patienten kamen etwas besser mit alltäglichen Anforderungen zurecht, sie erkannten beispielsweise ihre Familienmitglieder wieder (was vorher nicht mehr der Fall gewesen war). Auch konnten sie sich wieder ein Hemd oder Socken anziehen und ein Frühstück zubereiten. In standardisierten Tests zur Evaluierung der kognitiven Fähigkeiten konnten allerdings keine signifikanten Verbesserungen gemessen werden. Doch das Forscherteam konnte so trotzdem für sich reklamieren, dass sie auf zwei Gebieten statistisch bedeutende Verbesserungen erreichten.
In der sogenannten Phase-2-Studie setzte man nun genau das ein, was wir eben schon diskutiert hatten: einen Cocktail aus Plasmaproteinen, nicht mehr das komplette junge Plasma.
Die Ergebnisse wurden im Dezember 2019 in San Diego auf der Jahrestagung für Klinische Studien zur Alzheimer-Erkrankung vorgestellt: Sechs Monate lang erhielten die Patienten diesen Cocktail aus Plasmaproteinen. Mit spektakulärem Ergebnis? Nicht ganz. Immerhin: Auch über sechs Monate wurde der Cocktail sehr gut vertragen. Und: Sowohl Patienten mit leichtem als auch mit mittelschwerem Alzheimer verschlechterten sich über diese Monate nicht in ihren kognitiven Fähigkeiten. Dies wäre jedoch typisch für die Alzheimer-Krankheit, kann also durchaus als Behandlungserfolg interpretiert werden. Besser wurde es aber auch nicht. Das heißt: An dem „idealen" Cocktail muss noch weiter gemixt werden, in placebogestützten klinischen Studien. Und das dauert noch Jahre. Doch es keimt Hoffnung auf.
Und jetzt? Wetten, dass der eine oder die andere nach der Lektüre dieses Kapitels vielleicht doch mit dem Gedanken spielt: Sollte es ganz schlimm kommen mit dem altersbedingten Abbau und Verfall – einfach mal junges Plasma ausprobieren? Horrender Preis hin und her?

Na ja. Da gibt es so einiges abzuwägen. Erstens: Der Verjüngungseffekt, der sich an Mäusen nachweisen ließ, ist für Menschen bislang *nicht* vergleichbar dokumentiert.

Zweitens: Junges Plasma aktiviert offenbar schlafende Stammzellen in älteren Organismen. Theoretisch droht Krebsgefahr. Deshalb muss man es so lange als waghalsig bezeichnen, sich größere Mengen jungen Plasmas injizieren zu lassen – bis die Forscher exakt nachvollziehen, welche Komponenten das Plasma in welcher Konzentration welche Nebenwirkungen erzeugen. Geschäftemacher argumentieren, es würden täglich weltweit Hunderttausende Blutkonserven verabreicht (allein in Deutschland sind es pro Jahr vier Millionen) – und das ginge dennoch alles gut. Doch das geschieht nicht regelmäßig über mehrere Monate hinweg in größeren Dosen.

Drittens: Blutplasma für Unfallopfer oder für große OPs würde noch weniger zur Verfügung stehen als bislang schon. Spenderblut ist rar. Außerdem sind bis heute die Risiken (Infektion, Abwehrreaktionen) einer Transfusion zwar sehr gering, aber nicht gleich null.

Und viertens: Mit einem möglichen Boom von Plasmatransfusionen würde sich schnell ein grauer Markt bilden mit Blut aus Ländern, die unsere Standards der Qualitätskontrollen, Chargensicherheit etc. nicht kennen. Damit würden all die, die günstig an junges Plasma kommen wollten, akuter Infektionsgefahr ausgesetzt. Es seien hier nur Hepatitis und HIV genannt …

Also noch ein wenig Geduld, bitte! Der „junge“ Plasmaproteincocktail ist ein großer Hoffnungsträger für wirksame Verjüngung. Vielleicht denkt man in der Forschung wie Goethes Mephisto – und auch wie wir eingangs: „Blut ist ein ganz besonderer Saft“…

ZELLEN, HÖRT DIE SIGNALE!

„Das Problem zu erkennen ist wichtiger als die Lösung zu erkennen, denn die genaue Darstellung des Problems führt zur Lösung.“

ALBERT EINSTEIN

Wir sind beim Kapitel des Buchteils zur Zellerneuerung angelangt, das uns einen besonderen Bereich der genialen Intelligenz und unseres Körpers verstehen hilft. Wir haben erfahren, dass der Motor unserer lebenserhaltenden Zellerneuerung die Stammzellen sind. Wir haben erfahren, dass dieser Motor mit zunehmender Laufzeit ins Stottern kommen kann, indem sich DNA-Schäden anhäufen und die Reparatursysteme nicht hinterherkommen. Wir haben erfahren, wie Zombiezellen entstehen und diesen Motor blockieren, und wir haben erfahren, an welchen Triggerpunkten die Forschung atemberaubende Möglichkeiten eröffnet, die altersbedingten Kolbenfresser unserer Vitalität zu verhindern. Die jüngsten Erkenntnisse zu den frappierenden Verjüngungseffekten von jungem Blutplasma stehen hier natürlich ganz vorn auf der Agenda der Hoffnung.

In diesem Kapitel gehen wir noch einen Schritt weiter – und dieses Terrain dürfte den meisten von Ihnen völlig unbekannt sein. Wir fragen nämlich: Wie werden denn *in* der Zelle die Prozessketten der Erneuerung aktiviert? Welche Störungen können auftreten? Und wenn Störungen auftreten – lassen die sich vielleicht beheben? Das wäre nun wirklich zumindest ein „Kieselstein“ der Weisen in der Alterstherapie. Das heißt also: Wir lassen die Ebene der großmolekularen Zellbestandteile wie DNA, Reparaturenzyme, Plasmaproteine oder auch ganzer Stammzellen hinter uns und tauchen ein in die kleinmolekularen Signalwege innerhalb unserer Zellen, die meist über viele kaskadenartige Verknüpfungen und Signalketten

zur Aktivierung oder Blockierung bestimmter Gene führen und damit komplexe Prozesse wie die Zellregeneration steuern.
Die Erforschung der Signalwege innerhalb von Zellen ist klassischerweise eine Domäne der molekularen Biochemie. Deshalb ist dieser Forschungszweig für Grundlagenforscher reserviert und wird nur selten von Medizinern aufgegriffen. Doch genau auf diesen Bereich habe ich (Dominik) mich seit Anfang 2013 spezialisiert. Bevor es aber um meine eigene Forschungspraxis geht, wird im Folgenden umrissen, welche Forscher den Boden hierfür bereiteten.
Dabei geht es um derart wegweisende Erkenntnisse, dass sie mit dem Nonplusultra der wissenschaftlichen Auszeichnungen geadelt wurden – mit dem Medizin-Nobelpreis 2019. Anfang der 1990er-Jahre entdeckte GREGG SEMENZA vom renommierten Johns Hopkins Institute for Cell Engineering ein kleinmolekulares Protein, das Furore machte. Denn es ist sozusagen der Captain einer Flotte von Signalketten in den Zellen, nicht nur des menschlichen Körpers, sondern sämtlicher Wirbeltiere. Er nannte es HIF (Hypoxia-Inducible Factor), also ein „Faktor, der durch Sauerstoffmangel aktiviert wird“. Dieser Faktor ist zwar klein, aber oho! Er steuert nämlich einen der lebenswichtigsten Prozesse in uns: wie sich unsere Zellen, Gewebe und Organe in kürzester Zeit an veränderte Sauerstoffzufuhr anpassen. Wenn wir in 3000 Meter Höhe wandern, wird es eng mit der Sauerstoffversorgung, wenn wir sportlich trainieren, japst der Muskel, und wenn ein kleiner Schnitt im Finger den Blutzufluss zum Gewebe abscheidet, dann kriegen die Zellen dort keinen Sauerstoff für ihre Zellkraftwerke und für die Wundheilung. Was passiert dann?
Eine Kaskade, ja geradezu ein Feuerwerk an Signalen wird in unseren Zellen aktiviert, viele davon sind direkt verantwortlich für unsere Selbstheilungskräfte. Insgesamt steuert dieses kleine HIF-Protein über 300 Gene. Man kann es sich wie einen Lichtschalter

vorstellen, der beim Umlegen ein ganzes Zimmer hell erstrahlen lässt, oder wie eine Lawine an Zellmechanismen, die durch den kleinen Schneeball HIF ausgelöst wird.

A GENUG SAUERSTOFF, KEINE REGENERATION NÖTIG **B ZU WENIG SAUERSTOFF**

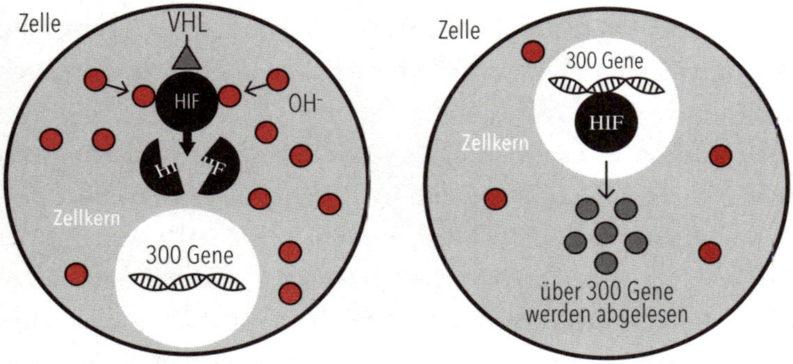

HIF wird abgebaut **HIF tritt in Aktion**

A: Im Normalfall ist genug Sauerstoff in der Zelle. Sein Abbauprodukt OH^- bindet an HIF, dadurch kann ein weiteres Molekül namens VHL andocken. In dieser Form wird HIF zerstört. Es kommt nicht in den Zellkern und es findet kein Genablesen für eine zusätzliche Proteinproduktion statt. B: Fehlt Sauerstoff in der Zelle, sammelt sich das HIF-Molekül an, geht in den Zellkern und startet das Ablesen von Genen – ein Feuerwerk an Proteinproduktion für über 300 Zellprozesse findet statt.

Die drei mit dem Nobelpreis gekürten Wissenschaftler SEMENZA, Sir RATCLIFFE und KAELIN entschlüsselten, wie das HIF-Protein im Detail funktioniert. Er arbeitet nämlich als Sauerstoffsensor und geht er dabei über seine eigene Leiche. Denn solange genug Sauerstoff in der Zelle vorhanden ist, binden sich dessen Abbauprodukte (die sogenannten OH-Moleküle) an das HIF-Protein – und das ermöglicht einem weiteren Faktor namens VHL (kurz für

Von-Hippel-Lindau), das HIF-Protein in die Vernichtung zu schicken.
Wenn aber *nicht* genug Sauerstoff da ist, dann wird HIF aktiv. Dann werden seine Andockstellen nicht von Sauerstoff-Abbauprodukten besetzt, und infolgedessen bleibt HIF intakt, wandert in den Zellkern und setzt eine Kaskade von Genaktivitäten in Gang, die Genexpression genannt wird – mit den beschriebenen Anpassungsreaktionen unserer Zellen und Gewebe.
Die drei Forscher haben mit dieser sensationellen Entdeckung die Tür weit aufgestoßen für etliche neue Forschungsansätze zur Krebsbekämpfung, Behandlung von Blutarmut, aber auch Herz-Kreislauf-Erkrankungen und Wundheilung.

Und genau dort, in der Wundheilungsforschung, war ich (Dominik) unterwegs. Denn auch mich inspirierte die Entdeckung des HIF-Proteins elementar. Anfang 2013 begann ich an der Stanford University meine Forschung zum besseren Verständnis des zellulären Regenerationsmechanismus. Das Rätsel, warum sich junge Organismen perfekt von Verletzungen aller Art erholen konnten, während alternde oder Menschen mit Diabetes mellitus so massiv in ihrer Selbstheilungskraft eingeschränkt waren, reizte meinen Entdeckergeist. Die drei zentralen Zellkompetenzen Erneuerung, Energieerzeugung und Entgiftung als Fahrplan vor Augen, suchte ich nach Bausteinen der zellulären Gesundheit. Dafür musste ich tiefer gehen, auf die molekulare Ebene der Zellfunktionen. Bei der Zellregeneration in der Wundheilung sind so viele Faktoren so eng miteinander verwoben, dass ich einen ganzheitlichen Ansatz für meine Forschung suchte. Ausgangspunkt waren meine Forschungsergebnisse an den Stammzellen und die Erkenntnisse zu deren Funktionsverlust im Alter.
Und hier kommt die wegweisende Entdeckung des HIF-Signalwegs ins Spiel. Dieser Steuerungsfaktor entpuppte sich als die intrazelluläre Kommunikationsplattform schlechthin, nicht nur bei der Anpassung an die Sauerstoffversorgung, sondern auch bei umfassenden Regenerationsprozessen. Wohlge-

merkt, das Ganze spielt sich auf dem „unteren Stockwerk" der Zellfunktionen ab – auf molekularer Ebene! Mit Staunen stellte ich also fest, dass dieses winzig kleine HIF-Molekül nicht nur für die Anpassung der Zelle an die Menge des gelieferten Sauerstoffs zuständig ist, sondern überhaupt den wichtigsten Signalweg darstellt, also damit der „Chefdirigent" des Zell-Orchesters zur Selbstreparatur ist – der im Alter und bei Diabetes mellitus leider völlig außer Kontrolle gerät. Diese Entdeckung war elementar wichtig für meine weiterführenden Studien über die Entstehung und Behandlung von chronischen Wunden.

Was wenige wissen: Chronische Wunden sind eine echte Volkskrankheit, die das Gesundheitsbudget der westlichen Länder an die Belastungsgrenze bringt. Weltweit explodieren die Kosten für die Gesundheitssysteme in den entwickelten Ländern seit Jahren. Allein in Deutschland kostete es uns im Jahr 2017 insgesamt sagenhafte 375 Milliarden Euro, das sind 4544 Euro pro Kopf! Im Vergleich zum Vorjahr waren das 17 Milliarden oder 4,7 Prozent mehr. Dazu kommen die Ausgaben für die Pflege. Auch die explodieren: Allein von 2017 auf 2018 stiegen sie um 4,5 Prozent auf 41,3 Milliarden Euro. Die Ursachen für diese erschreckende Ausgabensteigerungen liegen auf der Hand: Die Zahl der alten Menschen nimmt rapide zu – und die Therapien für altersbedingte Krankheiten werden immer besser, anspruchsvoller und teurer. Vor allem sind es chronische Krankheiten, die zunehmen und die damit auch die höchsten Kosten verursachen. In Deutschland kostete laut Ärzteblatt im Jahr 2016 allein die Versorgung der 1,2 Millionen Patienten mit chronischen Wunden sage und schreibe mindestens acht Milliarden Euro. Wie nun die Wundheilung vom Körper organisiert wird, sollte uns Applaus abnötigen – wegen der enormen ihm innewohnenden Intelligenz! Es ist hier allerdings nicht der Raum, die einzelnen Phasen der primären und sekundären Wundheilung detailliert zu beschreiben – ein kleiner Abriss folgt jedoch nun.

DIE 4 PHASEN DER WUNDHEILUNG

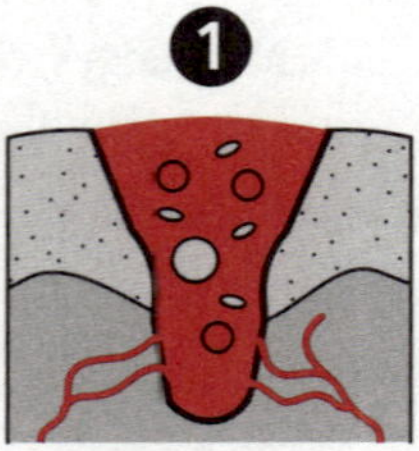

Exsudative Phase

Die Wunde wird mit Fibrin und koaguliertem Blut gefüllt.

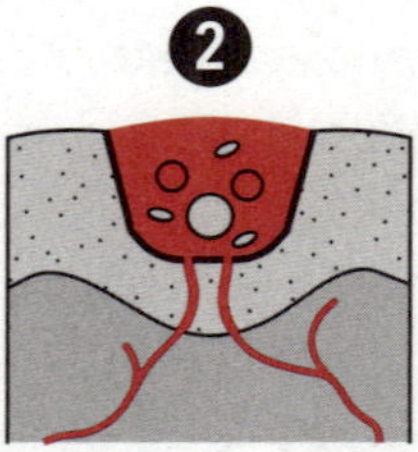

Resorptive Phase

Fresszellen beseitigen tote Zellen und Keime.

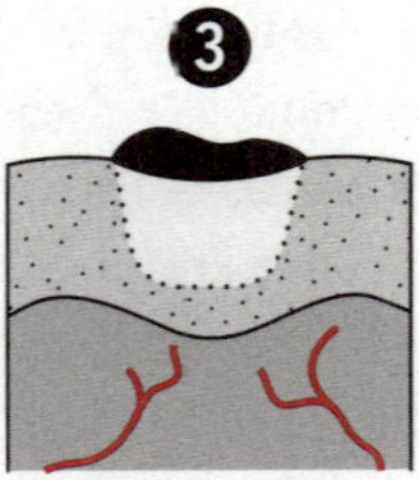

Proliferative Phase

Es bilden sich neue Zellen und füllen die Wunde mit Narbengewebe aus.

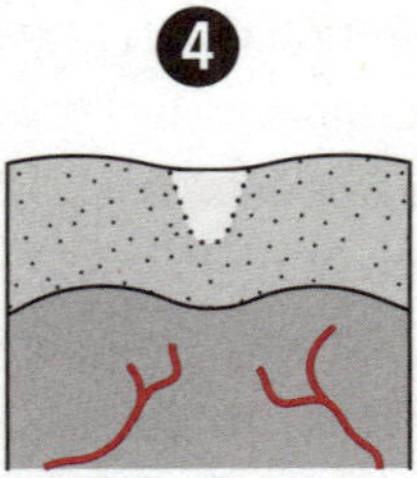

Reparationsphase

Vom Wundrand her bilden sich Zellen, neue Haut entsteht, die Wunde schließt und die Narbe reift.

DIE PRIMÄRE WUNDHEILUNG

Als Erstes wird per Blutgerinnung die Blutung gestillt (was natürlich nur bei kleineren Wunden möglich ist), dann tritt verstärkt Blutplasma aus, um den Wundbereich zu reinigen. Dabei töten Fresszellen Keime. Dann beginnen die Kapillaren, das sind die kleinsten Blutgefäße, in den Wundraum einzuwachsen. Feine Kollagenfasern bilden sich, die die Wundränder langsam zueinander ziehen und nach und nach wieder verschließen. Infolgedessen lässt auch die Flüssigkeitsbildung der Wunde nach (das heißt, sie „suppt" nicht mehr). Die Kollagenfasern dienen einwachsenden Hautzellen als Grundlage, und es bildet sich schließlich Narbengewebe. Auf diese Weise läuft in groben Zügen die primäre Wundheilung ab – sie ist nur möglich bei kleineren Verletzungen wie beispielsweise bei Schnittwunden oder auch kleineren Abschürfungen.

DIE SEKUNDÄRE WUNDHEILUNG

Die sekundäre Wundheilung ist für das Abheilen größerer Wunden verantwortlich. Hier können die Wundränder nicht direkt zusammenwachsen, sondern die Wundfläche wird von unten über die gesamte Fläche abgedichtet. Weil der Defekt durch Neubildung von Granulationsgewebe aufgefüllt werden muss, um die Wunde zu verschließen wird der Vorgang auch als Granulation bezeichnet. Das ergibt dann auch deutlich größere Narben. Die einzelnen Phasen der Wundheilung werden auf molekularer Ebene durch eine ganze Kaskade von Signalwegen in der einzelnen Zelle gesteuert. Wie bei einem Orchester kommt es auf jeden „Spieler" an, auf jeden Botenstoff, jedes Enzym, niemand darf falsch spielen. Kommt nur ein einziger Spieler aus dem Takt, gefährdet er den Klang des kompletten Orchesters, gefährdet er die Selbstheilung.

Mein (Dominik) Forschungsansatz lag darin, herauszufinden, welche Spieler dieses Orchesters nun dafür verantwortlich sind, wenn bei Alterung oder Diabetes mellitus die „Orchestrierung" des Wundverschlusses so außer Takt kommt, dass chronische Wunden entstehen. Die Wunden alter und diabeteskranker Menschen heilen schlechter, weil sie weniger mit Blut und damit mit weniger Nährstoffen und vor allem Sauerstoff versorgt werden. Das ist auch der Grund, weshalb solche Patienten deutlich länger brauchen, um sich von einem Herzinfarkt oder Schlaganfall zu erholen.

Bei einem komplett verkalkten Bein, dessen Arterien kaum noch Blut führen, liegt die Erklärung, weshalb die Blut- und Sauerstoffversorgung stockt, auf der Hand. Doch weshalb alte Menschen und Diabetiker grundsätzlich zu chronischen Wunden neigen – auch bei gut durchbluteten Geweben – ist damit nicht erklärt. Die Ursache konnte also nicht nur eine mangelnde Blutversorgung sein. War vielleicht der komplette Regelkreis der Zelle aus dem Ruder gelaufen, der die Reaktion auf die aktuelle Sauerstoffzufuhr steuert? Wenn dem so wäre – wo wäre der „Falschspieler" des Orchesters zu suchen? Da rückte natürlich der „Dirigent" in den Fokus der Untersuchungen: Das HIF-Protein. Als Dirigent der Genexpression aktiviert es im Falle des Sauerstoffmangels über 300 Gene im Zellkern, um über 100 Botenstoffproteine zur Orchestrierung der Reaktion auf den Sauerstoffmangel auszusenden. Andere Wissenschaftler ersetzten bereits einzelne der Spieler, einzelne der jeweils ausschwärmenden Botenstoffe, um die Probleme der Wundheilung zu beheben – jedoch nur mit begrenztem Erfolg. Das bestärkte meine Vermutung, dass die Defekte durch den Dirigenten selbst ausgelöst worden sein müssten, also das Steuerungsproblem quasi auf der Chefebene zu suchen wäre. Weitere Studien bestätigten dies: Es ist das HIF-Protein, das für die schlechtere Sauerstoffversorgung bei der Wundheilung von älteren oder diabetischen Personen verantwortlich ist. Und nicht nur das: Es steuert offenbar auch die Reaktionen der Zelle auf Schädigungen anderer Art, wie UV-Strahlung zum Beispiel. Meine Studien brachten endlich Licht ins Dunkel, nämlich in die molekularen Prozesse, die zu Zellalterung und zu Diabetes mellitus führen. Verantwortlich ist eben dieser HIF-Signalweg. Genauer gesagt: Wenn das HIF-Protein instabil wird, werden deutlich weniger Botenstoffe produziert, sodass Wundheilung und Regeneration von Gewebe deutlich schwächeln. Zumindest im Mausversuch konnte ich den Beweis vorlegen: Wir schalteten bei jungen und gesunden Versuchsmäusen, das Gen aus, das für die Herstellung von HIF-Molekülen zuständig ist. Was geschah? Die armen Mäuse hatten große Probleme bei der Wundheilung und der Regeneration von Geweben. Das war durchaus eine kleine Sensation. Der Hauptschalter der molekularen Erneuerung in unseren Zellen schien gefunden!

Jetzt folgt natürlich sofort die Frage: Wie könnte man diesen Schalter für die Wundheilung, für die Diabetestherapie – und auch für die Zellregeneration nutzen? Wie kann man einen defekten HIF-Signalweg zugunsten der Regeneration „umpolen"? Um das zu durchdenken, war ein genauerer Blick auf das HIF-Protein nötig. Glücklicherweise existierten Vorstudien der jetzigen Nobelpreisträger und ich konnte in ihren bahnbrechenden Arbeiten nachlesen, wo die „Stoppschilder und Umleitungen" auf dem HIF-Signalweg lagen, wo ich sozusagen die Weichen umstellen konnte.

Zur Erklärung: Das HIF-Protein besteht aus zwei Elementen, der Alpha-Untereinheit und der Beta-Untereinheit. Die Alpha-Untereinheit ist dabei sozusagen der „Schalter am Schalter". Sie aktiviert das gesamte HIF-Protein – oder schaltet es eben aus. Wie wir vorhin schon gesehen haben, wird das HIF-Moleküle durch die Abbauprodukte von Sauerstoff (OH-Moleküle) für seine Zerstörung vorbereitet (er wird dabei „hydroxyliert"). Diese OH-Moleküle docken nun also an der Alpha-Untereinheit an, aber sie können das nur, wenn ein bestimmtes Enzym mithilft: PHD (Prolylhydroxylase). Und dieses PHD wiederum braucht Eisen, um arbeiten zu können. Ein sehr, sehr wichtig Umstand, den Sie für die nächsten Absätze im Hinterkopf behalten sollten.

Wenn nun also die OH-Moleküle an das Alpha-HIF-Element angedockt haben, kann das Protein VHL angreifen und die Alpha-HIF-Untereinheit zerstören. Die Beta-Untereinheit von HIF ist jedoch immer vorhanden und wartet geduldig auf ihren Einsatz. Ist nun nicht genügend Sauerstoff vorhanden oder liegt eine andere Schädigung vor, dann kann sich das noch unverletzte Alpha-HIF-Element mit seinem Beta-Teil vereinen, in den Zellkern einwandern und mit der Genexpression, also der Produktion der rund 100 Proteine für die Sauerstoffanpassung und die Regeneration beginnen. Beispielsweise wird nun der VEGF hergestellt (Vascular Endothelial Growth Factor). Er ist ein Hauptschalter für die Blutgefäß-Neubildung, wie wir ja schon bei der Wundheilung feststellten.

GENUG SAUERSTOFF, KEINE REGENERATION NÖTIG

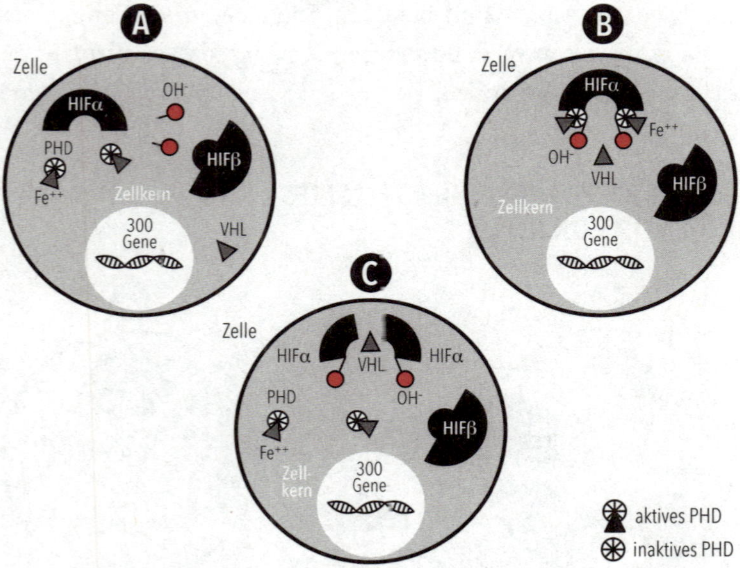

A: Es ist genug Sauerstoff in der Zelle vorhanden. HIF wird durch die Abbauprodukte von Sauerstoff (OH^--Moleküle) für seine Zerstörung vorbereitet (er wird dabei „hydroxyliert").
B: Diese OH-Moleküle docken an der Alpha-Untereinheit an, aber sie können das nur, wenn PHD (Prolylhydroxylase) mithilft. PHD wiederum braucht Eisen (Fe^{+-}), um arbeiten zu können.
C: Wenn die OH-Moleküle an das Alpha-HIF-Element angedockt sind, kann das Protein VHL angreifen und die Alpha-HIF-Untereinheit zerstören.

Etwas kompliziert scheint die Sache, aber nur auf den ersten Blick! Wenn wir jetzt nämlich sehen, was bei älteren Menschen oder Diabetespatienten geschieht, verstehen wir die Funktionsweise des HIF-Schalters noch besser: Hier ist nämlich das PHD überaktiv, es baut viel mehr OH-Moleküle, also die Abbauprodukte des Sauerstoffs, an die Alpha-HIF-Untereinheit an, als es bei der aktuellen Sauerstoffversorgung der Zelle angebracht wäre. Und so wird viel mehr Alpha-HIF zerstört, als gut für die Zelle wäre. Es finden sich weniger Alpha- und Beta-Untereinheiten zum kompletten HIF-Faktor zusammen und Regenerationsprozesse werden im Zellkern *nicht* angestoßen. Keine Gewebsneubildung und keine Heilung.

SAUERSTOFFMANGEL ODER ZELLSTRESS, REGENERATION NÖTIG

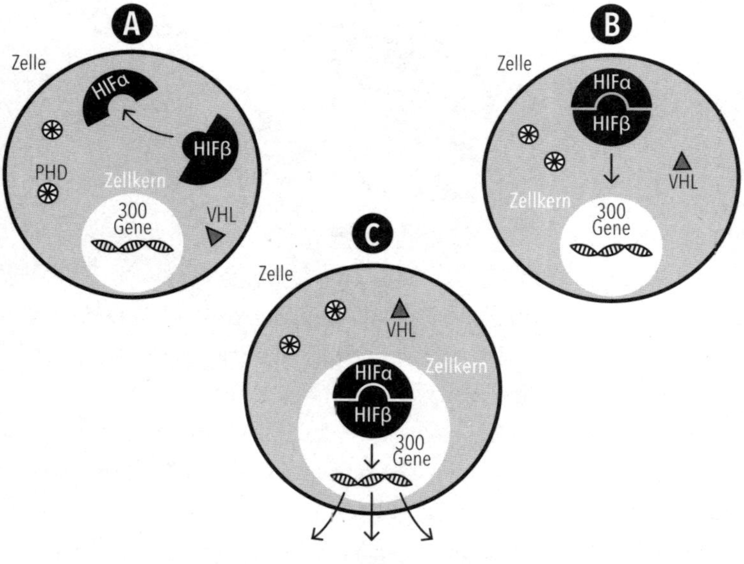

Signalproteine für Regeneration

A: Die Beta-Untereinheit von HIF ist immer vorhanden und wartet auf ihren Einsatz.

B: Ist nun nicht genügend Sauerstoff vorhanden oder liegt eine andere Schädigung vor, dann kann sich das unverletzte Alpha-HIF-Element mit seinem Beta-Teil vereinen.

C: Es wandert dann in den Zellkern ein. Dort löst es die Genexpression aus, also die Produktion der vielen Proteine für die Sauerstoffanpassung und die Regeneration.

Wenn Sie die Abbildungen auf der linken Seite und auf der Seite 113 betrachten, ist das gut nachzuvollziehen: Es ist ein Desaster, wenn der HIF-Faktor aus der Balance gerät. Was also könnte ihn wieder zur ordentlichen Funktion zurückführen? Zu Beginn war ich ratlos. „Der Zufall trifft nur einen vorbereiteten Geist." Dieser Satz von LOUIS PASTEUR schoss mir durch den Kopf, als ich von einem Mittagessen mit meinem Kollegen JAYAKUMAR vom Stanford Center for Advanced Drug Delivery zurückkam. Er hatte mich nämlich auf die Idee gebracht, den HIF-Signalweg durch kleinste Regulatorstoffe, sozusagen auf den Pfad der Tugend zurückzubringen. „Wo gibt es das schon", dachte ich. Hier auf dem Campus von Stanford, wo die Institute der verschiedensten Fachgebiete auf einem Areal angesiedelt sind, passiert es einfach, dass der eine einem anderen, und das auch noch aus einem ganz anderen Fachgebiet fast beiläufig den entscheidenden Tipp gibt.

„Okay", dachte ich. Kleinste Regulatorstoffe. Das könnte der Zugang zur Lösung sein. Doch welche Moleküle kämen in Frage? Ich durchforstete die wissenschaftliche Literatur und entdeckte zwei vielversprechende Kandidaten: Zwei Moleküle, die auf völlig unterschiedliche Weise auf den HIF-Signalweg Einfluss gewinnen. Beide machen dem PHD Probleme. Sie erinnern sich: PHD ist das Enzym, das das HIF-Protein letztlich killt, dadurch die Sauerstoffregulation runterfährt und die Regeneration stoppt. Wenn das PHD gehemmt wird, kann das HIF-Molekül aktiv werden. Und das ist das, was ich wollte.

Das Inhibitormolekül mit dem traumschönen Namen Dimethyloxalylglycin blockiert das PHD direkt. Das andere Inhibitormolekül arbeitet dagegen versteckter: Es nimmt dem PHD seinen Arbeitskollegen weg, das Eisen (Sie erinnern sich!), ohne den es die Alpha-HIF-Untereinheit nicht für ihre Vernichtung vorbereiten, also hydroxylieren kann. Dieser – sagen wir – elegante Blockierer des PHD hat ebenso einen hübschen Namen: Deferoxamin (DFO). Ich verglich nun also die beiden PHD-Blockierer und damit HIF-Verstärker, also potentielle Beschleuniger der Regenerationsprozesse, indem ich sie in der Wundheilung älterer und diabetischer Zellen wie auch im Mausversuch testete (Mausversuch! Als ich (Nina) Dominik darauf an-

sprach, war seine Antwort: Mausversuche müssten in diesem Fall sein – denn sonst gilt das Ergebnis nicht als wissenschaftlich erhärtet. Meine Güte!). Und siehe da: Der elegantere Blockierer, das DFO, schnitt deutlich besser ab – beschleunigte also die Wundheilung nachweislich sowohl bei älteren als auch bei diabetischen Mäusen.

DFO ist in der Medizin nicht unbekannt. Es gilt seit über 30 Jahren als Standardtherapie bei Patienten, die regelmäßig Bluttransfusionen erhalten müssen und deshalb sehr viel Eisen aufnehmen – sie leiden unter Transfusionssiderose. DFO bildet in ihrem Körper aus den Eisenmolekülen größere Komplexe, die dann mit dem Stuhl oder Harn ausgeschieden werden können. Auch bei Hämochromatose hilft das Medikament DFO. Menschen mit dieser meist angeborenen Eisenspeicherkrankheit nehmen über den Dünndarm zu viel Eisen auf. Es kann Organe stark schädigen.

So weit, so gut. Ich hatte herausgefunden, wieso bei älteren und diabetischen Menschen die Wundheilung und die Regeneration so stark vermindert war: Das HIF-Molekül wurde in viel zu großem Maße zerstört, und verantwortlich dafür ist die zu hohe Aktivität des PHD. Ich hatte auch herausgefunden, welcher Stoff das Überschießen des PHD verhindern konnte: der Eisenfänger DFO. Jetzt war mein nächstes Ziel, dieses Wissen ganz praktisch umzusetzen, um die bessere Heilung chronischer Wunden zu ermöglichen. Dazu müsste mein „Eisenfänger" DFO permanent an die Wunde abgegeben werden. Eine chronische Wunde heilt natürlich nicht von heute auf morgen, auch wenn die Ursache für die Heilungsblockade behoben werden kann. Außerdem wollte ich herausfinden, ob der „Eisenfänger" auch das gefürchtete „Wundliegen" bei Patienten mit Lähmungen oder im Koma, aber auch bei Diabetespatienten (im Fußbereich) vorbeugend verhindern könnte.

Diese Druckgeschwüre entstehen, wenn sich ein Mensch länger nicht bewegt, und zwar an den Stellen, wo das Körpergewicht direkt auf die Knochen drückt und das darunterliegende Gewebe von der Blutversorgung abschneidet. Ellbogen, Knie, Gesäß und Fersen sind unter anderem typische Entstehungsorte. Durch die Mangelversorgung mit Sauerstoff kann die Haut absterben, es entstehen offene Wunden, die sehr schmerzhaft sein können und nur langsam abheilen.

Wie könnte ich nun dafür sorgen, dass der „Eisenfänger" DFO so kontinuierlich an die betroffenen Hautregionen abgegeben würde, dass Druckgeschwüre erst gar nicht entstehen? Da traf ein weiteres Mal der Zufall einen vorbereiteten Geist und wieder kam der Zufall bei einem Mittagessen auf dem Campus daher. Mein Kollege JAYAKUMAR vom Advanced Drug Delivery Center half mir, für die Idee eines Biomaterial-Wundpflasters einen Prototypen zu basteln. Großartig! Ich fing natürlich sofort an, diese Wundpflaster zu testen – sie müssen aufgebracht werden, bevor ein Druckgeschwür entstehen kann. Das heißt: Mein „Eisenfänger" DFO hilft den Zellen, die unter Sauerstoffmangel leiden (weil sie vom Gewicht des Körpers abgedrückt werden), ihren Stoffwechsel auf die verminderte Sauerstoffzufuhr einzustellen. Das war eine meiner spannendsten Studien bisher, und die führte ich natürlich nicht am Menschen, sondern an erst der Maus durch (entschuldige bitte, Nina!). Ich war so froh, als deutlich wurde: Wenn über ein Biomaterial-Wundpflaster kontinuierlich DFO an die Haut abgegeben wird, die unter dem Druck des Körpergewichts abgeschnürt wird, dann entstehen trotz der Belastung keine Druckgeschwüre! Und wenn bereits Geschwüre da sind, dann heilen sie um sensationelle 50 Prozent schneller als ohne DFO-Pflaster.

Wie ich später weiter herausfand, treten die Zellen, die unter dem Stress des Körpergewichts stehen, erst viel später in die Phase des Selbstmords, also in die Apoptose, ein. Das Gewebe stirbt also deutlich später ab und führt damit deutlich später zu Entzündung und Geschwür. Zugleich werden neue Kapillaren gebildet, um die Sauerstoffversorgung zu erhöhen.

Damit haben wir die erste wirksame pharmakologische Anwendung entwickelt, um das Wundliegen zu vermeiden. Und wenn Druckgeschwüre bereits entstanden sind, kann das Biomaterial-Wundpflaster diese extrem schnell zum Abheilen bringen. Als Nächstes wollte ich wissen: Wie nachhaltig ist denn der Heilungserfolg mit dem Pflaster bei chronischen Wunden? In einer Folgestudie konnte ich zeigen, dass sich die Qualität der Haut nach Abheilung der Wunden dramatisch verbesserte. Die Elastizität und Reißfestigkeit war deutlich erhöht, die Struktur des Gewebes zeigte sich robuster. Das lässt darauf schließen, dass auch das gefürchtete Wiederaufflammen einer bereits abgeheilten chronischen Wunde durch die Behandlung mit dem Biomaterialwundpflaster weniger wahrscheinlich wird. Da es einen Wirkstoff enthält, der bereits als Medikament zugelassen war, ist ein schneller und mit geringeren bürokratischen Hürden verbundener Einsatz für die Behandlung von Patienten mit chronischen Wunden in der Klinik möglich. Momentan befindet sich das Pflaster sich in der Zulassungsphase in den USA und wird hoffentlich bereits in naher Zukunft weltweit für Patienten erhältlich sein.

Das Pflaster erhielt den Preis für Biomaterialforschung der Stanford University, zudem wurde meine Studie breit in der Fachpresse publiziert. Ein schöner Erfolg – doch da war wieder diese Unruhe, es arbeitete in mir, und zwar heftig. Und das lag genau an den so wunderbar wirksamen Wundpflastern. Denn wenn ich mir Zellen und Gewebe des Wundbereichs, die mit dem Eisenfänger DFO behandelt worden waren, unter dem Mikroskop anschaute, so sah ich jede Menge neu gebildete Kollagenfasern. Es hatten sich auch jede Menge kleinster Blutgefäße gebildet, die das Gewebe nun deutlich besser versorgten. Insgesamt wies das Gewebe eine höhere Spannkraft auf, es war elastischer – und es sprossen sogar wieder Haare, was für abgeheilte Wunden mit Narbenbildung sehr ungewöhnlich ist.

Ich wusste ja durch meine Studien zur Wundheilung an alter Haut, wie sich Hautgewebe und seine Zellen mit dem Alter verändern. Das war nun genau das Gegenteil von dem, was ich im Gewebe von DFO-behandelten Wunden sah! Könnte es also sein, dass DFO nicht nur chronische Wunden verhinderte, sondern, dass es in alternder Haut genau dasselbe bewirkte? Also Kollagenbildung, bessere Blutversorgung und damit Ernährung und Sauerstoffzulieferung und so eine erhöhte Elastizität und Spannkraft? Also ein deutlich ver-

jüngender Effekt? Das hieße ja, man könnte die Hautalterung an der Wurzel packen, stoppen – und vielleicht sogar umkehren, in Richtung Verjüngung?

Drei Gewebsschichten bilden die schützende Hülle „Haut", die uns vor dem Angriff von Bakterien und Pilzen bewahrt, aber auch vor mechanischen Stößen und allem, was ungut ist. Unser größtes Organ besteht aus Oberhaut, Lederhaut, Unterhaut. Die drei regeln unseren Wasserhaushalt, die Salzkonzentration im Blut und in der Lymphe und vieles mehr. In diesen drei Schichten schlägt nun die Alterung gnadenlos zu. UV-Licht, Ernährung, genetische Veranlagung und der natürliche Alterungsprozess verändern im Laufe der Zeit den Aufbau und damit die Funktionsfähigkeit unserer Haut.

VERÄNDERUNGEN IN ALTER HAUT

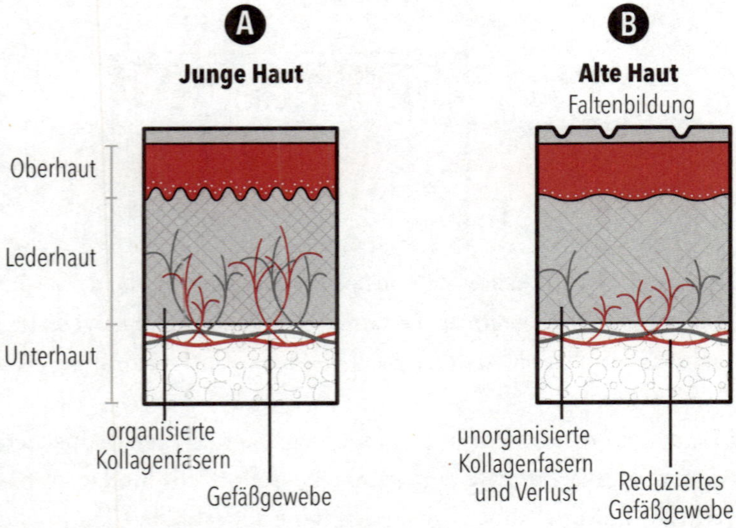

Alte Haut weist einige typische Unterschiede zu junger Haut auf: Eine geringere Zahl von Blutgefäßen macht sie grau und schal, fehlende oder gebrochene Kollagenfasern lassen sie schlaff und faltig aussehen. Die Blutversorgung schwindet, weil sich das Netz der Kapillaren zurückbildet.

Das heißt also: Die Hautschichten werden dünner, Blutgefäße werden abgebaut und damit die Versorgung des Gewebes schlechter, das Bindegewebe lockert sich auf, die Kollagenfasern brechen und werden abgebaut. Am stärksten wirkt sich die Alterung auf die mittlere Hautschicht, auf die Lederhaut, aus. Das bedeutet leider, leider: Fast alles, was unsere Haut glättet, was sie rosig und straff macht, verschwindet. Das Fehlen von Blutgefäßen macht sie grau und schal, das Fehlen von Kollagenfasern macht sie schlaff und faltig – und der Abbau des Bindegewebes lässt die Spannkraft kapitulieren. Die Wissenschaft kapituliert natürlich nicht.

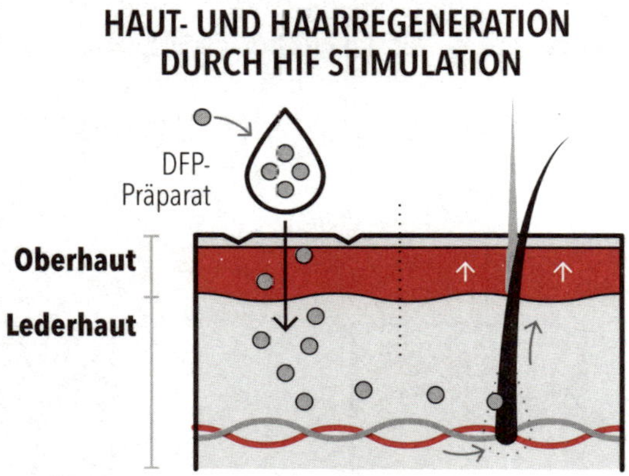

Deferipron (DFP) ist fettliebend, also lipophil. So kann es viel besser von der Haut aufgenommen werden als das wasserliebende, also hydrophile DFO. Und das sogar ohne Hilfsmittel, die das Eindringen sonst erleichtern.

Bislang gibt es weltweit noch keinen wirksamen therapeutischen Ansatz, der die Prozesse der Hautdegeneration, des Bindegewebsverlusts und des Abbaus der Blutgefäße unterbinden kann. Die meisten Kosmetika liefern zwar Feuchtigkeit für die oberen Hautschichten, was einen kleinen, aber nur sehr kurzzeitigen Effekt bewirkt. Doch die Kollagenproduktion sowie die Blutgefäßneubildung bleiben mangelhaft und werden davon nicht beeinflusst.

Was mich (Dominik) wieder zurück zum HIF-Signalweg brachte. Es liegt doch mehr als nahe zu vermuten, dass die Überaktivität des PHD, die verhindert, dass chronische Wunden heilen, genau dieselbe Wirkung auf die Haut im Alter hat: Das HIF-Molekül wird viel zu selten im Zellkern aktiv, und all die Regenerationsprozesse, die es im jungen Gewebe ständig steuert, fallen aus. Das heißt unter anderem: keine neuen Blutgefäße und keine Kollagenbildung. Aktiviert man das HIF-Molekül, das heißt, verhindert man, dass es in zu großem Stil in der Zelle abgebaut wird, dann zeigen alle älteren Hautzelltypen dieselbe Reaktion: Sie schütten Wachstumsfaktoren aus sowie Steuerungshormone für die Regeneration und rekrutieren auch Stammzellen für die Erneuerung des Gewebes. Dann müssten doch „meine" Eisenfänger-Moleküle (DFO), die schon bei der Heilung von chronischen Wunden geniale Effekte erzielt hatten, auch der Hautalterung Einhalt gebieten können, oder? Genau an diesem Punkt der Schlussfolgerung angelangt, verließ ich Stanford und ging nach Europa zurück, um mich in meiner Heimat an der Universitätsklinik Linz in der Plastischen Chirurgie zu perfektionieren.

Allerdings fehlte mir die wissenschaftliche Forschungsarbeit enorm. Auf experimentelle Entdeckungsreise zu gehen, war ein Teil von mir geworden, und meine Erkenntnisse und Hypothesen über die molekularen Schalter des Alterns ließen mich nicht los. Sie geisterten sogar durch meine Träume.

Der nächste folgenschwere Zufall führte mich zum Pharmakologen Dr. DOMINIK THOR, *den ich in Wien kennenlernte. Als ich ihn in meine Ideen einweihte, wie man den HIF-Signalweg vielleicht so reaktivieren könnte, dass er in alter Haut nachhaltig verjüngend wirkt, war er sofort fasziniert. Gemeinsam erkannten wir, wo meine Idee klemmte! „Mein" Eisenfänger DFO wirkte zwar in Wundauflagen sehr gut, konnte aber gar nicht als Creme zum Beispiel in die Haut eindringen, weil er als Molekül einfach zu groß war. Er scheiterte schon ganz außen, an der obersten Hornschicht der Haut.* DOMINIK THOR *war es dann, der auf die Idee kam, dass es noch einen viel kleineren „Eisenfänger" gibt, der allerdings noch nie im Zusammenhang mit der HIF-Modulation untersucht worden war. Dieser ist so klein, dass er problemlos in die Zellen eindringen kann und dort hocheffizient Eisen bindet.*

Der von THOR vorgeschlagene Stoff ist nicht nur um gut zwei Drittel kleiner als das DFO-Molekül, er ist auch noch fettliebend, also lipophil. So kann er viel besser von der Haut aufgenommen und in tiefere Schichten weitergeleitet werden als das wasserliebende (hydrophile) DFO.

Zeitgleich führte mich höchst spannende berufliche Chance zurück zur Forschung auf höchstem Niveau. Mit nur 29 Jahren wurde ich Leiter der Abteilung für Experimentelle Plastische Chirurgie an der TU München.

Sofort startete ich dort unter anderem eine Studie über die Wirkung des Miniatur-Eisenfängers in gealterten Hautzellen. Das Ergebnis gab mir Auftrieb: Die behandelten Hautzellen steigerten ihren Stoffwechsel, sie teilten sich häufiger, sie wurden stabiler – sie verjüngten sich! Als wir in einer speziellen Studie dann auch noch herausfanden, dass unser innovatives Molekül keine biopflasterähnliche Unterstützung brauchte, um die Verjüngungseffekte zu stimulieren, und als sich dann auch noch die regenerative und faltenvermindernde Wirkung in einer Studie mit 32 Testpersonen allein durch das Auftragen als Creme nachweisen ließ, wagten DOMINIK THOR und ich den Schritt der Firmengründung. Als Start-up entwickelten wir einen neuartigen Ansatz in der Haut- und Haarpflege auf Basis unseres Wirkstoffs. Wir erkannten bald, dass der HIF-Faktor nicht nur komplexe körpereigene Reaktionen auf Zellstress, Verletzungen, Durchblutungsstörungen und Alterungsprozesse reguliert, sondern dass er auch beim Haarwachstum eine zentrale Rolle spielt.

VON DER HAUT ZUM HAAR

Haarausfall ist nichts, was man sich wünscht. Volles Haar steht für Gesundheit, Jugend, Fruchtbarkeit. Wer will schon auf solch ein Signal verzichten? Doch 80 Prozent der Männer und 50 Prozent der Frauen sind betroffen. Die sogenannte „androgenetische Alopezie“, also durch männliche Hormone bedingter Haarausfall, ist zu 90 Prozent die Ursache des Haarverlusts bei Männern wie bei Frauen. Er ist genetisch, also erblich bedingt und kann schon vor dem 40sten Lebensjahr schleichend einsetzen. Leider nimmt er dann stetig zu. Bei Männern bilden sich zunächst meist die berühmten „Geheimratsecken", bei Frauen fallen als erstes die Haare am Scheitel auf dem Oberkopf aus. Im Gegensatz zu den Männern kommt es bei Frauen selten zu Glatzenbildung, aber das Haar wird kraftlos und dünnt mit der Zeit stark aus.

VERÄNDERUNG DES HAARWACHSTUMS

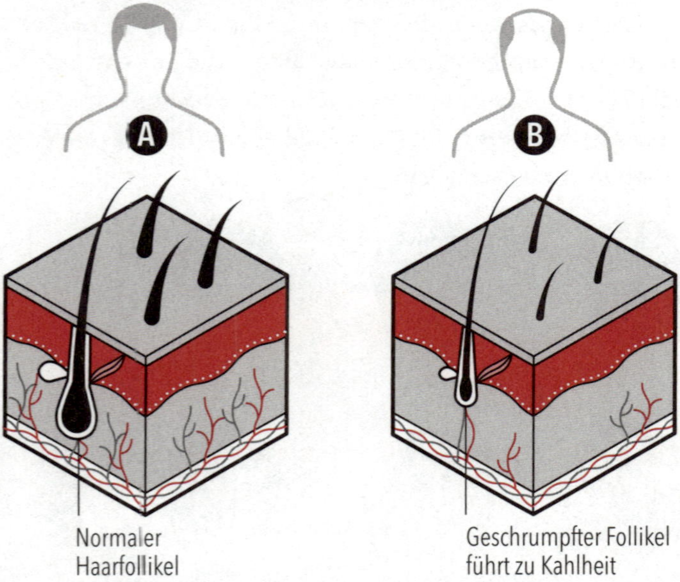

In den meisten Fällen liegt die Ursache für Haarausfall in einer reduzierten Blut- und Nährstoffversorgung der Haarwurzel, die von hormonellen Faktoren ausgelöst wird. Diese führt zum sogenannten erblich bedingten Haarausfall, der kontinuierlichen Verkürzung der Wachstumszyklen bei gleichzeitiger Verlängerung der Ruhephasen der Haarfollikel. Im Laufe der Zeit führt dies zum Schrumpfen und schließlich zum Tod des Haarfollikels. Sobald der Haarfollikel gestorben ist, kann er nicht mehr reaktiviert werden: Die einzige Möglichkeit ist dann die Haartransplantation. Daher muss eine erfolgreiche Behandlung rechtzeitig gestartet werden und in der Lage sein, der Verkürzung der Wachstumszyklen entgegenzuwirken.

Wieso sind männliche Hormone für den Haarausfall bei Männern *und* Frauen verantwortlich? Weil beide Geschlechter das Sexualhormon Testosteron produzieren. Die Empfindlichkeit der Haarwurzeln (der sogenannten Haarfollikel) für das Abbauprodukt des Testosterons, das DHT (Dihydrotestosteron), nimmt im Laufe des Lebens leider zu. Erblich bedingt geschieht das beim einen stärker, beim anderen vielleicht gar nicht. Doch was geschieht denn nun an der Haarwurzel, wenn sie überempfindlich auf DHT reagiert? Sie schrumpft, weil die zuführenden Blutgefäße verschwinden. Zunächst wird das Haar kraftloser (es wird ja nicht mehr so gut mit Nährstoffen versorgt), und dann fällt es aus. Und das leider *immer* mehr und immer schneller.

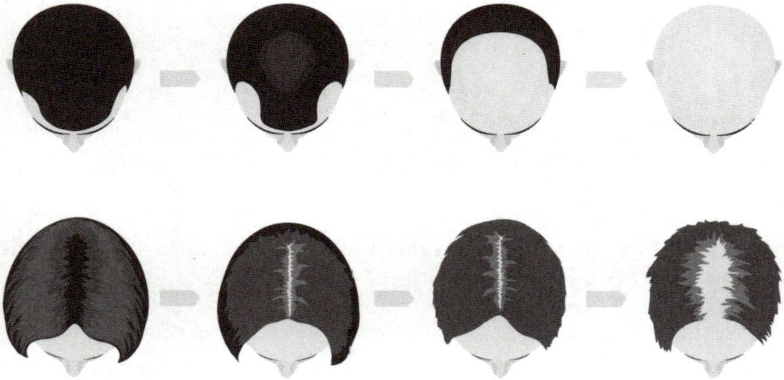

Die typischen Muster von androgenetischem, also erblichem Haarausfall beim Mann und bei der Frau.

Offenbar kommt es auch an der Haarwurzel zu einem viel zu hohen Abbau der Alpha-HIF-Untereinheit, was zur Folge hat, dass die Blutgefäßbildung nicht mehr aktiviert wird. Ohne Blutversorgung schrumpft der Follikel, das Haar wird dünn – und irgendwann stirbt der Follikel ab und wird abgebaut. Punkt, aus, Glatze. Auch hier konnte ich in Studien am menschlichen Haarfollikel nachweisen, dass der „Miniatur-Eisenfänger" den Haarfollikel nachweislich stimuliert, sich dessen Zellen vermehrt teilen anstatt zu ver-

kümmern. Raffiniert eingebettet in einen Wirkkomplex, der HSF (für „HIF stimulierender Faktor“) genannt wird, war es uns so möglich, eine neue Behandlungsoption für erblich bedingten Haarverlust zu entwerfen – und dies schonend, ohne die bei anderen Produkten häufig vorzufindenden Nebenwirkungen wie juckende, schuppige oder wunde Kopfhaut.

HSF-MOLEKÜLE UND DAS CORONAVIRUS

Doch die HSF-Moleküle (Eisenchelatoren) können noch mehr. Nicht nur die Welt der Wissenschaft blickt mit Spannung auf eine Studie, die im April 2020 an der iranischen Kermanshah University of Medical Sciences gestartet wurde. 50 Patienten mit COVID-19, also einer Infektion mit dem Coronavirus Sars-CoV-2, die an Lungenentzündung leiden, werden mit einem Eisenfängermolekül behandelt. Hintergrund der iranischen Studie: Man weiß schon länger, dass sich zum Beispiel Hepatitis-C-Viren und HIV besonders gut in einer Wirtszelle vermehren können, wenn diese viel Eisen enthält. Vor zehn Jahren fanden Wissenschaftler der Oxford University heraus, dass einige Viren sogar dazu in der Lage sind, besonders eisenreiche Zellen aufzuspüren und diese gezielt zu befallen. Und im Jahr 2014 stellten Forscher der medizinischen Universität Innsbruck dann fest, dass ein gesunder Eisenstoffwechsel – also eine bedarfsgerechte Aufnahme, Verwendung und vor allem Ausscheidung von Eisen – die Resistenz eines Menschen gegen Eindringlinge wie Viren erhöht. Deshalb hofft man nun im Zuge der iranischen Studie, die Vermehrung der Viren in den Lungenzellen der Patienten durch Gabe von DFO, also Deferoxamin, hemmen zu können. Wenn dieses Buch erscheint, liegen vielleicht schon erste Ergebnisse vor – hoffentlich positive!

II Zellkompetenz Energieerzeugung

» Drei Zellkompetenzen sind dafür verantwortlich, ob wir gesund sind oder krank, ob wir jugendlich-kräftig oder ältlich-schwächlich agieren. Dieser Ansatz, unsere körperliche und geistige Fitness bis auf Zellebene hinunter zu verfolgen und als Verursacher für sämtliche Alterungsprozesse zu betrachten, ist neu. Bis hierher haben wir Ihnen zum ersten Mal – außerhalb der Fachwelt – die aktuellsten Erkenntnisse zur Zellkompetenz Erneuerung vorgestellt. Bevor wir uns der Zellkompetenz Entgiftung zuwenden, möchten wir die zentrale Zellkompetenz Energieerzeugung beleuchten. Wenn wir uns ohne Energie, also kraftlos fühlen, dann können wir diesen Mangel an Energie bis in die einzelne Zelle hinein verfolgen.

DIE PHÄNOMENALEN ZELLKRAFTWERKE

„Ich bin das Schwert, ich bin die Flamme.“
HERMANN HESSE

Wollen wir das Alter an der Wurzel bekämpfen, dann müssen wir bei den Zellkraftwerken beginnen, bei den Mitochondrien. Wenn wir diese fit halten, dann hätten wir einen wichtigen Baustein für ein gesundes Altern gefunden. Denn wenn wir schon sterben, dann sollte das Altern daran nicht mehr schuld sein, oder?

Warum fällt älteren Menschen so vieles schwerer, weshalb lassen Kondition und Kraft nach? Weil eben die Mitochondrien nicht mehr rund laufen, sie kommen ins Stottern, ihre Effizienz lässt nach. Aktuelle Forschungen zeigen: Mitochondrien sind die ersten Strukturen unseres Körpers, die mit dem Älterwerden abbauen. Sie haben ja auch genug zu tun. Sie versorgen uns umfassend mit Energie – und zwar von Geburt an. Für jede der rund 30 Billionen Zellen liefern sie den Brennstoff, und hier besonders viel für die überaus aktiven Zellen wie die im Herzmuskel und in den Muskeln unseres übrigen Körpers, sowie Nervenzellen und Sinneszellen. Irgendwann kippt das jedoch. Was geschieht dabei genau?

Da ist zum Beispiel das Gesetz der antagonistischen Pleiotropie. Sie erinnern sich? Dies ist eine Theorie des Alterns, die besagt, dass manche Prozesse, die in der Jugend perfekt Wachstum und Fruchtbarkeit fördern, später dann leider das Altern beschleunigen können.

So produzieren Mitochondrien Enzyme, die in jungen Jahren den Organismus stärken, im Alter aber eine zerstörerische Wirkung entfalten. Keine andere Struktur unseres Körpers ist so eng mit der wunderbaren Energieversorgung und zugleich mit dem Niedergang unserer Kräfte im Alter verbunden wie diese Organellen. Die Entdeckung ihrer komplexen und sich negativ verändernden

Funktionen hat die wissenschaftliche Sichtweise auf unsere Miniaturkraftwerke verändert. Sie sind nicht nur bioenergetische Fabriken, sondern regulieren auf hochintelligente Weise unsere gesamte Zellgesundheit. Leider geraten sie dann im Alter aus dem Ruder. Dazu später mehr. Denn wir können die Bedeutung der Mitochondrien für unsere energetische Fitness nur verstehen, wenn wir tiefer einsteigen in ihren Aufbau und ihre hochkomplexe Arbeitsweise. Lassen Sie sich also einladen auf eine Reise zu den „Zellorganellen", zu den „kleinen Organen, sozusagen „Organchen" unserer Zellen, in denen auf so elegante Weise Energie erzeugt wird, dass sie jeden Klimaschutzpreis der Welt gewinnen würden. Wenn Sie deren Arbeitsweise besser verstehen, wird Ihnen sehr deutlich werden, was das Alter diesen antut.

IM ZENTRUM DER MENSCHLICHEN ENERGIE

Je nachdem, ob Zellen als Powerpakete fungieren oder eher entspannt vor sich hinwerkeln, haben sie eine entsprechende Anzahl dieser Kleinstkraftwerke an Bord. Rote Blutkörperchen zum Beispiel haben kein einziges Mitochondrium, in den hochstoffwechselaktiven Leberzellen sind aber bis zu 2000 von ihnen aktiv. In Herzmuskelzellen machen Mitochondrien über ein Drittel des gesamten Zellvolumens aus. Da man sie mit einem guten Lichtmikroskop erkennen kann – sie sind rund einen Mikrometer groß – hat man sie schon im 19. Jahrhundert entdeckt. Aber erst, als man sie 1948 einzeln isolieren und dann später auch ihre Feinstruktur im Elektronenmikroskop erkennen konnte, verstand man langsam die Perfektion ihrer Energieproduktion.

Die Aufnahme auf der nächsten Seite kennen Sie vielleicht noch aus dem Biologieunterricht. Solche bohnenförmigen Gebilde schwimmen also zu Tausenden in der Zellflüssigkeit, doch sie können auch ganz anders aussehen, weil sie sich zu Röhren und Netzwerken zusammenschließen.

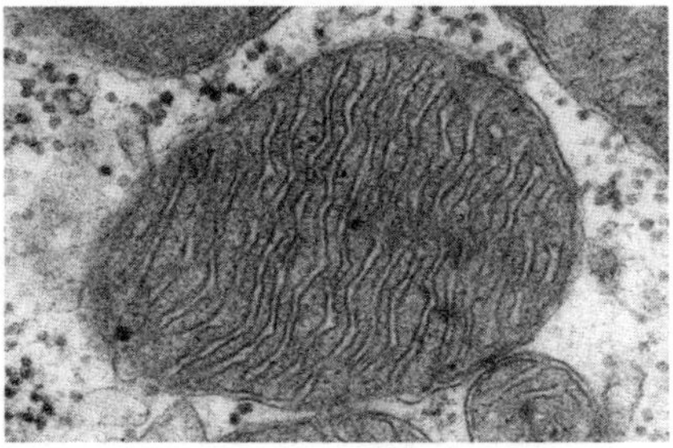

Elektronenmikroskopische Aufnahme von Mitochondrien

In den weitreichenden Fortsätzen der Nervenzellen des Gehirns können sie sich zum Beispiel in Kolonnen über Strecken von bis zu einem Meter weit bewegen, sie verändern ständig ihre Form, sie teilen sich oder verschmelzen mit anderen. In Muskelzellen ballen sie sich dort, wo besonders viel Energie gebraucht wird, und in Spermien wickeln sie sich eng um das sogenannte „Flagellum", also die Schiffsschraube, mit deren Hilfe sie schwimmen.

So schlicht ihr Aufbau auch scheint, so komplex sind die Prozesse, die hier ablaufen. Letztlich produzieren sie den universellen Energieträger aller Lebewesen, das Adenosintriphosphat (ATP) – und das tun sie über eine stufenweise abgepufferte Knallgasreaktion! Wie das funktioniert, schauen wir uns jetzt an.

Unsere Mitochondrien sind von einer interessant strukturierten Doppelwand umhüllt. Das ist auf dem elektronenmikroskopischen Bild sehr gut zu erkennen. Die äußere Membran schützt das Organell und regelt den Stoffaustausch. Die innere Membran ist der Sitz der Miniaturkraftwerke. Hier sitzen aufgereiht Unmengen an Kleinst-Energieerzeugern: Jeweils eine Viererkette an Proteinkomplexen, deren filigrane Arbeitsweise wir gleich kennenlernen werden. Dann sitzen hier spezielle Transportproteine, die sozusagen die Zufuhr der Brennstoffe steuern, nämlich Spaltprodukte unserer Nahrung in das Innere des Mitochondriums schleusen (die Hauptnährstoffe Kohlenhydrate, Fette, Proteine) und Abfallprodukte auch wieder herausbugsieren. Außerdem sitzen auf dieser inneren Membran auch die überaus wichtigen Proteine, die steuern, ob ein Mitochondrium mit einem anderen verschmilzt – oder ob es sich spaltet. Dort sind also jede Menge enorm wichtige „Zellarbeiter“ lokalisiert. Und diese brauchen Platz, um ordentlich produzieren zu können. Deshalb ist die innere Membran des Mitochondriums enorm in Falten gelegt, sodass sie aussieht wie ein Kamm. Entsprechend heißt sie auch Cristae (von lateinisch „crista“, der „Kamm“). Die Oberfläche dieser inneren Arbeitsmembran ist damit natürlich stark vergrößert für die Armada an Energieproduzenten:

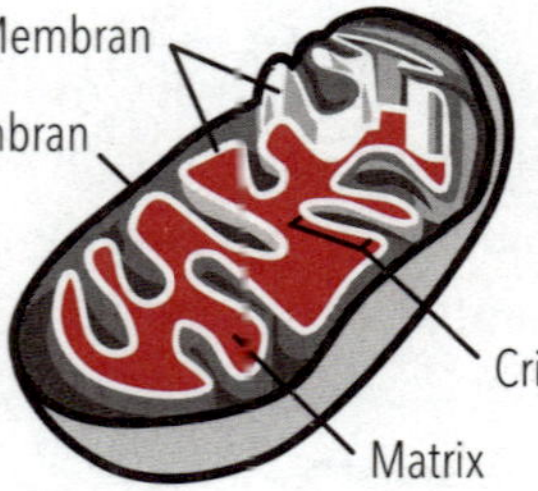

Die Grundstruktur der Mitochondrien: Äußere und innere Membran umhüllen die Matrix. Die innere Membran ist zur Oberflächenvergrößerung in Falten (Cristae) gelegt.

Jetzt fragen Sie sich beim genauen Betrachten vielleicht, wozu die Mitochondrien im Inneren noch eine „Matrix“ haben – und auch hier führt uns der Name zur Funktion: Das lateinische „matrix“ bedeutet so viel wie „Stammmutter“ oder „Mutterboden“. Hier befindet sich eigenes genetisches Material, nämlich die sogenannte mtDNA (mitochondriale DNA). Das heißt, Mitochondrien können eigene Proteine herstellen. Außerdem befindet sich in der Matrix eine hochkonzentrierte Mischung aus Hunderten von Enzymen und Zwischenprodukten der Energiegewinnung sowie Brennstoffreste. Das Innere der Mitochondrien ist also „Mutterboden“ par excellence. So wird verständlich, dass Mitochondrien nicht nur die gesamte Energie für sämtliche unserer Körperfunktionen erzeugen, sondern auch viele andere Funktionen aufweisen: Sie regulieren den Kalziumspiegel in der Zelle und sind auch an Immunreaktionen sowie Entzündungsprozessen beteiligt. Es ist also wahrlich geboten, ihnen mit Hochachtung zu begegnen!

Zudem ist ein besonderer Kniefall vor der zellulären Intelligenz unserer Körperfunktionen angebracht. Es handelt sich – stark vereinfacht – um eine Art kontrollierte Knallgasreaktion, bei der viel Energie freigesetzt und in den Energiespeichern, den Mikrobatterien ATP, gespeichert wird. Vergleichbares läuft im Übrigen in Brennstoffzellen unserer modernen Energietechnologien ab.

Nun also der genauere Blick auf die Abläufe: Im Mitochondrium werden zur Energieerzeugung positiv geladene Protonen (das sind Wasserstoffionen H^+) und negativ geladene Elektronen (e^-) genutzt. Beide stammen aus den biochemischen Prozessen der Nahrungszerlegung, die sozusagen die Zulieferer für die Kraftwerke sind, nämlich aus der Glykolyse (Aufspaltung von Zucker) und aus dem Citratzyklus (ebenfalls zentral für den Stoffwechsel). In den Mitochondrien werden nun die negativ geladenen Elektronen über eine Kaskade von vier verschiedenen Enzymkomplexen (die in der inneren Mitochondrienmembran sitzen) weiter- und weitergereicht bis zu dem Element, das die Ladung am leichtesten aufnehmen kann, und das ist das Sauerstoffmolekül. Während der Elektronenübergänge wird jeweils eine winzige „Portion“ Energie frei und die wird in den Mikrobatterien ATP gespeichert. Jetzt haben wir also den Sauerstoff mit den negativ geladenen Elektronen. Denen werden nun zwei positiv geladene Protonen schön kontrolliert zugeführt. Unkontrolliert hätten wir eine kleine Explosion, eben die Knallgasreaktion. Im Mitochondrium läuft das alles wunderbar entspannt: Es entsteht Wasser – und dabei jede Menge ATP! Für alle, die es ganz genau wissen wollen: $O_2 + 4\ e^- + 4\ H^+ \rightarrow 2\ H_2O$

Weil dabei Sauerstoff verbraucht wird, wurde der Vorgang Atmungskette getauft. Die Mikrobatterien ATP funktionieren wie folgt: ATP steht bekanntlich für Adenosintriphosphat – eine Verbindung aus einem Adenin-Rest (das ist einer der vier Bausteine der DNA), dem Zucker Ribose sowie drei Phosphaten. In die Bindung der Phosphate wird sozusagen die Energie gepumpt. Wenn diese Bindungen bei Bedarf für die unterschiedlichsten Zellfunktionen geknackt werden, wird die Energie wieder freigesetzt. Hochelegant, oder? Allerdings: Diese Form der Energiespeicherung über die Atmungskette ist ähnlich wenig effizient wie aktuell die der Brennstoffzelle, nur 40 Prozent der Energie gehen in die Bildung von ATP, während 60 Prozent als Wärme verloren gehen. Pflanzen brauchen keine Atmungskette – und damit keinen Sauerstoff. Sie nutzen direkt die Sonnenenergie über die Photosynthese. Sie verbrauchen deshalb CO_2 und setzen Sauerstoff frei, was wir im Tier- und Menschenreich bekanntlich umgekehrt machen, weil wir unsere Energie biochemisch produzieren und speichern.
Sie ahnen: Wir haben Ihnen aus dem Orbit der biochemischen Supermaschine „Mitochondrium" nur das aller-, allerwichtigste beschrieben, nämlich das, was wir an Grundfunktion verstehen müssen, um zu erkennen, was im Alter aus dem Gleichgewicht gerät. Und das hat mit einem sehr unschönen Nebenprodukt der Atmungskette zu tun. Nämlich mit dem, was oft etwas ungenau „Sauerstoffradikale" genannt wird. Der wissenschaftlich exakte Name dieser aggressiven Mitbewohner unserer Zellen ist „reaktive Sauerstoffspezies" oder ROS (kurz für „Reactive Oxygen Species"). Wieso leisten es sich um Himmels Willen unsere Zellkraftwerke, solche Zerstörer zu produzieren? Nehmen wir das gefährlichste unter ihnen, das Superoxid-Radikal-Anion ($O_2^{\bullet -}$). Auf dieses Sauerstoffmolekül wurden im Laufe der Atmungskette nicht zwei, sondern nur ein Elektron übertragen. Es fehlt ihm also ein zweites Elektron, es ist damit ein „ungepaartes" Elektron und gehört

deshalb zu den „freien Radikalen“, die wir bereits kennengelernt haben. Es kann sich deshalb nicht mit zwei Protonen (H^+) zu harmlosem Wasser verbinden. Es bleibt O_{2-}. Das macht dieses Molekül aggressiv und reaktionsfreudig. Es will ein weiteres Elektron haben, es will oxidiert werden. Wenn es auf Proteine oder DNA trifft, kann es schlimme Schäden anrichten.

Wir haben das Zitat bereits eingeführt, und es hat auch an dieser Stelle seine Berechtigung: „Wo aber Gefahr ist, wächst das Rettende auch“ – FRIEDRICH HÖLDERLIN muss die Superoxide gekannt haben! Superoxide können nämlich von körpereigenen Enzymen in ein anderes ROS, nämlich Wasserstoffperoxid (H_2O_2) umgewandelt werden, was auch nicht schön ist, denn im Gegensatz zum Superoxid kann dieses leicht Zellmembranen durchdringen und die verschiedensten Zellstrukturen schädigen. Aber: Unsere Zellen enthalten auch große Mengen an Enzymen, die dieses aggressive Wasserstoffperoxid unschädlich machen. Sie heißen Peroxiredoxine und wandeln es in Wasser um. Ein wichtiges unter ihnen ist die Glutathionperoxidase (GPx). Sie erinnern sich? Es enthält Glutathion, das uns ja bereits als eines der wichtigsten Antioxidantien bekannt ist. Und das wiederum setzt sich aus Glutamat, Cystein und Glycin zusammen. Cystein ist der wichtigste Baustein, denn er bestimmt das Produktionstempo des Glutathions. Also: Wenn Sie die Menge des Wasserstoffperoxids in Ihren Zellen in Schach halten wollen, dann ernähren Sie sich reich an Cystein! In welchen Nahrungsmitteln Sie diese Aminosäure finden, können Sie auf Seite 77 nachlesen.

Und wieder die Frage: Was soll der Spaß? Wieso leistet sich die Evolution als Begleiterscheinung der lebenswichtigen Atmungskette im großen Stil die Entstehung von Nebenprodukten, die so stark oxidieren und gefährlich sein können? Wasserstoffperoxid ist nämlich als starkes Oxidans wirklich mit Vorsicht zu genießen: Wir nutzen es auf Wunsch beim Friseur (es blondiert), Zahnarzt

(es bleicht Zähne) und zur Wunddesinfektion. Wasserstoffperoxid kann, wenn es nicht abgebaut wird, in der Zelle große Schäden anrichten: Es kann zu Mutationen der Mitochondrien-DNA führen, das heißt, zu falsch codierten Proteinen bis hin zum Zelltod. Es kann massiv – wenn es in zu großen Mengen entsteht – oxidativen Stress auslösen, das heißt: Es oxidiert, beschädigt jede Menge Enzyme, Strukturen sowie DNA in den Zellen.
Doch wer hätte das gedacht: Natürlich haben auch ROS, also freie Radikale, einen biologischen Sinn, sonst hätte die Evolution sie ausradiert. Forscher des Deutschen Krebsforschungszentrums haben herausgefunden, dass die Wasserstoffperoxid-Fänger, die Peroxiredoxine, nicht nur die Aufgabe haben, die aggressiven Moleküle abzubauen, sondern auch, sie zu binden und als „Beißzange" zu nutzen, um andere gefährliche Proteine zu oxidieren und damit zu eliminieren. Das gilt zum Beispiel für den Transkriptionsfaktor STAT3, der entzündliche Prozesse steuert und die Entstehung von Tumoren begünstigen kann.
Will heißen: Wir haben es hier mit einem klassischen Fall von Mitohormesis zu tun. Sind zu viele ROS vorhanden, dürften sie zu Alterung und Krankheit führen. In geringer, kontrollierter Menge jedoch wirkt oxidativer Stress gesundheitsfördernd, tumorunterdrückend und damit lebensverlängernd.

In das Gleichgewicht von ROS und ROS-Fängern bin ich (Dominik) wissenschaftlich tiefer eingestiegen. Das Antioxidans-Abwehrsystem verfügt über sogenannte ROS-Scavenger (ROS-Sammler). Das sind Moleküle mit der Aufgabe, ROS zu jagen und zu eliminieren und so dazu beizutragen, die ROS-Werte unter Kontrolle zu halten. Dieses mitochondriale ROS-Abfangsystem besteht aus kleinen Redoxproteinen und Redoxenzymen, die nicht nur in Mitochondrien, sondern auch in anderen Zellstrukturen und zum Teil auch außerhalb der Zellen wirken. Im Zentrum steht das Enzym Superoxiddismutase (kurz „SOD"), das mit seinen Untergruppen SOD 1-3 für die bereits schon erwähnte Umwandlung von Superoxid in Wasserstoffperoxid verantwortlich ist. Ich habe mich in mehreren Studien mit diesem Teil des ROS-Abwehrsystems beschäftigt. Ich wusste, dass ein Übermaß an ROS unsere Zellfunktion durch destruktive Oxidation von Proteinen, Lipiden und Nukleinsäuren beeinträchtigen kann. Die Superoxiddismutase reguliert den ROS-Spiegel und spielt eine entscheidende Rolle für das Gleichgewicht des Gewebes. Ich vermutete daher, dass altersbedingte Defizite unserer Zellkompetenzen teilweise auch auf eine verminderte SOD-Produktion zurückzuführen sind.

Mein japanischer Kollege TOSHIHIRO FUJIWARA und ich erforschten, wie erhöhter oxidativer Stress mit einer altersbedingten Verminderung der zellulären Regeneration zusammenhängt. Wir haben aus diesem Grund Fibroblasten (Bindegewebszellen) aus unverletzter Haut von jungen und gealterten Mäusen isoliert und dabei untersucht, ob es eine Verbindung zwischen oxidativem Stress und der Funktion der Bindegewebszellen gibt. Interessanterweise fanden wir dabei heraus, dass gealterte Fibroblasten weniger SOD produzierten. Die Menge des hergestellten H_2O_2*-Fängers konnte auch kaum der Menge der vorhandenen aggressiven Moleküle angepasst werden. Auf der Basis dieser wissenschaftlichen Ergebnisse kann man nun einen neuen therapeutischen Ansatz entwickeln, um ein Ungleichgewicht der ROS in unseren Zellen auszugleichen.*

An dieser Stelle wird klar: Solange wir fit und gesund sind, verändern sich die Mitochondrien in ihrem Netzwerk ständig, um sich an unseren Lebensstil und unsere Umweltbedingungen anzupassen. Was für eine intelligente Leistung auf kleinster Dimension, auf Mikrometer-Ebene! Mit zunehmendem Alter nimmt leider, leider die Zahl unserer Mitochondrien, unserer Mikrokraftwerke kontinuierlich ab – und auch im Netzwerk arbeiten sie nicht mehr so gut. Das Ergebnis: Wir produzieren nicht mehr genügend Energie für all die Aufgaben, die sekündlich bewältigt werden wollen. Wir wissen heute, dass es eben nicht nur auf das einzelne

Mitochondrium ankommt, sondern auf die Netzwerke, in denen es arbeitet. Und diese Netzwerke gestalten sich mit dem Alter um. Wissenschaftlich bezeichnen wir diesen Prozess als mitochondriale Qualitätskontrolle (MQC). Mit ihrem Nachlassen lässt auch die mitochondriale Fitness nach. MQC wirkt auf verschiedenen Ebenen – von unten nach oben, also auf der Ebene der kleinen Bausteine, der Moleküle, dann der Organelle, des „Organchens" Mitochondrium, und dann auf die gesamte Zelle.
Ein fantastisches System der Anpassung an Ernährung, Lebensstil und Umwelt also!

VERTRAUEN IST GUT, KONTROLLE IST BESSER

„Die Kunst des Lebens besteht darin, sich selbst unter Kontrolle zu haben."
Peter Schmidberger

Wie herausragend die schädlichen Nebenprodukte des Atmungszyklus – also der zellulären Energieproduktion – einerseits genutzt werden, haben wir eben kennengelernt. Wie zerstörerisch sie andererseits wirken können, wenn sie im Übermaß die Mitochondrien überschwemmen, das wissen wir nun auch.
Da letzteres, die Schädigung von Zellstrukturen, Proteinen und mitochondrialer DNA, hochgefährlich für die Zelle und damit für Gewebe und den gesamten Organismus sein kann, hat die Natur noch weitere Reparatur- und Auslesesysteme geschaffen, die wir unbedingt kennenlernen müssen. Auch sie zeigen eine so unfassbar ausgeklügelte Körperintelligenz, dass nun der nächste Kniefall angezeigt ist.
In unseren Zellen genauso wie in den Mitochondrien, findet permanent eine strenge Qualitätskontrolle aller Mitarbeiter statt. Wer

nicht arbeitet, wer nicht reinpasst oder wer Mist baut, wird erkannt und repariert, um nicht zu sagen „umerzogen“. Wer dann immer noch nicht spurt, wird markiert, gekillt und abgebaut. Null Toleranz.

AUSGEKLÜGELTE KONTROLLSYSTEME

Wie funktioniert das genau? Schauen wir uns erst einmal das System mit dem Bandwurmnamen Proteinqualitätskontrollsystem (PQC) an. Woran könnte ein Qualitätskontrollsystem denn nun erkennen, ob ein Enzym zum Beispiel intakt ist – oder von einem ROS, also einem freien Radikal – oxidiert oder beschädigt wurde und damit inaktiv geworden ist oder, noch schlimmer, fehlgesteuert arbeitet? Dazu kommt: Geschädigte Proteine neigen genauso wie falsch gefaltete Proteine zur Aggregation, das heißt, sie verklumpen und vermüllen wertvollen Raum im Mitochondrium und stören den Stoffwechsel elementar, was zum Zelltod führen kann. Dazu ein kleiner Exkurs.

Aufbau der Proteine

Wie wir wissen, wird die genaue Reihenfolge der insgesamt 21 verschiedenen Aminosäuren eines Proteins in der DNA codiert und von dort ausgelesen. Diese langen Ketten – die Primärstruktur – werden nun durch Wasserstoffbrücken untereinander hochelegant zur Sekundärstruktur verknüpft, dies entweder schraubenförmig oder in einer Faltblattstruktur. Damit ist ein Protein aber noch nicht funktionsfähig. Erst, wenn es seine Tertiärstruktur eingenommen hat, kann es exakt arbeiten. Das heißt, erst, wenn es eine unverwechselbare, dreidimensionale Form angenommen, die ihm ermöglicht, die ihm aufgetragene Aufgabe zu erfüllen. Auf dem Weg von der Primär- zur Tertiärstruktur kann aber so einiges schiefgehen. Wenn zum Beispiel nicht exakt gefaltet wird, verklumpen die Proteine zu störenden, sinnlosen Aggregaten. Sie können die Zelle so schädigen, dass sie abstirbt und beseitigt werden muss. Grundsätzlich gilt: Rund 30 Prozent aller neu gebildeten Proteine erreichen nie ihren korrekt gefalteten Zustand – bei sehr komplexen Proteinen kann der Anteil an Fehlfaltungen sogar bis zu 60, wenn nicht sogar bis zu 80 Prozent betragen. Was für eine Verschwendung, meinen Sie?!

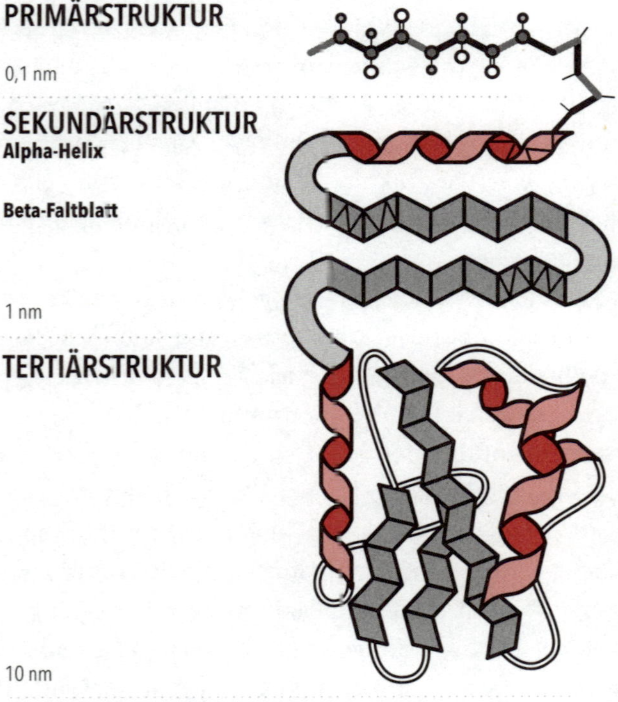

Die Proteinstruktur wird in verschiedene Strukturebenen eingeteilt. Die Primärstruktur spiegelt die Aminosäuresequenz der Peptidkette wieder. Die Sekundärstruktur gibt die räumliche Struktur eines Bereiches im Protein (zum Beispiel Alpha-Helix, Beta-Faltblatt) an. Die Tertiärstruktur beschreibt die räumliche Struktur des einzelnen Proteins bzw. einer Proteinuntereinheit.

Schauen wir mal. Um diesem Kuddelmuddel nämlich Herr zu werden, wuseln jede Menge – halten Sie sich fest – „Anstandsdamen" in den Mitochondrien herum. Genauer gesagt: Sie sind ordentlich in der äußeren Membran des Organells postiert. Sie heißen Chaperone und in der Tat, das englische Wort „Chaperone" bedeutet übersetzt „Anstandsdamen". Diese Proteine erkennen falsch gefaltete Schwerenöter und helfen ihnen, sich korrekt zu verhalten, sprich, sich zu falten. Sie ziehen ihnen sozusagen die Krawatte zurecht. Sie unterstützen die primären Aminosäureketten dabei, überhaupt in ihre Sekundärstruktur zu finden – also in die Ziehharmonika-Faltung oder in die Schraube. Dann helfen sie ihnen in die endgültige Tertiärstruktur. Sie sind aber auch zur Stelle, wenn es darum geht, hoffnungslose Fälle von Verklumpungen, also Aggregate, aufzulösen.

Wenn allerdings die Menge an fehlgefalteten Proteinen eine bestimmte Menge übersteigt und/oder – jetzt kommen die freien Radikale ins Spiel – werden zu viele Proteine durch die starken Oxidierungen durch ROS funktionsuntüchtig, dann sind die gängigen Chaperone überfordert. Dann treten besonders resolute „Anstandsdamen" mit dem Namen Hitzeschockproteine auf den Plan. Und die machen im Normalfall mit den abtrünnigen Proteinen kurzen Prozess. Das sogenannte Ubiquitinsystem markiert dann mithilfe der Anstandsdamen Proteine, die endgültig aussortiert werden, und führt sie den Proteasomen zu. Das sind winzige, hochpotente Proteinauflösungsmaschinen. In jeder Zelle arbeiten rund 30.000 von ihnen.

„Ach du liebe Güte, mehr als die Hälfte der Proteine werden schon in der Herstellung nicht richtig gefaltet, dazu kommen dann noch die Unmengen an Schäden durch zelleigene freie Radikale … Was für ein ineffizientes System!", denken Sie vielleicht. Doch es scheint Sinn zu machen. Denn die verklumpten Proteine werden in diesen Proteinmüll-Maschinen direkt recycelt. Sie werden wieder in die 21 verschiedene Aminosäurebausteine zerlegt, aus denen sie gebaut wurden, und diese Aminosäuren werden sofort weiter verwertet. Obwohl die Anstandsdamen und auch die Müllverwerter recht viel Energie, also ATP, verbrauchen, scheint sich dieses System im Laufe der Evolution als das beste herausgestellt zu haben, das sicherstellen kann, dass die über 100.000 verschiedenen Proteine unseres Körpers einigermaßen verlässlich produziert und kontrolliert werden können. Immerhin steuern sie unseren Stoffwechsel und damit unser Leben!

Also, Sie stimmen uns zu, oder? Allein das PQC, das Proteinqualitätskontrollsystem ist einen Kniefall wert? Doch es kommt noch mehr. Die Mitochondrien sind einfach zu wichtig für die Arterhaltung, als dass sie nicht auf mehreren Ebenen geschützt, kontrolliert und in ihrer gesunden Funktion verteidigt würden.

Mitochondrien sind nicht etwa statische Strukturen, sondern sehr dynamisch: Sie bilden ein sich ständig wandelndes Netzwerk, das sich im Minutentakt verändert. Laufend teilen sie sich und verbinden sich anschließend wieder miteinander. Dabei ist ihre räumliche Struktur dafür verantwortlich, wie effektiv sie Energie liefern können. Faserige, miteinander verbundene Netzstrukturen sind dazu in der Lage, viel Energie zu produzieren. Kleinere Einheiten sind laut aktueller Forschung dagegen weniger effektiv. Da wir uns allmählich dem nähern wollen, was Alterung auf mitochondrialer Ebene bedeutet, setzen wir uns nun damit auseinander, wie diese mitochondriale Dynamik Fehlentwicklungen und Zerstörungsprozesse durch freie Radikale aufzuheben weiß – oder eben auch nicht. Ein kleiner Vorgriff auf das nächste Kapitel: Die Mitochondriendynamik scheint sogar der Faktor zu sein, der unsere Zellkompetenz Energieerzeugung am tiefgreifendsten ins Wanken bringen kann.

Zunächst ein Blick auf die Mitochondrienfusion, also das Zusammengehen zweier kleinerer, benachbarte Exemplare dieser

Organellen. So eine Fusion kann die Energieeffizienz erhöhen. Denn: Ein größeres, längliches Mitochondrium kann effizienter arbeiten als zwei kleine bohnenförmige.

Diese Mitochondrienfusion kann aber auch einen weiteren Vorteil haben: Schadensbegrenzung! Wenn ein beschädigtes und ein intaktes Mitochondrium fusionieren, dann kann ein Teil der Funktionsstörung des kaputten Organells vom intakten Partner repariert oder eliminiert werden, ohne dass das gesamte Mitochondrium zerstört werden muss. Dabei kann das Mitochondrienduo insgesamt in der Leistung kurzfristig nachlassen.

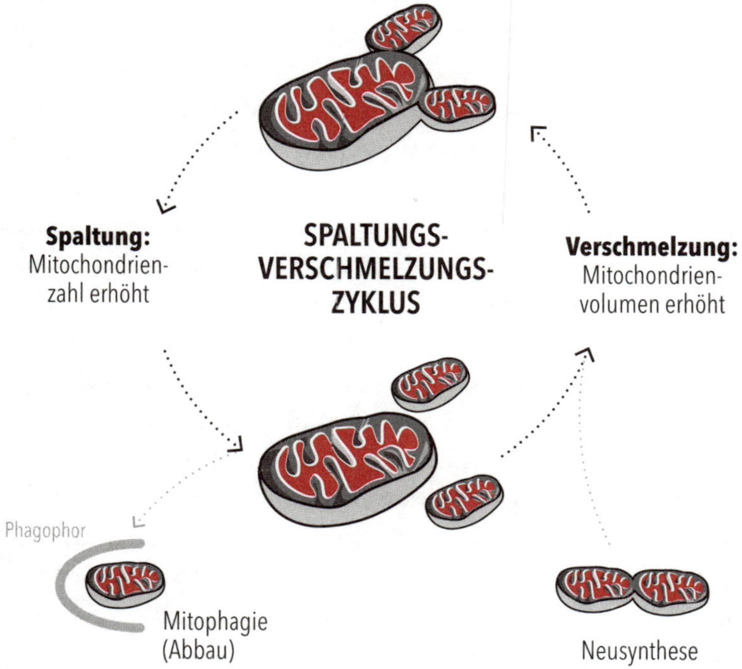

Mitochondriendynamik: Mitochondrien können verschmelzen und sich spalten. Gemeinsam mit der Neusynthese und dem Mitochondrienabbau, der Mitophagie, entsteht so ein dynamischer Kreislauf, der für unsere Energieproduktion unglaublich wichtig ist.

Genauso kann die Mitochondrienspaltung für die Schadensbehebung genutzt werden. Natürlich teilen sich Mitochondrien im Normalfall immer, wenn die Zelle sich teilt, damit die Tochterzellen gleichermaßen mit diesen Organellen ausgestattet werden können. Doch sie teilen sich auch, wenn ein Teil des Mitochondriums beschädigt ist, zum Beispiel durch freie Radikale. So können die beschädigten Inhalte auf das eine Tochter-Mitochondrium übergehen und die gesunden Inhalte auf das andere. Das beschädigte Mitochondrium erhält so die Chance, sich zu erholen. Wenn der Schaden aber irreparabel ist, wird das gestörte Tochter-Mitochondrium abgebaut. Immerhin blieb aber ein Teil der wertvollen Struktur als funktionsfähige andere Tochter erhalten. Das Gleichgewicht zwischen Mitochondrienfusion und -spaltung ist also für die Aufrechterhaltung eines gesunden Mitochondriennetzwerks von entscheidender Bedeutung und ein gesundes Mitochondriennetzwerk ist absolut unerlässlich für eine funktionelle Energieerzeugung! Wenn Fusions- und Spaltungsprozesse koordiniert ablaufen, werden mitochondriale Schäden isoliert und repariert und die Gesamtleistung des Netzwerks bleibt auf einem hohen Niveau. Der Tanz aus Fusion und Spaltung ermöglicht es dem mitochondrialen Netzwerk einer Zelle, genügend ATP zu produzieren, um die Anforderungen zu erfüllen, und gleichzeitig sicherzustellen, dass die erzeugten freien Radikale (ROS) durch antioxidative Abwehrkräfte abgewehrt werden können.

Schauen wir uns jetzt aber einen Prozess an, der als Ultima Ratio der Regulation der Mitochondriendynamik verstanden werden kann. Er wird eingeleitet, wenn nichts mehr zu retten ist, wenn das Mitochondrium so beschädigt ist, dass es dem Zellkomplex gefährlich werden könnte. Es muss entsorgt werden, und zwar komplett. Dieser Vorgang gehört zu den Abbauprozessen in der Zelle, die den hübschen Namen „Selbstfresser" tragen: Autophagie. Das heißt, die Zelle beseitigt schonungslos und radikal Teile ihres eigenen Inhalts. Manche Zellen beseitigen sich ja sogar komplett, wie wir es unter der Apoptose kennengelernt haben. Die Autophagie geht da etwas schonender vor: Es werden Zelltrümmer beseitigt, beschädigte Proteine und auch ganze Organellen zerlegt und recycelt, damit die Leistung der Zelle auf dem jüngeren Niveau erhalten bleibt. Darüber werden wir im nächsten Buchteil zur Entgiftung noch einiges hören.

Der Prozess der Mitophagie

Hier interessiert uns die Mitophagie. Sie ahnen es: Es handelt sich dabei um einen speziellen „Selbstfresser-Vorgang“, bei dem komplette Mitochondrien abgebaut werden. Es geht um einen streng regulierten Prozess der „mitochondrialen Qualitätskontrolle“ (MQC), der von hoher Bedeutung für die Gesundheit des Zellgeschehens ist. Für das einzelne defekte Mitochondrium allerdings bedeutet das einen wahr gewordenen Alptraum. Die Mitophagie läuft nämlich ab wie folgt:

Minutenschnell bilden sich um das defekte Mitochondrium (das meist zuvor als defekter Teil von einem einst fusionierten Mitochondrium abgespalten wurde) neue Organellen mit Namen Autophagosomen. Das sind kleinste Zellorganellen, die die defekten Mitochondrien sozusagen in Handschellen dem Lysosom zuführen, das die Todesspritze enthält, nämlich Enzyme, die das Mitochondrium in seine Grundbestandteile auflösen. Diese werden dann recycelt, also neuen Aufbauprozessen in der Zelle zur Verfügung gestellt.

Und damit sind wir so ganz nebenbei bei J. W. v. GOETHE angelangt und seinem wunderbaren „Stirb und werde!“:

„Und so lang du das nicht hast,
Dieses: Stirb und Werde!
Bist du nur ein trüber Gast
Auf der dunklen Erde.“

Das „Stirb und Werde“: Das ist die Mitophagie als Vernichtungssystem des fluiden Netzwerks der Mitochondrien – und das ist die mitochondriale Biogenese, die Geburt nämlich, die Neubildung von Mitochondrien. Auch diese ist ein hochkomplexer Prozess, denn für sie wird nicht nur die mtDNA benötigt, die ohnehin schon im Mitochondrium vorhanden ist, sondern sehr viele Proteine aus der Zelle, die im dortigen Zellkern ausgelesen werden. Wie diese Proteine dann zum Ort der Biogenese transportiert werden, ist wiederum eine Wissenschaft für sich. Auf jeden Fall wissen wir seit den 1960er-Jahren, dass die Zahl der Mitochondrien in den Muskelzellen direkt vom Trainingszustand des Muskels abhängig ist. Sie werden also bei starkem Training in großer Zahl „geboren“. So findet man bei Marathonläufern zwei- bis dreimal mehr Mitochondrien in den Muskelzellen als bei „Normalläufern“. Das hätten Sie wohl nicht gedacht, als Sie damals im Biologieunterricht diese kleinen, unscheinbaren Böhnchen kennengelernt haben, oder? Jetzt wissen Sie, dass diese eine grandiose Teamleistung vollbringen: Im Zuge von Mitophagie und mitochondrialer Biogenese teilen sie sich Signalwege und arbeiten hochkoordiniert, um beschädigtes mitochondriales Material zu entfernen und neues, gesundes Material hinzuzufügen. Sie erzeugen auf diese Weise einen Zyklus des Abbaus und der Wiederauffüllung von Mitochondrien, der die optimale Energieversorgung unseres Körpers garantiert. Das Gleichgewicht zwischen diesen beiden Prozessen bestimmt den Mitochondriengehalt unserer Zellen und ermöglicht, dass die Mitochondrienmasse sich an unseren Energiebedarf anpasst. Bildlich gesprochen erhöht die Mitochondrienbiogenese also die Masse des Mitochondriennetzwerks, wie ein Bodybuilder seine Muckis durch das Gewichtheben boostet: Es findet sozusagen ein mitochondrialer Fitnessprozess statt!

Nun, da wir verstanden haben, wie unsere Zellkraftwerke arbeiten und wie sie sich durch ein ausgeklügeltes Qualitätskontrollsystem auf mehreren Levels vor Schaden schützen bzw. diesen reparieren, wollen wir uns im nächsten Kapitel ansehen, was passiert, wenn diese Mechanismen entgleisen. Mit dem Wissen, das Sie sich jetzt angeeignet haben, werden Sie verstehen, wie eine eingeschränkte Mitochondrienfunktion zum Versagen der Zellkompetenz Energieerzeugung und damit zum Altern unserer Zellen, ja letztlich unseres gesamten Organismus führt. Denn während gesunde Mitochondrien uns jung und fit halten, droht im Alter der Super-GAU unserer Zellkraftwerke – mit weitreichenden Konsequenzen für unsere zelluläre Gesundheit ...

WIE KOMMT ES ZUM GAU IN DEN ZELLKRAFTWERKEN?

> **„So manche Wahrheit ging von einem Irrtum aus.“**
> *MARIE von EBNER-ESCHENBACH*

Was ist es denn nun, was unsere Zellkraftwerke im Alter schlappmachen lässt? Können wir ganz genau, bis auf die Ebene der Mitochondrien hinunter, erklären, was uns mit den Jahren die Kräfte raubt, die Muskeln schwinden, das Herz stottern, die Nervenzellen fehlfunken und den Zuckerhaushalt entgleisen lässt? Was bedingt den Super-GAU unserer Energieerzeugung?

Wir müssen Sie leider enttäuschen, werte Leser. Niemand weiß bis heute, was es genau ist, das unsere Zellkraftwerke lahmlegt mit der Zeit. Wir wissen nur, dass es geschieht und dass die seit 40 Jahren gültige Theorie dazu sehr stark angezweifelt werden muss. Auch eine Ihrer Überzeugungen könnte damit ins Wanken geraten, liebe Leser – dass nämlich, wie bereits angesprochen, Antioxidantien, also Nahrungsergänzungsmittel wie Vitamin C, Vitamin E und sekundäre Pflanzenstoffe aus Obst und Gemüse, der Teufelsarmee der freien Radikale und damit so manchen Prozessen des Alterns Einhalt gebieten könnten. Das müssen wir wohl differenzierter betrachten – und wahrscheinlich in großen Teilen zurücknehmen. Die immerwährende Weiterentwicklung der Erkenntnisse zu dem Thema sind auch für uns immer wieder verblüffend.

Wir werden Sie nun also mitnehmen, liebe Leser, auf den etwas steinigen Weg wissenschaftlicher Forschung und Erkenntnis, auf dem noch eine weite Strecke zu gehen sein wird. Hier sind die neuesten Einsichten über das Dogma der Altersforschung, dass nämlich die freien Radikale die Übeltäter der Energie-Blackouts unserer Zellen seien. Um diese Zusammenhänge zu verstehen, müssen wir wohl oder übel die Theorie der freien Radikale und ihren Einfluss auf die Mitochondrien noch einmal unter die Lupe nehmen.

Also: Die Theorie der freien Radikale war bislang einer der Eckpfeiler schlechthin in der Altersforschung. Wir haben ja bereits im Abschnitt über die Theorien des Alterns einiges darüber gehört. Letztlich geht es darum, welche Rolle freie Radikale im Zellgeschehen eines alternden Körpers spielen. Freie Radikale, ROS also, fallen nicht nur im Zuge der Energieproduktion in den Mitochondrien an, das heißt, während der ATP-Bildung, sondern wir nehmen sie auch mit Zigarettenrauch, Smog, Ruß, Autoabgasen, Giftmüll, Düngemitteln oder Insektenschutzmitteln auf. Und auch bestimmte Nahrungsmittel können im Stoffwechsel freie Radikale erzeugen. Bislang ging man von folgendem Teufelskreis der Schädigung unserer Zellkraftwerke aus:

» Freie Radikale (ROS) greifen – auch in jungen Zellen – ständig die DNA in den Mitochondrien an. Sie erinnern sich: Die normale DNA befindet sich in den Chromosomen des Zellkerns. Mitochondrien aber haben ihre eigene mtDNA, die offen in der Matrix schwimmt. Dort können ROS viel leichter angreifen. Es kommt zu Brüchen und wichtige Erbinformation wird durch die aggressiven freien Radikale beschädigt.

» Die mtDNA produziert nicht mehr ordnungsgemäß programmierte Proteine, sondern funktionslose Moleküle, die die Zellen belasten.
» Der Zellkern verfügt über einen sehr robusten Reparaturmechanismus für seine Chromosomen. Die mitochondriale DNA aber hat kein vergleichbar effizientes System. Und folgerichtig konnte eine Zunahme der mtDNA-Mutationen im Alter tatsächlich auch nachgewiesen werden.
» Auch die antioxidativen Enzyme und Systeme werden im Alter weniger. Das ist ebenfalls wissenschaftlich eindeutig belegt.
» In älteren Mitochondrien sammelt sich so viel beschädigtes Material an, dass die antioxidativen Abwehrkräfte dem nicht mehr Herr werden. Mehr und mehr beschädigte Moleküle, Proteine, DNA schränken die Arbeit der Mitochondrien ein. Die Atmungskette läuft nicht mehr ordnungsgemäß. Es entstehen noch mehr freie Radikale. Durch Studien ist der Anstieg von ROS im Alter eindeutig belegt.
» Die Mitochondrien produzieren zum einen immer weniger Energie und zum anderen immer mehr freie Radikale. Letztere schädigen die Organellstrukturen noch weiter. Auch das ist durch Studien bewiesen.

Soweit der bislang als „wahr" betrachtete Teufelskreis des Alterns unserer Zellkraftwerke. Sogar die einzelnen Stufen der Schädigungen sind nachgewiesen. Wieso sollte diese so schlüssige Kaskade des Zerfalls nicht stimmen? Sie verstehen sicher, dass es mir (Dominik) schwerfällt, von dieser schlüssigen und durch wissenschaftliche Daten gestützten Theorie Abstand zu nehmen. Doch tatsächlich werfen neuere Untersuchungen erhebliche Zweifel an dieser Theorie des Alterns auf. Könnte es tatsächlich sein, dass die vielgepriesenen Antioxidantien in Gemüse, Obst und Nahrungsergänzung deutlich weniger Heilsbringer für ein Boosten der Energieerzeugung sind als erhofft? Wir leiten Sie durch den Dschungel der Forschung – bleiben Sie dran!

Die Frage also: Müssen wir ROS als toxische Nebenprodukte der Mitochondrienarbeit wirklich pauschal als „Buhmänner" abstempeln? Sind sie die Haupttreiber des Versagens der Zellkraftwerke? Einige Wissenschaftler haben im Zuge dessen quergedacht und mutige Fragen gestellt. Denn: Natürlich kommt es zu jeder Menge Mutationen in den Mitochondrien einer Zelle und natürlich geschieht das durch freie Radikale. Doch reichen die ROS-Attacken überhaupt mengenmäßig aus, um die gesamte Zelle und damit auch ganze Gewebe altern zu lassen? Immerhin verfügt jede Zelle über Tausende Mitochondrien und – jetzt kommt es – jedes Mitochondrium wiederum besitzt Tausende Kopien seiner mtDNA! Im Zellkern gibt es bekannterweise die 46 schön aufgeknäuelten Chromosomen. Die mtDNA dagegen schwimmt in den Mitochondrien frei und in riesigen Mengen herum. Möglicherweise müsste also die Zahl der Mutationen erst einen recht hohen Schwellenwert überschreiten, bis es tatsächlich zum Schwächeln der Kraftwerksleistung kommt. Die Vermutung: Zu einer wahrnehmbaren Schädigung kommt es eventuell erst ab einer Schädigung von 60 Prozent aller Mitochondrien einer Zelle.

Ein Experiment mit „mitochondrialen Mutantenmäusen" hat den mitochondrialen Teufelskreis des Alterns massiv in Frage gestellt. Dazu muss man wissen, dass es nur ein einziges Reparaturenzym für die mtDNA gibt. Dieses heißt Polymerase Gamma (PolG) und kommt allerdings wiederum aus dem Zellkern. Diese PolG kümmert sich also darum, dass die mtDNA möglichst schnell wiederhergestellt wird, wenn Schäden entstanden sind, besonders eben durch freie Radikale. Den erwähnten „mitochondrialen Mutantenmäusen" wurde nun ein defektes PolG-Gen eingesetzt. Das heißt, die eh schon magere Reparaturleistung der Mitochondrien war bei diesen Mäusen gleich null. Die Zahl der mtDNA-Mutationen stieg auch entsprechend stark an – nämlich um den Faktor 500! – und die Mäuse alterten enorm schnell. Spannend dabei ist: Die Mäu-

se zeigten keinerlei Anstieg der ROS-Produktion und auch keine stärkeren oxidativen Schädigungen als Mäuse mit der intakten Reparatur-Polymerase.
Laut Teufelskreistheorie hätten die mtDNA-Mutationen zu mehr und mehr Protein- und DNA-Bruchstücken führen müssen, zu einer Störung der Atmungskette und damit zu einem Anstieg der freien Radikale. Dem war aber nicht so. Dennoch wurde bei diesen Mäusen über die Atmungskette deutlich weniger ATP produziert. Das war offenbar die Ursache für das schnelle Altern. Freie Radikale und oxidierte Proteine waren dagegen überraschenderweise nicht in höherem Maß zu finden als bei gesunden Mäusen!
Und noch etwas kommt dazu: Beim Menschen finden wir mit zunehmendem Alter nur eine geringe Mutationslast der mtDNA. Sie liegt meist nicht höher als bei einem Prozent. Wie soll denn da überhaupt ein Teufelskreis zustande kommen, wenn nur so wenige Mutationen auftreten? Wie wir gehört haben, geht man von einer starken Beeinträchtigung der Atmungskette erst ab einer Mutationslast von 60 Prozent aus. Noch dazu hatten also Mäuse mit einer 500-fach erhöhten Mutationslast zwar Alterungserscheinungen, aber keine erhöhte Menge an freien Radikalen gezeigt. Da kann etwas nicht stimmen an dem Teufelskreismodell, oder?

EIN WEITERER KRITIKPUNKT

Und es gibt noch eine starke Argumentationslinie, die die „Radikal-Teufelskreis"-Theorie des Alterns in Zweifel zieht, und die setzt an einem anderen Punkt an, nämlich an Punkt 4 der obigen Teufelskreisliste. Bislang ging man davon aus, dass mit dem Alter die antioxidative Abwehr nachlasse und damit der zerstörerischen Arbeit der freien Radikale keine Grenzen mehr setze – sodass die ROS ein leichtes Spiel hätten, sämtliche Zellstrukturen anzugreifen. Es müsse also ein Gleichgewicht der oxidativen Kräfte vorliegen, um jung und gesund zu bleiben: Freie Radikale dürften nicht mehr gebildet werden, als Antioxidationsmittel vorhanden sind, die dann ihrerseits die ROS wieder „entschärfen", also in weniger schädliche Substanzen umwandeln. Und bisher schloss man daraus, es müsse auf jeden Fall gut sein, viele antioxidative Nahrungsmittel, Nahrungsergänzungsmittel etc. zu sich zu nehmen, um den oxidativen Stress der freien Radikale zu senken. Soll heißen: Je mehr ROS weggefangen und umgewandelt werden, desto weniger Schäden am Mitochondrium, desto langsamer der Alterungsprozess, desto länger das Leben!

Schön wär's. Leider ist die hübsche Gleichung „mehr Antioxidantien – weniger Schäden = längeres Leben" nicht eindeutig wissenschaftlich belegbar. Zwar gibt es Berichte, die Mut machen. Bei Nagetieren konnte eine Nahrungsergänzung mit Antioxidantien die Zellfunktionen bei alternden Tieren verbessern. Doch auf der anderen Seite konnte eine verstärkte Bildung von antioxidativen Enzymen in Mitochondrien die Lebensdauer von Tieren verschiedener Arten nicht verlängern, im Gegenteil – zu viele Radikalfänger in den Mitochondrien scheinen das Leben zu verkürzen.

Kontrollierte klinische Studien am Menschen haben sogar gezeigt, dass Nahrungsergänzungen mit den antioxidativen Vitaminen E, Beta-Carotin und Vitamin A in hohen Dosierungen keinerlei Vorbeugungseffekte gegen altersbedingte Erkrankungen haben. Im Gegenteil: die Sterblichkeit kann sogar steigen. Sprich: Antioxidantien sollten mit Vorsicht als therapeutische Instrumente eingesetzt werden! Allerdings ist bis heute – wie in so vielen Bereichen – nicht geklärt, ob die Ergebnisse von Tierversuchen überhaupt eins zu eins auf den Menschen übertragen werden können. Aufschlussreich wird es natürlich sein, Antioxidantien zu testen, die speziell auf Mitochondrien wirken. Dazu im nächsten Kapitel mehr!

In weiteren Studien wurde untersucht, ob ein Zusammenhang zwischen der Menge der freien Radikale und der Lebensdauer eines Organismus hergestellt werden kann. Nach der Teufelskreistheorie müssten Tiere, die weniger ROS produzieren, deutlich länger leben. So ist es aber nicht: Nacktmulle (Sie erinnern sich, das sind die am längsten lebenden Nagetiere mit einer Lebenserwartung zwischen 25 und 30 Jahren) müssten demnach deutlich weniger freier Radikale produzieren als Mäuse, die nur eine Lebenserwartung von drei bis vier Jahren aufweisen. Dem ist aber nicht so. Die Nacktmull-Mitochondrien produzieren genauso viel ROS wie die der kurzlebigen Nagetierarten.

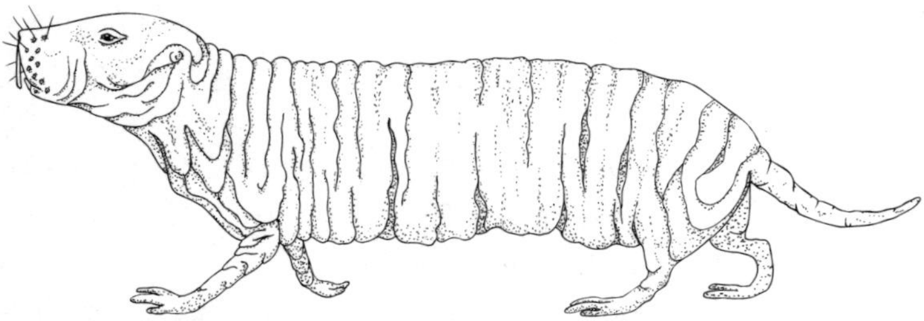

Nacktmulle haben mehrere bemerkenswerte Eigenschaften: Während die meisten Nagetiere höchstens zwei bis drei Jahre alt werden, können Nacktmulle bis zu 30 Jahre leben. Da Nacktmulle außerdem keinen Krebs bekommen können, arbeiten viele Krebs- und Altersforscher mit diesen Tieren. Sie versuchen, ihre Besonderheiten zu verstehen und Erkenntnisse zu gewinnen, die auf den Menschen anwendbar sind.

Dazu kommt noch etwas: Ältere Nacktmulle büßen kaum an antioxidativen Enzymen ein, ihr Schutz vor ROS bleibt offenbar unverändert. Und trotzdem findet man bei ihnen mit zunehmendem Alter sehr viele oxidierte, also zerstörte Zellstrukturen.

Und um die Verwirrung komplett zu machen: Bei Würmern, Fliegen und Mäusen können erhöhte Werte an freien Radikalen sogar lebensverlängernd wirken! Wir hatten ja im letzten Kapitel bereits gehört, dass ROS nicht einfach nur unerwünschte Abfallprodukte der Energieproduktion, also von ATP sind, sondern offenbar auch als Signalmoleküle wirken, die für die Funktion unserer Zellen essentiell sind. Eine Reihe neuerer Studien zeigt, dass ROS offenbar noch weitere wichtige Regulationsaufgaben haben, wie die Häufigkeit der Zellteilungen zu steuern bis hin zur Apoptose. Ein gewisser „natürlich" eingepegelter ROS-Spiegel scheint für das zelluläre Gleichgewicht also wichtig zu sein!

Was lernen wir nun aus diesem – zugegeben – verflixt undurchsichtigen Forschungsstand? Es sieht ganz danach aus, dass freie Radikale nicht die bösen Buben der Altersschädigung unserer Zellen sind, als die sie bislang angesehen wurden. Wohlgemerkt: Unbestritten ist, dass die Leistung der Mitochondrien mit der Alterung stark nachlässt, doch offenbar kann der oxidative Stress, also die Oxidationen durch ROS, nicht allein für die Entstehung von altersbedingten Krankheiten wie Herz-Kreislauf-Erkrankungen, Diabetes mellitus und Demenz verantwortlich gemacht werden.

Da stehen wir nun – und fragen: Wer ist denn der wahre Übeltäter, wer sabotiert unsere Zellkraftwerke, wenn wir älter werden? An der Beantwortung dieser Frage wird derzeit heiß geforscht. Eins ist klar: Das, was im Zuge des Alterns im einzelnen Mitochondrium geschieht – also ROS-Überproduktion, starke Schäden durch Oxidierung und mtDNA-Mutationen – spielt dem Altern der Zellen in die Hände. Doch offenbar sind es nicht die Prozesse in den einzelnen Mitochondrien, die das Entgleisen der Energieproduktion im Alter verursachen. Tiefer verantwortlich scheint die übergeordnete, ganzheitliche mitochondriale Dynamik zu sein, die wir im letzten Kapitel kennengelernt haben. Sie erinnern sich: Mitochondrien bilden Komplexe und fadenförmige Gebilde (Tubuli), sie spalten sich, sie fusionieren und bauen dabei beschädigte Elemente ab (Mitophagie) oder sie reparieren sie. Außerdem bilden sich Mitochondrien bei Bedarf auch neu (Biogenese).

Dieser Tanz aus Fusion, Spaltung, Abbau und Neubildung ermöglicht es dem mitochondrialen Netzwerk einer Zelle, sich gesund zu

halten. Einzelne Mitochondrien können zwar durch freie Radikale massiv geschädigt werden, doch können diese geschädigten Exemplare durch Ausmerzen und Neubildung gesunder Exemplare ersetzt werden. Alternativ können sie durch Fusion und anschließende Abspaltung der beschädigten Elemente saniert werden.
Wenn jedoch dieser Tanz der mitochondrialen Dynamik an sich ins Stolpern gerät, also die übergeordnete Qualitätskontrolle des gesamten mitochondrialen Netzwerks versagt, dann sieht es düster aus. Dann schlittern unsere Zellen, unser Gewebe und zuletzt unser gesamter Organismus in den GAU der Energieerzeugung.
Wie es genau geschieht, dass das System der mitochondrialen Regulierung und Sanierung zu versagen beginnt, das versteht bislang noch kein Wissenschaftler. Daran wird derzeit intensiv geforscht. Doch was man bislang schon weiß, ist, dass die Regulation der Mitochondrienfunktion auch über die Kommunikation mit dem Zellkern beeinflusst wird: Mitochondrien informieren den Zellkern über rückläufige Signalwege über ihren Entwicklungs- oder Funktionszustand. Diese Signalwege scheinen mit zunehmendem Alter gestört zu sein. Beachtenswert dabei ist: Zwei dieser Signalwege scheinen nährstoffsensibel zu sein. Das heißt, sie reagieren auf Diät, auf Hungern oder Fasten. Es handelt sich um den IGF-1-Signalweg (das Protein ist Insulin sehr ähnlich) und um den „Target of Rapamycin" (kurz: TOR)-Signalweg. Auch dieser Signalweg fördert das Zellwachstum, aber nur, wenn genügend Nährstoffe vorhanden sind. Wenn es also wenig Nährstoffe gibt, dann greifen beide Signalwege so in die Mitochondriendynamik ein, dass die Lebensspanne verlängert wird!
Wie wir über unsere Ernährung den Mitochondrienstoffwechsel positiv beeinflussen können und was sonst noch die Schwachstellen der Kompetenz Energieerzeugung korrigieren kann, erfahren wir im nächsten Kapitel. Zunächst möchten wir noch einige wichtige Schlüsse aus dem Gehörten ziehen – welche Auswirkungen

nämlich der Funktionsverlust unserer Mitochondrien im Alter auf unsere Gewebe und Organe hat! Denn eins ist klar: So hitzig derzeit die Debatte um die Hintergründe des Mitochondrien-GAUs im Alter sind, so einig ist man sich in den üblen Konsequenzen. Hierzu folgen einige Beispiele.

MITOCHONDRIEN UND DER MUSKELSCHWUND

Muskelschwund im Alter ist alles andere als harmlos. Der Begriff Sarkopenie wurde erst 1988 geprägt, als Wortzusammensetzung aus dem griechischen „sarx“, was Fleisch bedeutet – und „peria“ Mangel. Sarkopenie kommt bei Männern genauso häufig und intensiv vor wie bei Frauen. Zwischen dem 50sten und 60sten Lebensjahr geht pro Jahr rund 1,5 Prozent der Muskelmasse und damit auch der Muskelkraft verloren. Danach steigt der Schwund auf rund drei Prozent pro Jahr. Zwischen dem 45sten und 80sten Lebensjahr verlieren wir damit rund die Hälfte unserer Muskelmasse. Aufgrund des verstärkten Proteinabbaus wird die Zahl und die Größe der Muskelfasern deutlich reduziert und durch Fett- und Bindegewebe ersetzt. Die Muskeln älterer Menschen sind also kleiner, dünner und ermüden schneller. Die Folgen kennen wir: „Gebrechlichkeit“, Gangunsicherheit, Kraftlosigkeit in der Bewegung, Stürze, Knochenbrüche, Bettlägerigkeit – ein Teufelskreis.

Sarkopenie hat mehrere Ursachen. Die Produktion von Wachstumshormonen, Östrogenen und Testosteron – die für Muskelaufbau mitverantwortlich sind – sinkt im Alter stark ab. Der Bedarf an Proteinen in der Nahrung, besonders an Molke-Protein Leucin, steigt an (empfohlen wird 0,1 Gramm pro Kilogramm Körpergewicht). Ältere Menschen sind aber oft gerade an Proteinen unterversorgt.

Was geschieht denn nun im Muskel? Was löst den Muskelschwund aus? Es sind offenbar die schnellen Typ II-Muskelfasern, die atrophieren, also abnehmen, – und leider auch die Nervenzellen, die sie aktivieren. Genauer betrachtet verlangsamt sich die Synthese dieses Muskelfasertyps und sein Abbau wird beschleunigt.

SARKOPENIE

der altersabhängige Verlust an Muskeln

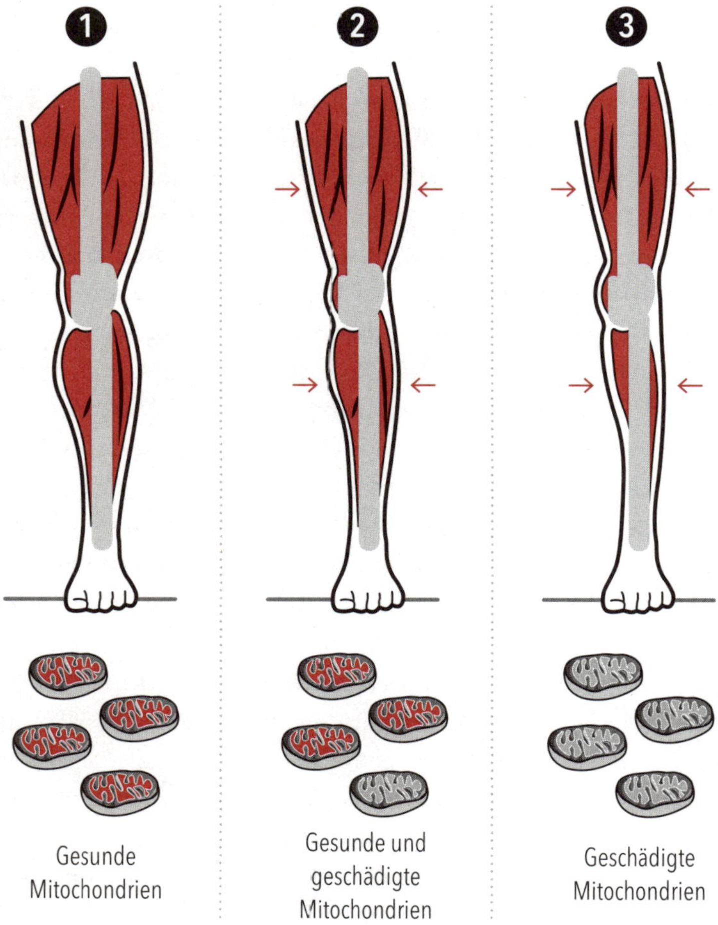

Und an diesem Punkt kommen die Mitochondrien der Muskelzellen ins Spiel. Bislang sind die folgenden Zusammenhänge bekannt:

Ein einziger der Transkriptionsfaktoren, die dafür verantwortlich sind, dass die Ablesung der DNA für die Protein-Synthese beginnt, steuert offenbar die Biogenese, also die komplette Neubildung von Mitochondrien. Sein hübscher Name lautet Peroxisom-Proliferator. Und wie bewerkstelligt dieser Transkriptionsfaktor, dass neue Mitochondrien entstehen? Er aktiviert den Rezeptor PGC-1alpha (mit dem beeindruckenden vollen Namen: Peroxisome proliferator-activated receptor gamma coactivator 1-alpha). Und dieser lässt eine ganze Kaskade an weiteren Transkriptionsfaktoren losstürmen, die letztlich die Produktion neuer Mitochondrien steuern.

Und nun (leider) der nächste Tierversuch: Indem man diesen Rezeptor, also PGC-1alpha, in Skelettmuskeln von Mäusen injizierte, konnte nachweislich verhindert werden, dass diese Muskeln altersschwach wurden, also Sarkopenie entwickelten. Ganz klar: Sowohl der Transkriptionsfaktor als auch der Rezeptor öffnen Chancen für Therapien gegen Muskelschwund, also sind weitere Studien angesagt!

Die Entwicklung von Muskelschwund ist nicht nur ein Problem der unzureichenden Neubildung von Mitochondrien. Offenbar kann auch die ATP-Bildung in den Mitochondrien nachlassen, wenn ACL (ATP-Citrat-Lyase), ein wichtiger Regulator für diesen Prozess, nicht mehr ausreichend zu Verfügung steht. Es ist nun (wiederum bei Mäusen) gelungen, diesen ACL-Wert zu erhöhen, indem man den Wachstumsfaktor IGF-1 zuführte. IGF-1 wird beim Menschen vor allem in der Leber produziert und durch das Wachstumshormon Somatotropin aus der Hirnanhangsdrüse stimuliert. Sie erinnern sich: Die Produktion von Wachstumshormonen lässt im Alter nach. Also tut sein Helfer IGF-1 im Muskel nur noch dann Wirkung, wenn er von außen zugeführt wird. Übrigens: Als Dopingmittel für den Muskelaufbau ist IGF-1 sehr „beliebt“. Auf jeden Fall konnte nachgewiesen werden, dass IGF-1 die ATP-Produktion in den Mitochondrien von Mäusen ankurbelt und damit das gesamte Mitochondrium wieder auf Vordermann bringt. Auch ein interessanter für die Bekämpfung der Sarkopenie!

Und noch eine dritte Erkenntnis zu den Ursachen, warum Mitochondrien bei Sarkopenie versagen. Diese Studie habe ich (Dominik) vor Kurzem mit Kollegen der Wuhan University, China, durchgeführt. Wir konnten zeigen, dass der Mitochondrien- und damit letztlich der Muskelfaserschwund auch durch eine überschießende Selbstzerstörung der Mitochondrien (Mitophagie) verursacht wird. Angespornt durch diese spannende Erkenntnis haben wir uns als nächstes aufgemacht, den möglichen Signalweg aufzudecken, der an dieser Mitochondrien-Massenzerstörung beteiligt ist. Wir konnten herausfinden, dass ein Protein, das in der Mitochondrienmembran sitzt und für die Fusion von Mitochondrien verantwortlich ist, im Alter überaktiv ist. So verschmelzen viel mehr Mitochondrien, als es für ein gesundes Gewebe gut ist. Das Protein zerstört damit auch die schlauchförmige Anordnung der Mitochondrien in ihren Fadenstrukturen. Auf diese Weise entstehen immer mehr Mitochondrien, die ihre Funktion nicht mehr richtig erfüllen können und werden infolgedessen in großem Stil abgebaut. So hat der Muskel weniger Kraft zur Verfügung. Auch diese neuen Erkenntnisse können den Boden für neue Therapien bereiten.

Das ist bislang allerdings Zukunftsmusik. Deshalb sei hier besonders auf die aktuell wirksamste und sinnvolleste Therapie bei Muskelschwund hingewiesen: Krafttraining und Ausdauersport! Großangelegte Studien weisen eindeutig nach: Je weniger ein Mensch sportlich aktiv ist, desto früher setzt Sarkopenie ein. Gezieltes regelmäßiges Krafttraining, verbunden mit moderatem Ausdauertraining, kann Muskelschwund deutlich verlangsamen, im besten Fall sogar aufhalten. Zusätzlich zum Training wird protein- sowie leucinreiche Nahrung empfohlen (wieder die 0,1 Gramm pro Kilogramm Körpergewicht). Leucin ist besonders in Milch, Käse und Sojaprodukten enthalten, aber auch in Erbsen, Erdnüssen, Thunfisch und Hühnerbrust. Also: weniger Süßes, mehr Proteine – und die bitte gleich nach dem täglichen Sport!

MITOCHONDRIEN UND HERZINSUFFIZIENZ

Der Herzmuskel arbeitet und arbeitet und arbeitet … und hat natürlich mit seinem enorm hohen Stoffwechsel einen großen Verbrauch an ATP. Wir wissen ja nun, dass die Atmungsketten in den Mitochondrien mit zunehmendem Alter immer ineffizienter arbeitet. Das macht den Herzmuskel natürlich besonders empfindlich. Deshalb werden manche Formen von Kardiomyopathie in Zusammenhang mit mitochondrialen Anomalien gebracht. Wir klären zunächst die Begrifflichkeit: „Kardiomyopathie" steht für verschiedene Erkrankungen der Herzmuskulatur. Bei allen Formen verändert das Muskelgewebe seine Struktur und verliert an Leistungsfähigkeit. Die Betroffenen haben oft die Symptome einer Herzschwäche. Im schlimmsten Fall kann eine Herzmuskelerkrankung sogar einen plötzlichen Herztod auslösen.

Wesentliches Merkmal aller Kardiomyopathien ist, dass sich die Struktur des Herzmuskels im Krankheitsverlauf immer weiter verändert. Dadurch ist die Pumpfunktion des Herzens eingeschränkt. Das führt zu unterschiedlichen Beschwerden, je nachdem, welche Form einer Kardiomyopathie vorliegt und wie ausgeprägt diese ist. Nun zeigen aktuelle Studien, dass ältere Patienten mit großer Wahrscheinlichkeit – was ja nach allem, was wir bisher gehört haben, auch verständlich ist – sehr viele defekte Enzyme und auch eine große Zahl von DNA-Brüchen in den Mitochondrien aufweisen. Ein Forscherteam der Johns Hopkins University in Baltimore fand einen Weg, die Mitochondrien des Herzens wieder zu höherer Leistungsfähigkeit zurückzuführen (leider an Kaninchenherzen). Indem sie bestimmte Proteine zuführten, gelang es ihnen, hochspezialisierte Ionenkanäle mit dem Namen MitoKCa in den

Membranen der Mitochondrien zu öffnen. So konnten sie eine Art „Schutzwall“ während eines Herzinfarktes errichten. Die Ionenkanäle lassen nämlich nur Kaliumionen ins Innere der Mitochondrien passieren, die eine wichtige Rolle dabei spielen, Ruhephasen des Herzmuskels herzustellen. Die hohe Menge an Kalzium-Ionen, die für die Kontraktionen gebraucht werden und beim Herzinfarkt fatal wirken können, kann mit dem Einstrom von Kaliumionen „abgepuffert“ werden. Wurden diese Proteine verabreicht, die die Kaliumkanäle öffneten, wiesen die Kaninchenherzen nur die Hälfte an beschädigten Zelltypen auf im Vergleich zu unbehandelten Herzen. Dieses MitoKCa-Öffner-Protein kann also wertvoller Hoffnungsträger werden für die Erste Hilfe bei Herzinfarkten!
Und: Vorsicht bei Kalziumpräparaten! Oft wird bei Vitamin-D-Mangel ein Kombinationspräparat aus Kalzium und Vitamin D verordnet. Eine zu hohe Kalziumzufuhr kann tatsächlich herzschädigend wirken und auch zur Plaques-Bildung, also zu Ablagerungen an den Wänden der Blutgefäße führen.

MITOCHONDRIEN UND PARKINSON SOWIE ALZHEIMER

Unser Gehirn ist ein Energiefresser. Wen wundert’s? Sagenhafte 60 Prozent der Kohlenhydrate, die wir essen, verbrauchen unsere grauen Zellen. Aber Achtung! Wir nehmen meist sowieso genügend zuckerhaltige Lebensmittel zu uns, da ist kaum ein Mangel zu verzeichnen. Für die Energiegewinnung aus Glukose wird ordentlich Sauerstoff verbrannt: 20 Prozent des Sauerstoffs, den wir einatmen, braucht allein das Gehirn. Das bedeutet: Hochleistung für die Mitochondrien der Nervenzellen!
Und schon sind wir bei den am meisten verbreiteten Erkrankungen des Gehirns: bei Parkinson (ein Prozent der Weltbevölkerung über 60 Jahre erkranken an Parkinson) und Alzheimer (Patienten gibt es noch mehr). Diese beiden Volkskrankheiten wie auch die erbliche Huntington-Krankheit scheinen auch mit Defekten der

zellulären Energieproduktion zu tun zu haben (siehe Buchteil III zur Entgiftung).

Wir können hier nur anreißen, welche Rolle die Mitochondrien als Zellorganellen der Energieerzeugung bei der Zerstörung der Nervenzellen spielen, die all diese Krankheiten als Ursache zeigen. Parkinson befällt mehr Männer als Frauen, meist zwischen dem 65sten und 80sten Lebensjahr (rund 300.000 Patienten in Deutschland). Dabei gehen Nervenzellen in einer bestimmten Region des Mittelhirns zugrunde. Es konnte nachgewiesen werden, dass rund 50 Prozent der Parkinson-Patienten Mutationen im sogenannten Parkin-Gen aufweisen, die zu einem Mangel am Enzym Parkin führen. Dieses wiederum ist für die Mitochondrienfunktion wesentlich. Alzheimer-Patienten erleiden den Verlust von den Nervenzellen in sehr viel größeren Bereichen des Gehirns, besonders in den Hirnlappen, die einige der höheren intellektuellen Fähigkeiten steuern. Bei Alzheimer scheinen die Mitochondrien noble Kämpfer zu sein, die irgendwann nach heroischem Einsatz den Kampf verlieren. Denn lange bevor die Krankheit merkbar ausbricht, bilden sich Vorläufer der Killer-Plaques (Beta-Amyloide), die den Nervenzellen schaden. Forscher am Oregon Health & Science Institute (OHSI) konnten nun nachweisen (wieder an armen Mäusen), dass bereits in dieser Phase der sich anbahnenden Krankheit eine Reihe von Genen der Mitochondrien geradezu „durchdrehte". Diese Gene aktivierten die Mitochondrien über jedes normale Maß hinaus – offenbar als Gegenreaktion auf die sich bildenden Plaques. Mit Fortschreiten der Krankheit, also mit zunehmender Plaques-Bildung, konnten die Mitochondrien aber nicht mehr mithalten und „brannten" irgendwann aus. Die Nervenzellen starben ab.

MITOCHONDRIEN UND DIABETES

Auch an der Entstehung von Diabetes mellitus sind offenbar Mitochondrien beteiligt, wenn sie an Leistungsfähigkeit verlieren.

2017 waren 9,2 Prozent der Deutschen diabeteskrank, über 90 Prozent von ihnen leiden an Diabetes mellitus (Diabetes Typ 2). Das durchschnittliche Alter bei der Diabetesdiagnose liegt für Männer bei 61 Jahren, bei Frauen bei 63 Jahren.

INSULINWIRKUNG

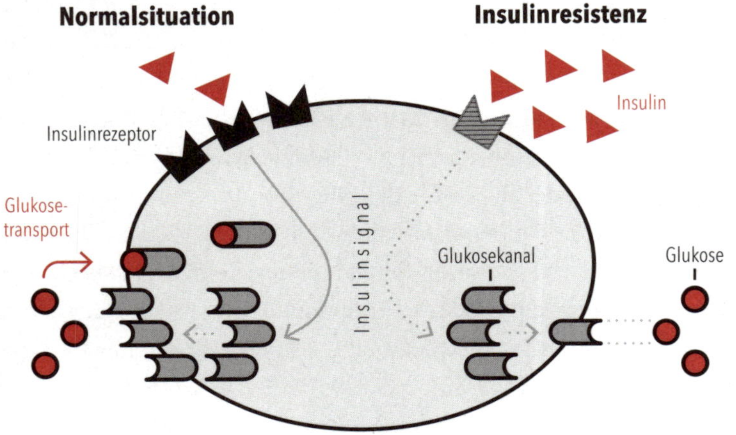

Die Insulinresistenz ist gekennzeichnet durch das gleichzeitige Auftreten eines erhöhten Insulinspiegels und eines erhöhten Blutzuckerspiegels. Zwar ist genügend Insulin vorhanden, die Wirkung des Insulins bzw. der Glukose-Transport aus dem Blut in die Zellen ist jedoch abgeschwächt. Diese ist die Folge einer verminderten Anzahl und eines Funktionsverlusts der Insulinrezeptoren an den Zellen.

Welche Rolle spielen hier die Mitochondrien? Offenbar die altbekannte: Die Zahl der Mutationen in der mitochondrialen DNA steigt mit dem Alter stark an, die Atmungskette läuft nicht mehr rund, die Energieproduktion sinkt. Das führt offenbar dazu, dass die Bauchspeicheldrüse nicht mehr in der Lage ist, genug Insulin zu produzieren. Außerdem scheint Mitochondrienversagen auch mit Ursache für zunehmende Insulinresistenz im Muskel zu sein.

Bei einem gesunden Menschen wird von der Bauchspeicheldrüse das Hormon Insulin ausgeschüttet, wenn wir zuckerhaltige Nahrung zu uns nehmen. Das Insulin dockt nun an speziellen Rezeptoren an den Zellen an, die das Insulinsignal in das Innere weiterleiten und die Zelle dazu veranlassen, Glukosekanäle zu öffnen und die Glukoseverarbeitung im Inneren zu starten. Je mehr Insulin ausgeschüttet wird, desto mehr Rezeptoren werden an den Zellen besetzt – und umso mehr Glukose wird aufgenommen.
Insulinresistenz liegt nun vor, wenn die Rezeptoren auf der Zelloberfläche abgebaut werden und daher das Signal zum „Toröffnen“ nicht mehr weitergleitet werden kann. Oder: Es kann zwar Glukose in die Zelle eintreten, sie wird aber aufgrund von defekten Mitochondrien nicht mehr in Energie umgewandelt. Und so kommen die Mitochondrien als Verursacher für Insulin-Intoleranz ins Spiel.
Interessant ist, dass bei körperlicher Betätigung eine bereits vorhandene Insulinresistenz gemindert und der Glukosestoffwechsel verbessert werden kann, obwohl ja damit auch wieder mehr freie Radikale gebildet werden. Ein weiterer Hinweis darauf, dass ROS nicht die einzige Ursache für den Verlust der Zellkompetenz Energieerzeugung sein kann. Dieser Hinweis sei hier noch erlaubt: Sportliche Betätigung und gesunde, kalorienarme Ernährung ist für Diabeteskranke eine der entscheidenden Therapieformen, die erhebliche Verbesserung bringen kann. Denn allein durch Miniatur-Fetttröpfchen, die sich bei fettreicher Ernährung und mangelndem Sport in den Zellen sammeln, können die Insulinrezeptoren der Zelloberfläche deaktiviert werden.
So, damit belassen wir es erst einmal – was aber nicht heißen soll, dass damit die Liste an Erkrankungen, die durch defekte Mitochondrien verursacht werden können, schon vollständig wäre. Mitochondrien sind nun einmal die Drehscheibe für die Energieversorgung unserer Organe und Gewebe. Also müssen

wir sie auch mit verantwortlich machen für Osteoporose, Arteriosklerose, Krebs, und für die Schwächung unseres Immunsystems und Befeuerer von Entzündungen im Gewebe ansehen. Also tun wir doch unbedingt alles, was in unserer Macht steht, um unsere Mitochondrien zu schützen und zu stärken!

STÄRKUNG DER ZELLKRAFTWERKE

> **„Ein schönes Leben ist ein Prozess und kein Zustand."**
> *CARL ROGERS*

Nun wissen wir erschreckend viel über das, was unsere Zellkraftwerke im Alter schwächer werden lässt. Wir wissen, dass der oxidative Stress, also die Menge an freien Radikalen und damit die Zerstörung von mtDNA, Enzymen und Zellstrukturen zunimmt. Zugleich wissen wir, dass freie Radikale auch wichtige Funktionen der Signalübertragung haben – und offenbar nicht die einzigen Strippenzieher in der Kaskade des Kraftwerkverfalls in unseren Zellen sind.

Wir haben erfahren, dass der Tanz aus Werden, Spaltung, Fusion und Vergehen der tausende Mitochondrien einer Zelle eine Mitochondriendynamik ergeben, die entscheidend ist für unsere Zellgesundheit und einen ausgeglichenen Stoffwechsel der Kräfte, genauso wie eine Dysregulation der mitochondrialen Dynamik zu Alter und altersbedingten Krankheiten beiträgt.

Also fragen wir natürlich spätestens jetzt: Was tun? Was können wir körperlich tun, was können wir essen oder einnehmen? Welcher Lebensstil hilft unseren vielen, vielen, winzig kleinen Zellkraftwerken, weiterhin perfekt zu funktionieren und in ihrem hochkomplexen Tanz der Selbstheilung, Abspaltung von Ungutem, Zusammenschluss von Guten, Vernichtung von Schädlichem und Produktion von Neuem, Gesundem optimal zu unterstützen? Beginnen wir bei dem, was wir tun können, was wir in unseren Alltag als Kur oder Reha für unsere Zellkraftwerke einbauen können, damit sie unangestrengt und dauerhaft auf Hochtouren laufen können. Da ist als Erstes etwas, das schon lange als Heilmittel gilt, für einige Überwindung kostet und vielleicht dann doch noch mehr Anhänger finden könnte, wenn wir tiefer verstehen, wie es die Power unserer Zellkraftwerke hebt.

FASTEN UND INTERVALLFASTEN

Es ist nicht ganz einfach, einen seriösen Überblick über den Einfluss des Fastens auf das Tempo der Zellalterung zu geben, denn Fasten erlebt seit Jahren einen Hype, der die nüchterne wissenschaftliche Beurteilung der nachweisbaren Effekte wegen der Unmengen an halb- und nicht seriösen Publikationen erschwert. Immerhin hat sich die Kalorienreduktion (CR) in den letzten 80 Jahren zu einem bedeutenden Forschungsbereich entwickelt. Im Kern geht es darum herauszufinden, ob eine regelmäßige Drosselung der Energiezufuhr (ohne die Versorgung an lebenswichtigen, essentiellen Nährstoffen einzuschränken) lebensverlängernd wirken kann – und wenn ja, über welche Zeitstecken bzw. in welchen Rhythmen „Hungern" am besten funktioniert.

1934 lösten die beiden Forscher CLIVE McCAY und MARY CROWELL der Cornell University, New York ein mittleres Beben in der Fachwelt aus, als sie an Mäusen nachweisen konnten, dass Kalorienreduktion die Lebensspanne deutlich erhöht: Ein Teil der Labormäuse erhielt ein Drittel weniger Nahrung als die anderen und lebten im Schnitt fast 50 Prozent länger als die herkömmlich gefütterten Mäuse. Die damals spektakulären Ergebnisse der beiden Forscher führten natürlich dazu, dass jede Menge Studien an anderen Arten durchgeführt wurden: Zunächst an weiteren Maus- und Rattenstämmen, aber auch an Hefen, Würmern, Fliegen, Fischen, Hamstern, Hunden und Affen – später auch an Menschen. Und hier zeigte sich: Die Langlebigkeitsergebnisse an der Maus lassen sich nicht eins zu eins auf Primaten und den Menschen übertragen. Doch einige Effekte auf Gesundheit und Langlebigkeit sind eindeutig nachweisbar. Die Studienlage ist allerdings noch nicht so weit ausgereift, dass man klar sagen könnte, welche Formen der Kalorienreduktion die wirksamsten sind: Ist es die klassische kalorienreduzierte Diät (und wenn ja – wieviel Kalorien pro Tag wären hier optimal?) oder ist es das Fasten mit seinen unzähligen Varianten? Und wenn es das Fasten wäre – welche Spielart wirkt optimal gegen den Zahn der Zeit? Wir geben einen Überblick.

In den USA laufen bereits seit 2006 umfangreiche Studien zu den Auswirkungen von mäßiger, aber dauerhafter Kalorienreduktion speziell auf Gesundheit und Alterung. Eine wegweisende Studie stammt von Forschern um Professor Dr. WILLIAM KRAUS von der Duke University in Durham, North Carolina. In der CALERIE-Studie (kurz für „Umfassende Bewertung der langfristigen Auswirkungen der Reduzierung der Energieaufnahme") wurden die 218 Teilnehmer, die zwischen 21 und 50 Jahre alt und nicht übergewichtig waren, auf zwei Gruppen aufgeteilt. Die eine Gruppe sollte ihre Energieaufnahme um 25 Prozent reduzieren, und zwar über zwei Jahre hinweg, die andere veränderte ihre Ernährungsweise nicht. Regelmäßig wurden bei allen Probanden für die Herzgesundheit relevante Parameter bestimmt. Es gelang den Versuchspersonen allerdings nicht, sich über die zwei Jahre tatsächlich um ein Viertel der Nahrung einzuschränken. Im Durchschnitt reduzierten sie ihre Energieaufnahme nur um 11,9 Prozent. Doch auch das hatte schon positive Effekte: Das Körpergewicht sank um durchschnittlich 7,5 Kilogramm, wobei 71 Prozent auf einen Verlust an Fettmasse zurückgingen. Außerdem verbesserten Blutdruck, Hüftumfang, Cholesterolwerte, Entzündungsmarker und Insulinsensitivität, berichten die Forscher.

Die Ergebnisse zeigten, dass schon ein geringfügiger Verzicht bei der Energieaufnahme die Krankheitslast der Bevölkerung senken könnte. Dafür müssten wir nur regelmäßig und konsequent den ganz gemeinen Verführungen widerstehen – also der Torte am Nachmittag, den Chips auf dem Sofa oder den fetten Pommes und Burgern am Drive-in. Und wohlgemerkt: Das gilt nicht nur für Menschen mit Hüftspeck und Rettungsring. Das gilt genauso für Menschen mit Normalgewicht!

FASTEN UND DIE ZELLKRAFTWERKE

Was bringt denn nun Kalorienreduktion unseren Zellkraftwerken? Hilft ihnen der Mangel an Energiezufuhr beim Jungbleiben? Neueste Untersuchungen zum Zellstoffwechsel weisen eindeutig darauf hin.

Erhält die Zelle nur eingeschränkt Nährstoffe, dann können die Mitochondrien natürlich nicht auf vollen Touren laufen. Die Energie fehlt, um aus dem Ausgangsmolekül AMP (Adenosinmonophosphat) die so notwendigen Kleinstbatterien ATP zu produzieren. Der AMP-Spiegel steigt also an. Was löst der aus? Es wird vermehrt das Enzym AMPK, die AMP-aktivierte Proteinkinase, in den Mitochondrien gebildet. AMPK macht kurzen Prozess. Alles, was viel Energie verbraucht, wird erst einmal heruntergeregelt: Proteinsynthese, ebenso wie die Cholesterin- und Fettsäureproduktion. Dafür wird die Energieproduktion über die Verbrennung von Fetten und Zuckern angekurbelt. Klar, dass das Blutfett sinkt und die Pölsterchen purzeln.

Aber AMPK bewirkt noch mehr: Es scheint auch die Biogenese der Mitochondrien zu stimulieren, indem es das Auslesen der Gene in der Mitochondrien-DNA fördert. Wissenschaftler der Harvard University haben außerdem vor Kurzem an Rundwürmern festgestellt, dass bei Kalorienreduktion die Mitochondriennetzwerke auf jugendlichem Niveau erhalten bleiben. Und diese Netzwerkstruktur ist offenbar auch wichtig für die Entgiftung. Darüber werden wir im nächsten Buchteil Genaueres hören. Diese neue Studie zeigt also, wie wichtig die Mitochondrien-Netzwerke sind – und sie können durch Kalorienreduktion intakt gehalten werden! Noch dazu steigert AMPK die oxidative Abwehr in den Mitochondrien. Das alles wird durch Nahrungsreduktion bewirkt. Gut, oder?

ROLLE DES ATP BEI KALORIENREDUKTION

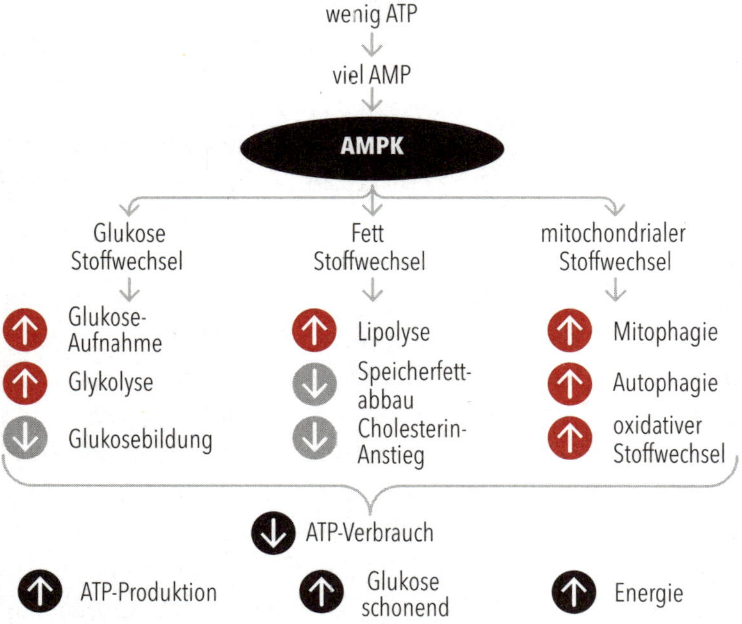

Wenn durch Kalorienreduktion der Nährstoffstatus abfällt, haben wir weniger ATP zur Verfügung. Das wiederum ergibt eine Veränderung des AMP zum ADP Verhältnis mit einem Überwiegen von AMP. AMP Überschuss aktiviert dann die AMP abhängige Kinase (AMPK) und eine Kaskade an Maßnahmen wird eingeleitet, die ein Ziel haben: Den ATP-Verbrauch zu reduzieren bzw. mehr ATP zu generieren. Es werden dazu die Aufnahme und der Abbau von Glukose gesteigert, Speicherfett vermehrt abgebaut und die Mitochondriendynamik stimuliert.

Und noch etwas: Erinnern Sie noch an das Steuer-Enzym Sirtuin-1 aus dem ersten Buchteil? Die Zellen von Mäusen, die kalorienreduziert ernährt werden, produzieren große Mengen davon. Sirtuin-1 bremst die Einleitung des Zelltods, schaltet den Stoffwechsel auf die Fettverbrennung um, und die Netzwerk-Strukturen der Mitochondrien bleiben aktiv. Die Lebenserwartung dieser Mäuse verlängert sich deutlich. Jetzt ist die Frage: Wie sollte man das am besten machen mit der Kalorienreduktion? „Einfach" immer, also täglich, also lebenslang 25 Prozent weniger Kalorien zu sich nehmen, wie Prof. KRAUS aus seiner Studie abgeleitet hat? Ist es denn völlig egal, was man isst? Das kann ja wohl nicht sein. Oder sollte man regelmäßig richtig fasten? Und was heißt hier „richtig"? Wer sich mit dem Thema Fasten schon einmal beschäftigt hat, der weiß: Es ist ein sehr, sehr weites Feld, nicht zuletzt, weil es schon seit Jahren ein Megatrend ist. Unmengen an Büchern, Seminaren und Fastenkursen überschwemmen das Land. Wir können hier nicht wirklich einsteigen. Doch einige wesentliche Effekte zur Altersprävention, die liefern wir natürlich gerne.
Fasten – das war ja in unserer menschlichen Evolution keine Entscheidung mit gesundheitsförderndem Ansinnen, sondern das passierte einfach, zwangsläufig. Weil gerade keine Tiere zu jagen oder keine Beeren zu ernten waren. Supermärkte und Kühlschränke existierten bekanntlich nicht. Der Mensch ist also von seiner Grundausstattung durchaus dafür ausgelegt, über einige Zeit recht gut ohne Nahrung über die Runden zu kommen. Dazu kam der Ritus: Reinigung, Klarheit des Geistes, Trance und Ekstase sind im Zustand des Fastens leichter zu erreichen. Wir finden Fastenzeiten im Christentum, im Islam, im Judentum und Buddhismus.
Sie wissen natürlich: Da gibt es die klassische Fastenkur in einem Zeitraum von fünf Tagen bis maximal fünf Wochen. Man nimmt keine feste Nahrung zu sich, trinkt sehr viel und achtet auf Darmreinigung etc. Ärztliche Begleitung ist unbedingt zu empfehlen.

Seit einigen Jahren ist Intervallfasten immer beliebter geworden. Es stellt keine so große Belastung für den Körper dar und hat ebenfalls positive Effekte. Natürlich ist auch Intervallfasten kein Zaubermittel für langes Leben – doch es ist nicht zu verachten! Man muss es ja nicht so exzessiv leben wie der Erfinder und Mitbegründer von Twitter, JACK DORSEY. Er isst nur einmal am Tag, und zwar zwischen 18:30 und 20:30 Uhr. Sonst nichts. Der Wissenschaftsjournalist MICHAEL MOSLEY berichtet, er habe mit seiner Methode der 5:2-Diät seinen Diabetes mellitus geheilt. Will heißen: Fünf Tage pro Woche normal essen – und zwei Tage nur ein Viertel der üblichen Kalorienmenge, nämlich rund 500. Manche schwören auf „eat-stop-eat" – das heißt jeden zweiten Tag nur ein Viertel der üblichen Kalorien zu sich zu nehmen …
Die wohl praktikabelste und beliebteste Variante des Intervallfastens dürfte die 16:8-Methode sein. Manche bezeichnen sie schlicht als „Dinner-Cancelling". Der Mediziner und Comedian ECKHART von HIRSCHHAUSEN hat 16:8 groß in den Medien propagiert – was eine Intervallfasten-Welle ausgelöst hat. Bei dieser Methode darf in einem Zeitfester von acht Stunden gegessen werden und danach 16 Stunden lang nicht. Im besten Fall werden acht der 16 Fastenstunden verschlafen. Also, entweder Sie verzichten aufs Frühstück – oder aufs Abendessen, dann kriegen Sie das hin. Das Ganze möglichst dreimal pro Woche. Man kann nicht sagen, dass umfangreiche Studien zur 16:8-Methode vorhanden wären. Doch die bisherigen Daten deuten darauf hin, dass sich intermittierendes Fasten positiv auf die Gesundheit – auch zur Prävention altersbedingter Krankheiten – auswirkt. Da nur die 16:8-Methode mit unserer natürlichen inneren Uhr in Einklang steht, gehen Forscher von etwas besseren Effekten aus als bei anderen Methoden. So macht Prof. ANDREAS MICHALSEN, Chefarzt der Abteilung Naturheilkunde an der Charité Berlin auch „chronobiologische Mechanismen" für die positiven Effekte verantwortlich.

Eine tschechische Forschergruppe hat zwei Gruppen von Diabetespatienten über drei Monate dieselbe tägliche Kalorienzahl verabreicht – die eine Gruppe erhielt sechs Mahlzeiten über den Tag verteilt, die andere nur Frühstück und Mittagessen. Die Intervallfastenden schnitten in allen Studieneckpunkten (Gewichtsverlust, Leberfett, Insulinresistenz, Betazellenfunktion) besser ab.

Was macht Intervallfasten mit dem Körper?

Fasten hat vielfältige Auswirkungen. Wenn Sie dreimal pro Woche 16 Stunden nichts essen, eben dreimal pro Woche folgende:

» Der Spiegel des Wachstumshormons HGH steigt sprunghaft auf das Fünffache an. Die Folgen sind Fettabbau und Muskelaufbau (neben anderen Effekten).
» Die Zellsensibilität für Insulin verbessert sich, und der Insulinspiegel sinkt dramatisch, was gespeichertes Körperfett für den Abbau zugänglicher macht.
» Fasten löst Zellreparaturprozesse aus. Besonders die Autophagie („sich selbst essen") nimmt zu. Das heißt: Zellen lösen alte, nicht mehr funktionierende oder entgleiste Proteine auf und bauen sie ab (ein Kernpunkt der Zellkompetenz Entgiftung, wie wir im nächsten Buchteil sehen werden).
» Die Genexpression verändert sich. Schutzsysteme zur Abwehr von Krankheiten und Alterungsprozessen werden aufgebaut.
» Das Fettverbrennungshormon Noradrenalin wird stimuliert, was hilft, mehr Kalorien zu verbrennen.

Studien zur 16:8-Methode ergaben noch Weiteres sehr Schönes: Mit einem signifikanten Gewichtsverlust wird über einen Zeitraum von zwei bis 24 Wochen auch der Taillenumfang kleiner, um vier bis sieben Prozent. Das sieht nicht nur hübsch aus, sondern ist auch sehr gesund. Denn das Bauchfett enthält – wie Sie sicher wissen – ein Heer von Krankmachern. Außerdem verliert

ein 16:8-Fastender weniger Muskelmasse als ein Mensch, der auf klassischer Diät ist. Voraussetzung dafür ist natürlich, dass Sie während der Stunden, an denen Sie Nahrung zu sich nehmen, und an den Tagen, in denen Sie normal essen, nicht über die Stränge schlagen!
Aufgrund der derzeitigen, noch nicht perfekten Studienlage hat Intervallfasten folgende Vorteile für Ihren Körper und Gehirn:

Positive Auswirkungen des Intervallfastens

- Geringeres Risiko für Diabetes mellitus
- Geringeres Risiko für Herzerkrankungen
- Geringeres Risiko für Krebs
- Entzündungsmarker gehen zurück (ein Hauptauslöser chronischer Krankheiten)
- Schlechtes LDL-Cholesterin sinkt
- Und Langlebigkeit steigt!

Ich (Nina) habe nur einmal in meinem Leben eine Fastenkur durchgezogen. Zehn Tage bei vollem Einsatz als Journalistin in Berlin. Ich dachte, es würde Sinn machen, guttun und entschlacken. Pustekuchen! Ich litt permanent unter Schüttelfrost, Konzentrations- und Kreislaufstörungen sowie unter schlechter Kondition. Ich nahm auch kein Gramm ab. Das war auch nicht mein Ziel gewesen, aber ein, zwei Kilo? Nun gut.
Heute buche ich dieses rustikale Experiment unter „Naivität" ab. Für eine klassische Fastenkur bei vollem beruflichem Einsatz braucht man eine Rossnatur – und zumindest ein ärztliches Okay. Zum Ausgleich darf ich mich wohl schon lange zum Typ „Minus 25 Prozent" zählen. Entgleisungen in Form von Kalorienbomben mag ich nicht – das habe ich mir abgewöhnt. Ich vermisse dabei rein gar nichts. Und fühle mich sehr wohl in meiner Haut. Doch nach Abschluss dieses Kapitels werde ich tiefer einsteigen in die Welt des 16:8. Ich brauche ja nur auf meine morgendliche Gemüsesuppe zu verzichten!

Wer nun hadert mit der Thematik Intervallfasten oder Kalorienreduktion, dem sei Hoffnung auf Kalorienrestriktions-Mimetika (also „Nachahmer“) gemacht! Hierzu läuft die Forschung auf Hochtouren, und es werden Substanzen getestet, die dieselben Effekte wie eine strenge Kalorienrestriktion aufweisen sollen, aber nichts mit Hungern zu tun haben. Etliche Verbindungen sind da bereits in der Pipeline, die denselben Stoffwechselweg aktivieren wie das Fasten oder das strenge Diäthalten – mehr im nächsten Kapitel.

Gut – und was kommt jetzt? Was ist landläufig bekannt als hilfreich und gut, um länger gesund zu bleiben? Natürlich die körperliche Bewegung. Wir prüfen also, welche Art von Sport den optimalen Einfluss auf die Energieerzeugung in unseren Zellen hat.

BEWEGUNG

Wer körperlich bis ins höhere Alter hinein trainiert, „ersportelt“ sich eine Lebensverlängerung von drei bis zehn Prozent. Das ist doch wirklich ein Argument, aus dem Sofa zu federn, oder? Die langfristigen Vorteile sind multisystemisch: Der Muskelschwund wird verlangsamt, die Nervenfunktion bleibt länger erhalten, die Blutgefäße „verkalken“ nicht so schnell, das Hormonsystem arbeitet länger fehlerfrei und das Immunsystem macht erst deutlich später schlapp … Das alles ist wissenschaftlich abgesichert. Hier die neuesten Erkenntnisse darüber, wie Sport die Zellenergieversorgung stärkt. Eine der aktuell wichtigsten Studien wurde an der Mayo Clinic in Rochester durchgeführt. Die freiwilligen Versuchspersonen waren 36 Männer und 36 Frauen, die in jeweils zwei Gruppen eingeteilt wurden: Die Gruppe „jung“ (zwischen 18 und 30 Jahre) und die Gruppe „älter“ (65 bis 80 Jahre). Diese 72 Teilnehmer wurden nun in drei Trainingsteams aufgeteilt:

- Intervallbiken mit hoher Intensität
- Krafttraining mit Gewichten
- Kombination Intervallbiken und Krafttraining mit Gewichten

Hier macht es Sinn, kurz auf Intervalltraining mit hoher Intensität (HIIT) zu schauen: Es handelt sich nämlich um eine enorm effiziente Trainingsvariante. So bringen zehn einminütige Fahrradsprints bei einer Intensität von etwa 95 Prozent der maximalen Herzfrequenz, unterbrochen von zehn einmütigen Pausen, denselben Trainingseffekt auf die Muskulatur wie ein mehrstündiges Fahrradtraining bei geringerer Belastungsintensität.
Zurück zu der Studie der Mayo Clinic. Nach Abschluss der Trainingsprogramme nahmen die Forscher Gewebeproben aus der Oberschenkelmuskulatur der Versuchspersonen (autsch!) und verglichen deren molekulare Zusammensetzung mit den Gewebeproben von weiteren Freiwilligen, die sich nicht bewegt hatten. Das Ergebnis bestätigte den eben beschriebenen Trainingseffekt der Fahrradsprints: Das hochintensive Intervalltraining HIIT zeigte die größte Wirkung auf zellulärer Ebene, besonders auf die Mitochondrien. Die Forscher stellten fest, dass das Training die Genaktivität der Zellen anregt, indem deutlich mehr RNA-Kopien angefertigt werden, die für Mitochondrienproteine und Steuerproteine des Muskelwachstums verantwortlich sind.

Ich (Nina) liebe Barre Workout – es ist ein schweißtreibendes, einstündiges Training, das gezielte Kraftübungen für Arme, Schultern, Bauch, Beine, Po (bis die Muskeln zittern) mit Ball und Gummiband umfasst. Es findet vielfach an der Ballettstange statt und wird mit kurzen Dehnungsübungen kombiniert. Daher ist es sehr effizient – und motivierend für die Mitochondrien!

Aus der Abbildung rechts können Sie ein weiteres Messergebnis ableiten: Im Zellkern werden bei starkem Training jede Menge RNA-Kopien gebildet. Diese werden an den Ribosomen, den Proteinfabriken, ausgelesen, und in codierter Reihenfolge werden die Proteinbausteine, also die Aminosäuren, verknüpft. Kein Wunder, dass eine viel stärkere Aktivität der Ribosomen gemessen wurde!

PROTEINBIOSYNTHESE

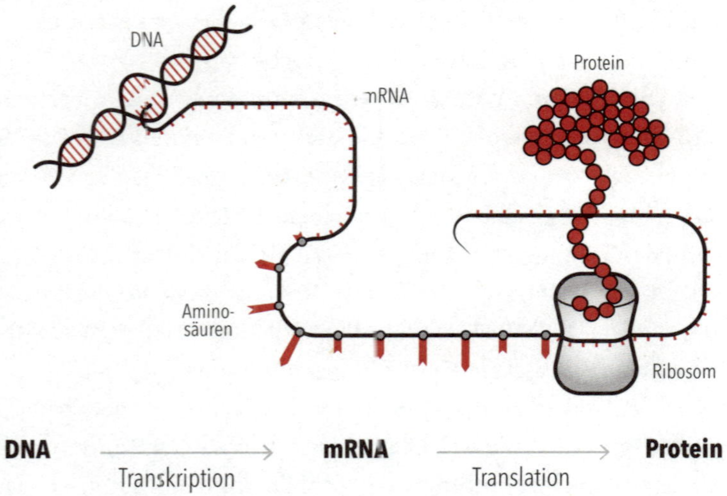

Die Proteinbiosynthese, also die Synthetisierung von Proteinen, ist in zwei Hauptprozesse eingeteilt. Diese werden Transkription und Translation genannt. Bei der Transkription wird ein DNA-Abschnitt in einen Strang mRNA abgeschrieben. Bei der Translation wird die (reife) mRNA in eine Aminosäurensequenz übersetzt. Dies geschieht durch Ribosomen im Zytoplasma, also außerhalb des Zellkerns.

In der Gruppe der jüngeren Versuchspersonen konnte eine Steigerung der Mitochondrienaktivität um 49 Prozent festgestellt werden. Und in der Gruppe der Älteren war der Effekt noch frappierender. Bei ihnen erhöhte sich die Mitochondrienkapazität um 69 Prozent! Hochintensives Intervallbiken führt also zu einer überproportionalen Mitochondrienaktivierung älterer Gewebe.
Die starke Ankurbelung der Proteinproduktion im Muskel durch Intervalltraining ist insofern besonders wertvoll, weil sich Muskelzellen (ähnlich wie Gehirn- und Herzzellen) nicht häufig teilen. Mit zunehmendem Alter macht sich das immer stärker durch Muskelschwund bemerkbar, die Aktivität von Mitochondrien

und Ribosomen lässt nach. Wenn körperliche Betätigung diese Verschlechterung aufhalten und teilweise sogar umkehren kann, könnte das auch Folgen für andere Gewebe haben.

Fazit: Die zellulären Vorteile des HIIT-Trainings waren im Versuch so massiv, dass es wohl einer der stärksten Faktoren sein dürfte, um der Zellalterung des Muskels zu begegnen. Mit Medikamenten wäre nichts Vergleichbares zu erreichen! Welche Schlüsse für ein optimales Training sind daraus nun zu ziehen? Natürlich ist HIIT zunächst die wichtigste Empfehlung. Um aber nicht nur die Kondition, sondern auch die Muskelkraft gezielt zu stärken, wird zusätzlich und im Wechsel ein Krafttraining empfohlen.

Neben der Steigerung der Mitochondrienaktivität und der Proteinproduktion in den Muskelzellen führt regelmäßiges Training auch zu einer deutlichen Erhöhung der Zahl der Mitochondrien, sodass genügend ATP für den Energieverbrauch des Muskels zur Verfügung steht. Doch über welchen Mechanismus vermehren sich die Mitochondrien?

Hier kommt ein Transkriptionsfaktor PGC-1alpha ins Spiel, also das Protein, das das Ablesen der DNA im Zellkern und damit die Proteinbiosynthese steuert. Wir haben ihn bei der Sarkopenie schon kennengelernt.

Auf der folgenden Abbildung sehen Sie, welch zentrale Rolle dieser Faktor spielt – nicht nur bei der Mitochondrienvermehrung, sondern auch für den Abbau von Fettsäure und Zucker und der Reduktion der freien Radikale. Im Alter finden wir leider immer weniger PGC-1alpha in den Zellen. Doch, und jetzt kommt es: Bei körperlicher Betätigung steigt sein Level an und die abgebildeten Prozesse kommen in Gang. Was schlussfolgern wir nun daraus? Es gibt nichts Gutes – außer man tut es!

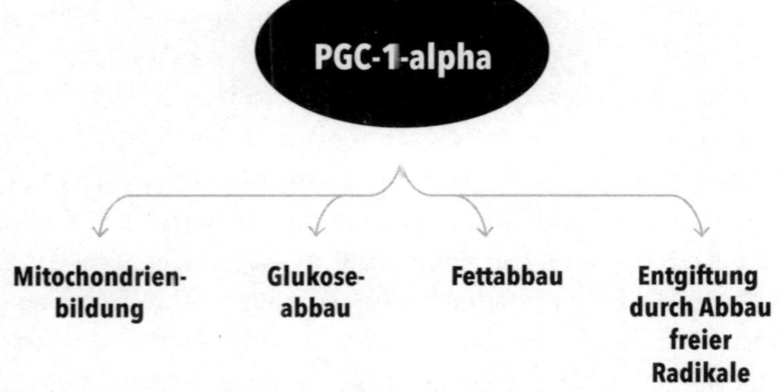

PGC-1alpha ist ein Transkriptions-Koaktivator, der die am Energiestoffwechsel beteiligten Gene reguliert. Es ist der Hauptregulator der mitochondrialen Biogenese. Außerdem stößt er die Glukoseverwertung, den Speicherfettabbau und die antioxidativen Mechanismen der Zellen an.

KÄLTE UND HITZE

Hier noch ein kleiner Exkurs in die Mitchondrienvermehrung, die möglicherweise auch durch Kälte oder Hitze angestoßen wird. Beginnen wir mit dem Unangenehmeren, mit der Kälte. Dazu hat sich – nicht wirklich wissenschaftlich, aber medienwirksam – der niederländische Extremsportler WIM HOF einen Namen gemacht. „Iceman“ WIM war für jede Menge Schlagzeilen gut, indem er spärlichst bekleidet Halbmarathons bei minus 20 Grad und nördlich des Polarkreises lief oder mit knapp zwei Stunden das bislang längste Eisbad der Menschheitsgeschichte genoss. Seine „Methode“ brauchen wir hier nicht zu befolgen, doch er hat eine interessante Diskussion „befeuert“: Wieso kann Kälte den Körper dazu anregen, mehr Mitochondrien zu produzieren?
Und hier kommt das braune Fettgewebe ins Spiel. Ob es für die Mitochondrienproduktion wirklich entscheidend wichtig ist, wissen wir heute noch nicht, aber es ist ein interessanter Nebenaspekt.

Braunes Fettgewebe enthält jedenfalls jede Menge Mitochondrien, von denen es auch seine Färbung hat. Sprich: Es kann eine Menge Wärme produzieren, weil seine Mitochondrien etwas anders funktionieren als üblich. Sie bauchen nämlich aus Fettsäuren kaum ATP, sondern „verfeuern" diese vor allem in Form von Wärme (Thermogenese). Braunes Fettgewebe fungiert also als eingebaute Wärmflasche, weißes Fett dagegen speichert vor allem die Vorräte, nämlich Fett, und enthält längst nicht so viele Mitochondrien.

WIM HOFs Gedanke war nun interessant: Wenn wir öfter frieren, wandeln wir weißes Fett in braunes um, und dann haben wir mehr Mitochondrien zur Verfügung – und als schönen Nebeneffekt nehmen wir wegen der enormen Fettverbrennung auch noch ab.

Ungünstig für diese Theorie ist nur: Neugeborene werden durchaus durch einiges braunes Fettgewebe an Hals und Brust vor dem Erfrieren geschützt. Erwachsene aber haben kaum noch was davon. Auf lediglich 50 Gramm kommen wir insgesamt im Schnitt pro Person, und das befindet sich entlang der großen Arterien, im Hals- und Nackenbereich und entlang der Wirbelsäule. Das wäre also zu vernachlässigen.

Was aber sollte ein Kältereiz bewirken? Immerhin wissen wir, dass Erwachsene weißes Fett in braunes umwandeln können. Niederländische Forscher ließen in einer im New England Journal of Medicine veröffentlichten Studie ihre Probanden sechs Stunden lang in einem 16 Grad kalten Raum leiden – und tatsächlich: Sie verdoppelten den Anteil an braunem Fett. Leider noch ein Tierversuch dazu: Bei Ratten konnte man den Anstieg des Transkriptionsfaktors PGC-1alpha und auch die Neubildung von Mitochondrien eindeutig nachweisen, wenn man sie länger in kaltem Wasser schwimmen ließ. Also! Immer nur warm und kuschelig sollten wir es vielleicht nicht auf Dauer haben, schließlich könnten wir unsere Mitochondrien auch per Kältereiz stimulieren. Medizinern zufolge muss man es natürlich WIM HOF nicht unbedingt gleichtun, jedoch ist es hilfreich, uns nicht immer sofort in dicke Jacken zu packen und uns hin und wieder auch unter eine kalte Dusche zu stellen, wenn wir mehr braunes Fett produzieren wollen.

Und was ist mit dem anderen Ende des Thermometers, mit dem Hitzeschock? Könnte auch der was bringen? In Finnland wurde die Sterblichkeitsrate von 2300 Männern über einen längeren Zeitraum gemessen – in Abhängigkeit von der Zahl der Saunagänge! Und siehe da: Männer, die vier bis sieben wöchentliche Saunagänge von elf bis 20 Minuten absolvierten, wiesen die geringste Sterblichkeit von allen Studienteilnehmern auf. Doch auch schon ein Saunagang pro Woche senkte die Sterblichkeit erheblich. Aber Achtung! Sehr hohe Temperaturen senken die Spermienqualität, die Spermienzahl und auch die Mitochondrienaktivität – zum Glück nur vorübergehend.

Das Fazit zum Hitzeschock und seiner Wirkung auf Mitochondrien und Langlebigkeit? Immerhin konnte nachgewiesen werden, dass sich die Leistung der Mitochondrien um 28 Prozent steigerte, wenn sie sechs Tage lang mehrfach großer Hitze ausgesetzt wurden. Viel mehr weiß man dazu aber noch nicht.

Doch interessant für Sie ist abschließend vielleicht noch Folgendes: Mitochondrien sind die einzige Wärmequelle unseres Körpers! Als Zellkraftwerke laufen sie nämlich mit einer hohen Betriebstemperatur, bei knapp 50 Grad Celsius. Und damit heizen sie ihre gesamte Umgebung auf, was unseren Körper auf seine Durchschnittstemperatur von knapp 37 Grad Celsius bringt. Viele Proteine des Körpers können höhere Temperaturen gar nicht vertragen. Die Bausteine der Mitochondrien selbst hingegen scheinen auf diese Betriebsbedingungen eingestellt zu sein. Das gilt insbesondere für die Enzyme der Zellkraftwerke, die erst bei über 50 Grad Celsius ihr Aktivitätsmaximum zeigen. Millionen kleinster Heizkraftwerke in unserem Körper, die auf rund 50 Grad Betriebstemperatur laufen. Das wäre doch wieder einen Kniefall wert, oder?

SCHLAF

Genügend Schlaf hält uns gesund und jung – deshalb ist es geradezu tragisch, dass ausgerechnet ältere Menschen diesen Jungbrunnen häufig nicht nutzen können. Die Schlafqualität nimmt oft mit den Jahren erheblich ab. Die Folge: Die regenerativen und stärkenden Effekte des Schlafs – die besonders ältere Menschen dringend benötigen würden – stehen ihnen nicht zur Verfügung. Infolgedessen beschleunigt sich der Alterungsprozess. Und genau dieser Teufelskreis konnte an der Chicago University bei einer Studie an jungen Männern nachgewiesen werden. Als sie mehrere Tage hintereinander nur vier Stunden geschlafen hatten, zeigten sie Alterssymptome. So stiegen zum Beispiel der Blutzucker- und Cortisolspiegel an. Und noch dazu: Wer dauerhaft weniger als sechs Stunden schläft, läuft Gefahr, Übergewicht und Bluthochdruck zu entwickeln. Auch das Kurzzeitgedächtnis lässt dann nachweislich nach. Außerdem schwächt Schlafmangel das Immunsystem. So wurden in einem Versuch Ratten 24 Stunden lang am Schlafen gehindert. Im Vergleich zu einer Kontrollgruppe war deren Zahl an weißen Blutkörperchen um 20 Prozent reduziert, das Immunsystem also deutlich geschwächt. Was passiert denn nun auf zellulärer Ebene – und hier besonders in unseren Zellkraftwerken, wenn wir zu wenig schlafen? Zum einen ist Schlaf schlicht und ergreifend ein körperlicher Zustand, der den Mitochondrien hilft, enorme Mengen an Energie einzusparen.

Man verglich bei einer weiteren Studie den Gesamtenergieverbrauch von Testpersonen während der Nacht, und zwar den von Menschen, die schliefen, mit dem von Menschen, die zwar ruhig im Bett lagen, dabei aber wach blieben. Die Schlafenden verbrauchten 32 Prozent weniger Energie!

Im Rattenversuch konnte man einen deutlichen Anstieg des ATP während der Tiefschlafphase feststellen. Die Mitochondrien produzierten also brav weiter viele, viele Miniaturbatterien. Für wel-

che Prozesse diese im Tiefschlaf verwendet werden, konnte dieser Versuch jedoch nicht klären. Doch einen biologischen Sinn (vielleicht in Form von Reparaturvorgängen?) wird dieser Energieschub sicherlich haben!
Dazu kommt, dass während des Tiefschlafs ein fantastischer Reinigungsprozess im Gehirn abläuft, der als glymphatisches System bezeichnet wird. Die Zwischenräume zwischen den Gehirnzellen vergrößern sich im Tiefschlaf um rund 60 Prozent, weil sämtliche Zellkörper reversibel schrumpfen. So können Abfall- und Giftstoffe mit der Interstitialflüssigkeit ausgeschwemmt und abtransportiert werden. Besonders die hochaktiven Mitochondrien können so bestens ihren Müll loswerden. Über das wirklich fantastische glymphatische System hören wir noch mehr im Buchteil Entgiftung.

Was wir mit Fruchtfliegen am Hut haben

Wie kommt es nun aber, dass ältere Menschen oft deutlich schlechter schlafen als jüngere? Das Max-Planck-Institut für Biologie des Alterns hat am Beispiel der Taufliege Drosophila melanogaster hochinteressante Ergebnisse zutage gebracht. Die Fruchtfliege ist eine der am besten untersuchten Arten überhaupt und demzufolge auch für die Altersforschung ein großartiger Modellorganismus, denn sie hat nur die kurze Lebensspanne von rund 50 bis 80 Tagen. So können innerhalb dieser kurzen Zeit die kompletten Alterungsprozesse untersucht werden. Außerdem ist das gesamte Erbgut der Fruchtfliege entschlüsselt. Und nicht zuletzt sind viele Signalwege in der Evolution erhalten geblieben, sie sind von der Taufliege bis zum Menschen sehr ähnlich – so ähnlich sogar, dass Taufliegen genauso wie wir Menschen mit zunehmendem Alter (auch wenn es für sie nur um Tage geht) Schlafprobleme bekommen.
Zurück zu den Ergebnissen der Max-Planck-Forscher: Ältere Fruchtfliegen schliefen besser und lebten länger, wenn der

IGF-1-Signalweg weniger aktiv war (IGF-1 kennen Sie als einen insulinähnlichen Wachstumsfaktor). Auch schliefen sie besser, wenn der der TOR-Signalweg (der unter anderem die Immunabwehr steuert) vermindert arbeitete. Beide Signalwege werden übrigens beim Fasten eingeschränkt … Genau hier wird intensiv weiter geforscht, um Therapien für ältere Menschen mit Schlafproblemen zu entwickeln. Sicher ist heute zumindest eins: Beide Signalwege spielen eine Schlüsselrolle bei mitochondrialen Dysfunktionen!

Der Tag-Nacht-Wechsel

Und eins noch: Offenbar kann auch ein Verlust der Fähigkeit, den zirkadianen Rhythmus zu trainieren, ein Grund dafür sein, dass ältere Menschen so viele Schlafstörungen haben. Jede Zelle unseres Körpers hat offenbar die sensationelle Fähigkeit, sich selbst auf einen 24-Stunden-Rhythmus zu trimmen, um die Tag-/Nachtaktivitätsmuster zu steuern. Also zum Beispiel: Wann läuft der Stoffwechsel hoch, wann sind wir am leistungsfähigsten, wann gehen wir in den Sparmodus? Und dieser 24-Stunden-Automatismus muss natürlich den aktuellen Gegebenheiten angepasst werden, also den wechselnden Jahreszeiten und damit Tageslängen, der politisch gewollten Sommerzeit, auch den Interkontinentalreisen mit Tag-/Nachtverschiebungen um bis zu zwölf Stunden.

Das gelingt, wenn auch zeitverzögert (sonst gäbe es keinen Jetlag), mithilfe spezieller Photorezeptoren. Das sind Lichtsensoren in der Netzhaut, die die Länge der Helligkeitsphasen in unserem Umfeld in unser übergeordnetes Steuerungszentrum im Hypothalamus (das wichtigstes Steuerungszentrum des vegetativen Nervensystems) melden. Wieder bekommen wir es mit einem schillernden Namen zu tun: suprachiasmatischer Kern. Das ist der Wächter unserer inneren Uhr – hier wird sie und damit der Schlaf-wach-Rhythmus gestellt.

DER TAG-NACHT-RHYTHMUS

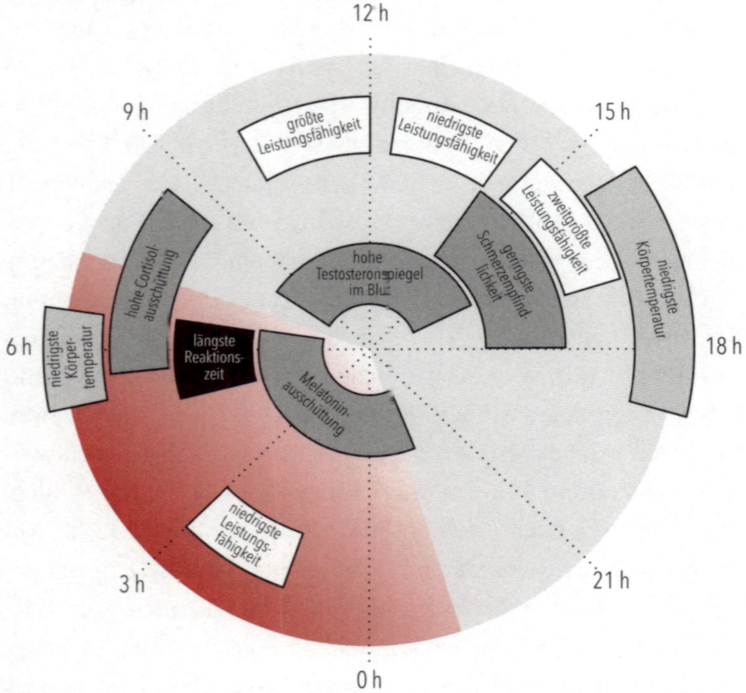

Die Phasen niedriger Leistungsfähigkeit sind für die „Regeneration" der Mitochondrien wesentlich. Dazu zählen sind nicht nur die Nachtstunden, sondern auch die Stunden zwischen 12:00 und 15:00 Uhr.

Bei uns Menschen enthält dieser Kern rund 20.000 selbstoszillierende Nervenzellen, die selbst bei absoluter Dunkelheit den Tagesrhythmus aufrechterhalten. Kommt nun ein abweichender Lichtreiz aus der Netzhaut, wird diese „innere Uhr" entsprechend vor- oder zurückgestellt. Die Zurkenntnisnahme des Lichtreizes in diesem suprachiasmatichen Kern läuft über den sogenannten NMDA-Rezeptor. Und jetzt kommt's: Dieser Rezeptor macht im Alter schlapp. Das heißt: Ältere Menschen können ihre inneren Uhren nicht mehr so gut auf die sich mit den Jahreszeiten ändernden äußeren Lichtverhältnisse einstellen. Ihre innere Uhr macht sich also mehr oder weniger selbstständig. Das passt oft ganz und gar nicht mit den alltäglichen Aktivitäten zusammen, es kommt zu einer Art permanentem Jetlag. Häufiges Aufwachen, schlechtes Einschlafen, kurze Tiefschlafphasen – sprich: Die Erholung und Regeneration, die der Schlaf leisten sollte, will sich nicht mehr einstellen. Für die Zellkraftwerke bedeutet das: ATP-Vorräte werden nicht aufgebaut, der Energieverbrauch wird nicht über längere Phasen heruntergefahren, die Entgiftung und Entschlackung der Zellen findet nur ungenügend statt. Wenn die innere Uhr aus dem Ruder läuft, können also neben chronischer Müdigkeit und Erschöpfung altersbedingte Erkrankungen folgen – Depression, Parkinson, Alzheimer, Herzerkrankungen und Diabetes mellitus. Linderung könnte bringen, was Chronobiologen sehr empfehlen, und zwar von jungen Jahren an: Powernapping, der Kurzschlaf. Auf der vorherigen Seite konnten Sie einen Blick auf unsere „normale" zirkadiane Rhythmik werfen. Wo finden wir die niedrigste Leistungsfähigkeit? Zwischen ein und drei Uhr nachts, klar. *Und* kurz nach 12 Uhr mittags! Die Konzentrationsfähigkeit lässt dramatisch nach, die Körpertemperatur sinkt, die Müdigkeit steigt. Deshalb die Empfehlung der Mediziner: ein Nickerchen nach 12 Uhr mittags – aber nicht mehr als höchstens 30 Minuten! Tiefschlaf bitte vermeiden! (Der Erholungswert ist gigantisch, das kann ich, Nina, aus eigener Erfahrung bestätigen.) Und was ist, wenn sich die innere Uhr nicht mehr auf 12 Uhr mittags oder irgendeine andere Zeit einstellen mag, sondern ihr eigenes Ding macht? Dann versuchen Sie es mit einem Nickerchen, egal, was die Uhr sagt. Aber nur 30 Minuten und keine Minute mehr! Ihre Mitochondrien werden es Ihnen danken und prominente Mitschläfer haben Sie auch: ALBERT EINSTEIN liebte das Mittagsnickerchen, JOHN F. KENNEDY ebenfalls, und Sie wären auch mit KARL dem GROSSEN und LEONARDI da VINCI in bester Gesellschaft!

DOPING FÜR DIE MITOCHONDRIEN

„Energie geht nicht verloren."
HERMANN von HELMHOLTZ

Sie sind wild entschlossen, regelmäßig Krafttraining und Intervalltraining zu absolvieren? Sie werden viele 16:8-Fastentage einlegen? Sie werden in die Sauna gehen und sich eiskalt abduschen? Und Powernaps einlegen werden Sie auch? Das klingt doch schon einmal nach sehr guten Maßnahmen, um Ihre Mitochondrien jung, agil und dynamisch zu erhalten!
Was Sie von „innen" tun können, fragen Sie jetzt? Wie sollte unsere Ernährung aussehen, welche Nahrungsergänzungsmittel, ja, welche Medikamente können wir einnehmen, um die Mitochondriengesundheit unterstützen? Der Markt explodiert derzeit geradezu, „Mito"-Produkte sind der neueste Schrei. Bitte was? Ist das seriös und wirken sie tatsächlich? Und mit welchen Produkten werfen wir das Geld zum Fenster hinaus?
Betrachten wir kurz die Dimension der Leistung, die unsere Mitochondrien täglich erbringen, wie angestrengt sie schuften, um unsere Muskeln, unser Gehirn, unseren Stoffwechsel mit genügend Energie zu versorgen. Und damit der nächste Kniefall, bitte! Denn wir möchten Ihnen zunächst die schiere Menge an ATP, also an Miniatur-Zellbatterien vor Augen führen, die unsere Zellkraftwerke täglich produzieren – in Kilogramm wohlgemerkt!
„Was?", sagen Sie, „in Kilogramm?" Aus dem Körper isoliertes ATP ist ein farbloses Pulver, und ein ATP-Molekül ist nun mal nur ein Molekül und wiegt fast nichts! Genau so ist es. ATP wiegt fast nichts, wird aber in so großer Menge von unseren Mitochondrien produziert, dass täglich einige Kilogramm zusammenkommen. Sehr viele Kilogramm sogar: Ihre Ruheproduktion an ATP pro Tag entspricht in etwa Ihrem Körpergewicht. Sie haben ganz richtig

gelesen. Nehmen wir an, Sie wiegen 70 Kilogramm. Dann produzieren Ihre Mitochondrien über den Daumen gepeilt 70 Kilogramm ATP pro Tag – für den Grundumsatz, also in Ruhe. Wenn Sie sich bewegen oder Sport treiben, kommen noch mal etliche Kilogramm hinzu. Ein aktiver Muskel braucht rund 300-mal mehr ATP als ein Muskel im Ruhezustand.

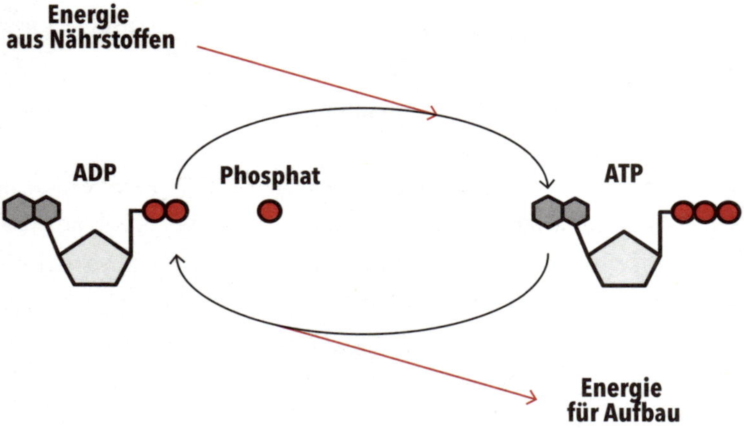

Allein für den Grundumsatz unseres Organismus sind unglaubliche Mengen an ATP von Nöten, die wir aus Nährstoffen im Mitochondrium synthetisieren. Die Energie wird im ATP mittels zweier Phosphatbindungen gespeichert, die es durch Phosphorilierung in der Atmungskette der Mitochondrien erhält. Jedes ATP-Molekül wird pro Tag rund 1000-mal über seine Vorstufe ADP recycled.

„Das alles kann doch nicht wahr sein!", sagen Sie? Doch: Es ist wahr! Und wie die Energieversorgung in den Zellen organisiert wird, ist mindestens ein ähnlich großes Wunder. Denn wir könnten ja nichts damit anfangen, wenn dort etwa Benzin oder vielleicht sogar Wasserstoff verbrannt würde: Der Brennwert wäre viel zu hoch, unsere Zellen wären sofort verschmort. Der Brennwert von Benzin liegt bei rund 43.000 kJ, der von Wasserstoff sogar bei

120.000 kJ pro Kilogramm. Ein Kilogramm ATP liefert dagegen nur 126,8 kJ. Das heißt: Der Einsatz von ATP zu unserer Energieversorgung ist extrem ineffizient, deshalb brauchen wir kiloweise davon. Aber er ist auch extrem filigran zu steuern!

Die Energie des ATP steckt in zwei seiner drei Phosphatbindungen (deshalb heißt es ja auch Adenosin-*tri*-phosphat) – angereichert mit Energie wird es durch Phosphorylierung in der Atmungskette. Die Energie dafür stammt wiederum aus der biochemischen „Verbrennung" von Glukose und Fetten aus der Nahrung. Die „Verbrennung" der Nahrung dient zu 60 Prozent der Wärmeproduktion für unsere konstante Körpertemperatur und zu 40 Prozent der ATP-Gewinnung. Das alles hatten wir ja schon kennengelernt.

Und jetzt kommen wir zur enormen Feinregulierung der Energieversorgung in der Zelle: Durch Aufspaltung einer der Phosphatbindungen wird eine winzig kleine Menge Energie freigesetzt, die auch genau in dieser winzig kleinen Menge benötigt wird, zum Beispiel, um Ionen durch die Zellmembran zu transportieren, um Proteine zu produzieren, Zellbestandteile zu transportieren oder eben auch Muskelzellen zu aktivieren. Die Energieproduktion in den Mitochondrien läuft rund um die Uhr, 24 Stunden, sieben Tage die Woche. ATP lässt sich zwar speichern als Kreatinphosphat im Muskel oder in Form von Glykogen und Fetten, aber für den Grundumsatz, für sämtliche Stoffwechselprozesse und Aktivitäten unter anderem des Herzmuskels, der Lunge und des Gehirns müssen permanent große Mengen ATP in sämtlichen Zellen verfügbar sein.

Deshalb benötigt jede unserer Milliarden Zellen – halten Sie sich fest – rund 10 Milliarden ATP – pro Tag! Um diese unfassbare Leistung zu erbringen, muss jedes ATP-Molekül rund 1000-mal pro Tag aus ADP recycelt werden. Und die letzte Zahl, die beeindruckt: Jeder gesunde Mensch produziert um die 1200 Watt pro Tag, Hochleistungssportler und schwer körperlich Arbeitende natürlich noch mehr. Denken Sie vielleicht zum Vergleich an die Energie einer 60 Watt-Glühbirne!

Nun verstehen wir noch tiefer, welch enorme Auswirkungen das Einbrechen dieser Hochleistungsmaschinerie im Alter mit sich bringt. Dementsprechend intensiv wird derzeit nach Stoffen – seien es Medikamente, Nahrungsergänzungs- oder auch Nahrungsmittel – gesucht, die unsere Zellkraftwerke zurück in den grünen Bereich bringen könnten.

Im Folgenden geben wir Ihnen einen Überblick über solche Stoffe zum „Doping" unserer Mitochondrien, also unserer Energieerzeugung, allerdings ohne Anspruch auf Vollständigkeit! Am Ende dieses Kapitels möchten wir Ihnen dann einen „Mitochondrien-Booster-Cocktail" anbieten, der die besten Wirkstoffe in sich vereint. Manche der erwähnten Substanzen sind Arzneimittel und deshalb streng reguliert. Andere sind als Nahrungsergänzungsmittel klassifiziert. Auch die können es in sich haben! Hier ist es wichtig zu wissen, dass Nahrungsergänzungsmittel nicht von Behörden zugelassen und damit auch nicht auf ihre Wirksamkeit und mögliche Nebenwirkungen getestet sind. Oft fehlt es an jeglicher klinischer Forschung dazu. Es werden zwar per Verordnung Herstellungsstandards vorgeschrieben, doch diese garantieren keinesfalls irgendeine Wirksamkeit. Deshalb: Nehmen Sie nicht wahllos jede Menge Nahrungsergänzungsmittel ein, die gerade en vogue sind, sondern besprechen Sie das immer mit Ihrem Arzt!

KALORIENRESTRIKTIONS-MIMETIKA

Sie erinnern sich: Die Kalorienrestriktion (CR) – also Fasten oder Diäthalten – könnte eine gesundheitserhaltende und lebensverlängernde Wirkung haben. CR-Mimetika sind Nachahmer-Produkte für Hungerprozesse im Körper (aus dem Altgriechischen „mimethikos" für „Nachahmung"). Es handelt sich um chemische Verbindungen, die sich in den Zellen an dieselben Rezeptoren binden wie der Originalwirkstoff. In unserem Fall der Kalorienrestriktion bedeutet das, es handelt sich um Substanzen, die dem Körper einen Hungerzustand vorspiegeln – ohne, dass Sie wirklich hungern!

Metformin

Das Medikament Metformin hat mittlerweile den Status einer Wunderdroge erlangt – was uns natürlich sofort misstrauisch macht. In den USA nehmen es im großen Stil kerngesunde Menschen ein, weil ihm lebensverlängernde und gesunderhaltende Wirkungen zugeschrieben werden. Auch in der Bodybuilder-Szene ist es weit verbreitet, um Fett abzubauen, ohne intensiv Sport zu treiben.
Dabei ist Metformin seit rund 60 Jahren das Standardmedikament gegen Diabetes mellitus (also nicht Diabetes Typ 1, den man seit Kindertagen hat, sondern Typ 2, der im Erwachsenenalter meist in Gesellschaft von Übergewicht auftritt), es wird auch gern generell bei Übergewicht (Adipositas) verschrieben. Und das soll nun also dem Alter den Garaus machen? Hinweise darauf gibt es tatsächlich schon seit Längerem. Frühere Studien an Diabetespatienten, die Metformin einnahmen, ergaben deutliche Hinweise auf ein um 37 Prozent geringeres Risiko für Dickdarm-, Prostata- und Brustkrebs. Und die Biochemie der Wirkung auf zellulärer Ebene unterstützt die Vermutung, dass Metformin dort dieselben Wirkungen erzeugt wie Fasten und Diät.

Wie wirkt Metformin?

Der Abbildung auf der Seite 190 können Sie entnehmen, dass Metformin in den Mitochondrien die Atmungskette hemmt: Weniger ATP wird produziert, der Spiegel seiner Grundform Adenosinmonophosphat (AMP) steigt an. Dieses wiederum aktiviert das Enzym AMP-Proteinkinase (AMPK haben wir bereits kennengelernt), das den „Hungermodus“ einschaltet, indem es aufwendige Biosynthesen stoppt – zum Beispiel die Cholesterin- und Fettsäurebildung. Zugleich bewirkt der angestiegene Spiegel des AMPs, dass die Glukoseproduktion vor allem in den Leberzellen blockiert wird und der Blutzuckerspiegel sinkt. Zugleich wird die Glukoseaufnahme in den Muskeln zum Beispiel gesteigert – was zu weiterem Absinken des Blutzuckerspiegels führt.

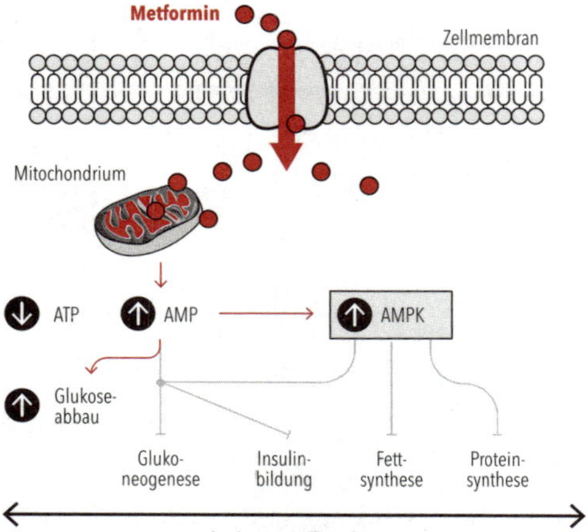

Metformin hemmt im Mitochondrium die Atmungskette, was zu eine Reduktion von ATP und eine Zunahme von AMP zur Folge hat. AMP wiederum aktiviert die ATP-Proteinkinase (AMPK) und führt zu vermehrtem Glukoseabbau. AMPK dagegen unternimmt alles, um abbauende Prozesse zu fördern und aufbauende zu hemmen. Konkret werden also der Glukoneogenese, der Fettsynthese und der Proteinsynthese entgegen gewirkt sowie die Insulinausschüttung reduziert.

Die Herunterreglung der zellulären Aktivitäten könnte auch eine intensivere Reparaturtätigkeit an der DNA ermöglichen, was erklären würde, weshalb unter Metformin-Einnahme weniger DNA-Schäden und auch Entzündungen beobachtet werden. Klar ist: Die Zellalterung wird verlangsamt. Da Krebszellen besonders viel ATP verbrauchen, könnte das deutliche Herunterregeln der ATP-Produktion durch Metformin die Ursache dafür sein, dass Diabetespatienten unter diesem Medikament seltener an Krebs erkranken. Als Krebsmedikament dürfte es allerdings nicht geeignet sein, weil die Dosis so weit hoch gesetzt werden müsste, dass sie nicht mehr verträglich wäre.

Und da sind wir bei den Nebenwirkungen dieses Medikaments. Bei jedem zehnten Patienten etwa kommt es zu schweren Verdauungsproblemen wie Blähungen, Krämpfen, Durchfall und Übelkeit. Bei Patienten mit schwachen Nieren kann es zur Übersäuerung des Blutes kommen. Außerdem tritt bei längerer Einnahme oft ein Vitamin-B_{12}-Mangel auf.

Dennoch: Das Präparat ist leicht herzustellen und preiswert (pro Jahr werden weltweit schätzungsweise 37.000 Tonnen produziert). Deshalb hat die US-Arzneimittelbehörde FDA erstmals eine sehr große Studie zur Therapie des Alterns als Krankheit genehmigt. Sie trägt den Namen TAME (Targeting Aging with Metformin). Unter Leitung von Dr. NIR BARZILAI vom Albert-Einstein-College of Medicine, New York werden seit 2016 Metformin und Placebos an Personen im Alter zwischen 65 und 79 Jahren mit hohem Risiko für Krebs, Herzkrankheiten und Demenz verabreicht – nicht aber an Diabetespatienten. Die Teilnehmer werden sechs Jahre lang beobachtet, ob typische Altersleiden unter Einnahme von Metformin später auftreten als unter einem Placebo. Die Kosten für diese Studie werden auf 55 Millionen Dollar geschätzt.

Da es sich bei Metformin um ein Generikum handelt, also der Patentschutz ausgelaufen ist, macht es für Pharmaunternehmen keinen Sinn, hier zu investieren, denn die Ergebnisse können dann von anderen „geklaut“ werden. So wird die Studie bislang zum Teil von öffentlichen Mitteln getragen, ist aber noch nicht komplett finanziert. Die Resultate allerdings – sollte die Studie tatsächlich pro Metformin ausgehen – könnten zu Milliarden Dollar Spareffekten in der Behandlung von Krebs, Herzerkrankungen und Demenz führen!

Damit ist Metformin gemeinsam mit Nikotinamidmononukleotid (NMN), einer Vorstufe des Coenzyms NAD^+ (das wir weiter unten vorstellen werden), und der Kombination des Krebsmedikaments Dasatinib/Quercetin (das wir aus dem Kapitel zur Senolytika-Therapie kennen) das dritte Arzneimittel gegen das Alter als Krankheit in offizieller klinischer Erprobung. Das macht es zu einem der vielversprechendsten Arzneistoffe der Zukunft.

RAPAMYCIN

Ein weiteres Medikament, das zu den Kalorienrestriktions-Mimetika zählt – also zu den „Hungervortäuschern", ist das Rapamycin. Es greift sehr viel gezielter in den Zellstoffwechsel ein als Metformin, wie Sie der Abbildung auf der nächsten Seite entnehmen können.

Rapamycin ist ein starker Wirkstoff zur Immunsuppression. Das heißt, er unterdrückt zum Beispiel Abstoßungsreaktionen des Körpers bei Organtransplantationen und kann in den hohen Dosen, die dafür notwendig sind, einige unerwünschte Nebenwirkungen haben (unter anderem Wundheilungsstörungen, Ödeme, Bluthochdruck, Fieber, Schmerzen). Seinen Namen erhielt es von den Bakterien, aus denen es erstmals isoliert wurde. Die leben nämlich im Erdboden der Osterinsel, die in der Eingeborenensprache Rapa Nui heißt.

Wie wirkt Rapamycin?

Der Abbildung unten können Sie entnehmen, dass es das mTOR-Protein hemmt, das wir ja bereits kennengelernt haben. Der Name des mTOR hat zwei Wurzeln: Zum einen steht es für die Abkürzung von „mechanistic Target of Rapamycin" (also „mechanisches Ziel des Rapamycin"), zum anderen steht TOR für das Spalentor der Stadt Basel, wo der Molekularbiologe Professor MICHAEL HALL vom Biozentrum der dortigen Universität den TOR-Signalweg maßgeblich erforschte. mTOR kommt in allen Säugetierzellen vor und ist der Schlüssel für eine ganze Kaskade von Steuereinheiten in der Zelle – und wie sein Name nahelegt, kann mTOR von Rapamycin gehemmt werden.

WIRKUNG METFORMIN/RAPAMYCIN

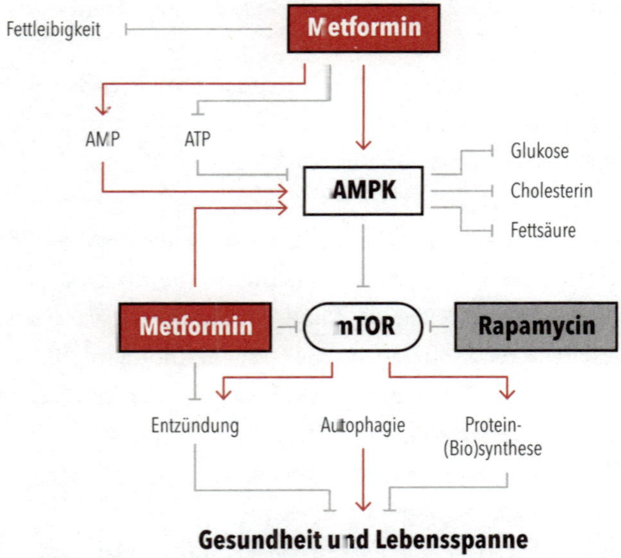

Die Wirkmechanismen von Metfomin und Rapamycin stehen in enger Verbindung. Rapamycin wirkt über eine Hemmung des anabolen (sprich, aufbauenden) Aktivators mTOR. Dadurch führt Rapamycin indirekt zu einer Herunterregulierung des Immunsystems mit weniger Entzündung, zu einer Stimulierung der Autophagie und zu einer Reduktion der Protein(bio) synthese.

Schauen wir uns erst einmal an, was es bewirkt, wenn es ungehemmt arbeiten kann. Es aktiviert jede Menge aufbauende Prozesse in den Zellen: Zellwachstum, die Produktion diverser Proteine, es wirkt leistungssteigernd, muskelaufbauend und wundheilend. Machen Sie zum Beispiel intensiv HIIT-Training auf dem Fahrrad und ernähren sich sehr eiweißreich, dann werden jede Menge Muskelzellen aufgebaut und wichtige Stoffwechselproteine gebildet. Doch „Sola dosis facit venenum" („Nur die Dosis macht das Gift"): Wenn permanent viel Nahrung zugeführt wird, dann geschieht Folgendes:

- Im Blut steigen die Spiegel von Glukose und essentiellen Aminosäuren.
- Damit erhöht sich auch der Blutspiegel von Wachstumsfaktoren (wie Insulin oder IGF-1)
- Die Zellen produzieren mehr und mehr ATP.

... und damit steigt irgendwann die Gefahr altersbedingter Krankheiten, auch die Krebsgefahr. Es würde also Sinn machen, wenn mTOR von Zeit zu Zeit an die Kandare genommen werden würde. Was geschieht denn nun, wenn mTOR gehemmt wird, sei es durch einen geringen ATP-Spiegel wie beim Fasten oder durch ein Medikament wie Rapamycin?

- Die Proteinbiosynthese wird heruntergefahren.
- Entzündungsvorgänge verringern sich.
- Die Regeneration der DNA für die Produktion läuft an.
- Der Abbau von inaktiven oder defekten Mitochondrien und anderen Zellbestandteilen, eine Art Selbstreinigung, beginnt.
- Die Bildung neuer Mitochondrien wird angeregt.

„Ja, was nun?", fragen Sie vielleicht. Ist mTOR nun gut oder schlecht? Die Antwort ist, wie so oft in Biologie und Medizin: mTOR ist beides.

Aktiviertes mTOR bedeutet Zellwachstum, gehemmtes mTOR bedeutet zelluläre Selbstreinigung. In einer gesunden Zelle ist eine Balance zwischen diesen beiden Zuständen gegeben. In der Biologie sind Zyklen lebensnotwendig und lebenserhaltend, also Zyklen wie unter anderem aktiv sein/schlafen, essen/fasten, hochkonzentriert/entspannt sein. Permanentes Aktivsein würde genauso krank machen wie ständiges Schlafen.

Unabhängig davon zeigt sich allerdings, dass es nicht verkehrt ist, wenn mTOR über längere Phasen gehemmt wird. Was beim Fasten geschieht, haben wir ja bereits beschrieben. Würmer, Fliegen, Mäuse und Menschen leben länger, altersbedingte Krankheiten treten weniger und später auf. Rapamycin kann nun offenbar dasselbe bewirken. Studien an Mäusen (leider schon wieder!) ergaben, dass sie mit diesem Medikament um bis zu 60 Prozent länger lebten – vom Zeitpunkt der Behandlung an. Offenbar vertragen Mäuse die Schwächung des Immunsystems durch Rapamycin recht gut. Ob das für Menschen ebenso gelten würde, ist noch nicht untersucht. Die Rapamycin-Dosis würde natürlich für entsprechende Tests deutlich unter der liegen, die bei Organtransplantationen notwendig ist. Neueste Studien ergaben zudem, dass Mäuse mit angeborenen mitochondrialen Myopathien, die sich in massiver Muskelschwäche äußern, durch Rapamycin weitgehend geheilt werden konnten.

Jetzt geht es darum herauszufinden, ob und in welchen Dosierungen Rapamycin beim Menschen eine lebensverlängernde und vor altersbedingten Krankheiten schützende Wirkung haben könnte, ohne gravierende Nebenwirkungen hervorzurufen.

Prof. MATT KAEBERLEIN, Biogerontologe an der University of Washington in Seattle, führt gerade einen Versuch an 1500 Hunden durch, weil die Alterungsvorgänge bei Hunden denen der Menschen sehr ähneln. Nachdem Verträglichkeitstests von Rapamycin bei Hunden gute Ergebnisse gezeitigt hatten, startete er einen Aufruf an Hundehalter in den gesamten USA. Nach kürzester Zeit hatte er 3000 Besitzer in der Kartei. Die Hoffnung ist, Hunden mit

Rapamycin eine Lebensverlängerung von zwei bis drei Jahren zu ermöglichen. Welcher Hundehalter wünscht sich das nicht?! Auf den Menschen übertragen wäre das ein um sechs bis neun Jahre längeres Leben ... Zugelassen sind nur Hunde ab sechs Jahren und nur große Hunde mit einem Gewicht über 25 Kilogramm, weil große Hunde eine kürzere Lebenserwartung haben. (Sollte die Studie positive Ergebnisse haben, bekommen meine (Ninas) Hunde ab sofort Rapamycin!)

Da es auch Hinweise darauf gibt, dass Rapamycin sowohl hemmend auf das Wachstum von Krebszellen als auch eine mögliche positive Wirkung gegen Alzheimer haben könnte, sind vor allem in den Start-ups und Biotech-Unternehmen an der US-Westküste etliche Forschungsvorhaben rund um folgende Substanzen mTOR und Rapamycin am Laufen.

Wenn Sie sich bereits jetzt der mTOR-Hemmung aussetzen möchten, können Sie sich neben dem Intervallfasten oder klassischen Fasten auch über bestimmte Nahrungsmittel einen milden Rapamycin-Effekt bereiten, indem Sie ganz bestimmte Nahrungsmittel zu sich nehmen. Denn jüngste Studien belegen, dass mTOR-hemmend wirken:

- Melatonin ist ein Hormon, das wir in der Zirbeldrüse während des Schlafes bilden (die Konzentration des „Schlafhormons" im Blut ist am höchsten um 3 Uhr nachts). Es kommt aber auch in Pflanzen vor und kann nach dem Verzehr tatsächlich im Blut nachgewiesen werden. Ja, man kann es essen! Am meisten Melatonin enthalten Cranberrys, dann etliche Pilze, Getreide, getrocknete Tomaten und Paprika sowie einige Weinsorten.
- Vitamin D, das viele als Nahrungsergänzung sinnvollerweise zu sich nehmen.
- Alpha-Liponsäure, die stark antioxidativ wirkt und von manchen als „Mutter aller Antioxidantien" gefeiert wird. Sie kommt in vielem vor, was Vegetarier (wie ich, Nina) verabscheuen: Nie-

re, Leber und Herz – aber auch (leider in geringerer Konzentration) in Spinat, Brokkoli und Tomate.

» Ebenfalls mTOR-hemmende Wirkung haben Oleocanthal und Oleuropein aus Olivenöl. Oleocanthal kommt in „extra vergine"-Olivenöl vor wirkt zudem noch ähnlich entzündungshemmend wie Ibuprofen oder Aspirin (natürlich ist es im Öl in weit geringerer Dosis enthalten). Der Bitterstoff Oleuropein ist nur in „bitteren" Olivenölen enthalten. In raffinierten Ölen dürfte er kaum zu finden sein, in kaltgepressten, „weichen" Ölen nur in geringen Mengen. Auch in eingelegten Oliven dürfte der Gehalt gering sein, denn Oleuropein geht in die Lake über. Allerdings enthalten auch die Blätter des Olivenbaums Oleuropein und es sind Extrakte in Pillenform im Handel erhältlich – wie hoch der Oleuropein-Gehalt in diesen Produkten tatsächlich ist, wird allerdings selten zertifiziert. Außerdem gibt es Extrakte des Presswassers von Oliven bei der Kaltpressung zu Öl. Diese Extrakte gibt es in flüssiger Form in Einzelportion-Gläschen in der Apotheke kaufen. Sie enthalten laut Angabe des Herstellers 2,50 Milligramm Oleuropein pro Glas.

Wie dem auch sei: Die Mittelmeerdiät mit Gemüse und Obst, das regional und saisonal auf den Tisch kommt, sind in jedem Fall sehr zu empfehlen. Kalorienrestriktions-Mimetika wirken jedoch – das muss man zugeben – stärker.

AKTIVIERUNG KÖRPEREIGENER MITOCHONDRIEN-BOOSTER

Im Kapitel „Der Ausfall der Reparatursysteme" haben wir bereits die Bedeutung der Sirtuine für die Regeneration und Reparaturprozesse, aber auch für Stoffwechselstimulierung in unseren Zellen kennengelernt. Sie erinnern sich in diesem Zusammenhang an die beiden Polyphenole, die die Sirtuin-Aktivität stimulieren? Es waren die beiden Wirkstoffe mit den uns bereits geläufigen Namen

Resveratrol und Pterostilbene. Sirtuine werden auch beim Fasten und Intervallfasten und durch regelmäßige körperliche Betätigung stimuliert. Sie sehen – um diese beiden Themen kommen Sie einfach nicht herum, wenn Sie Ihre Lebenserwartung nachhaltig verlängern wollen.

In diesem Abschnitt des Buches schauen wir uns die Sirtuine noch einmal unter einem anderen Gesichtspunkt an: Welche Rolle sie als Steuerungsproteine für unsere Energieerzeugung in den Mitochondrien spielen und wie sie für Prozesse der Langlebigkeit aktiviert werden können.

Sieben verschiedene Sirtuine wurden bislang identifiziert. Sirtuin-1 scheint ein Hauptregulator für die Mitochondrienteilung und Biogenese zu sein. Die Sirtuine Nummer 3, 4, und 5 sind in den Mitochondrien lokalisiert – ihre Funktionen im Einzelnen sind allerdings noch nicht abschließend erforscht.

Die Hinweise verdichten sich, dass Polyphenole die Sirtuin-Aktivitäten in unserem Langlebigkeitssinne beeinflussen – und hier besonders die Mitochondrienfunktion. Auch die Anzahl der Mitochondrien könnte steigen.

Die Abbildung auf der nächsten Seite gibt einen sehr rudimentären Überblick die vielfältigen Funktionen der Sirtuine bei der Alterung: Auf der Basis dieser Erkenntnisse wird weltweit eine neue Modediät gehypt: Die Sirtfood-Diät, mithilfe derer die Sängerin ADELE über 45 Kilo abgespeckt haben soll. Das Versprechen: Durch die Auswahl bestimmter Lebensmittel, die die Sirtuinaktivität stimulieren, soll ein ähnlicher Effekt wie durch Kalorienrestriktion erzielt werden. Noch dazu könnten durch Sirtuin-Aktivierung Muskeln aufgebaut werden – ohne Sport. Dazu gibt es durchaus bereits den einen oder anderen Tierversuch, doch für den Menschen nachgewiesen ist hier noch nichts.

Also: Sirtuine scheinen als Regulatoren eines universellen, uralten Programms zu agieren.

POSITION UND FUNKTION DER SIRTUINE

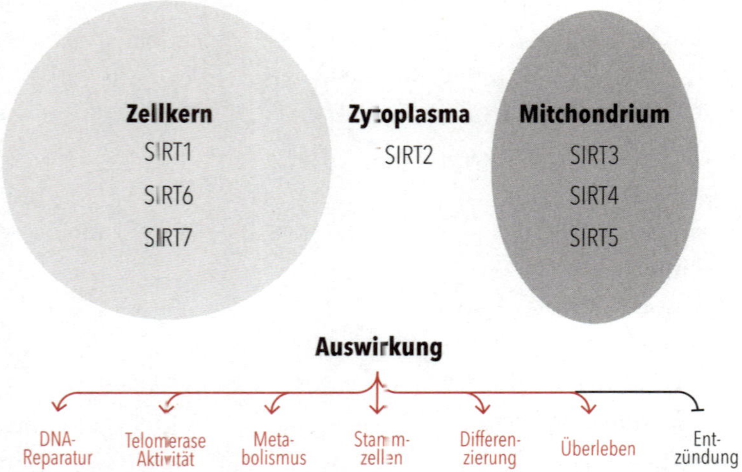

Die sieben Sirtuine sind an unterschiedlichen Orten in der Zelle bzw. im Mitochondrium lokalisiert. Ihre postiven Wirkungen entfalten sie durch Einfluss auf die DNA-Reparatur, die Telomeraseaktivität, den Metabolismus, unsere Stammzellen, die Zelldifferenzierung, das Zellüberleben und die Entzündungsmodulation.

Sie werden immer dann besonders aktiv, wenn der Organismus seine Überlebenskräfte mobilisieren muss, so wie bei der bereits erwähnten Nahrungsknappheit, aber auch bei vielen anderen Arten von Stress wie Kälte, Hitze, Infektionen, Belastung. Sollte es gelingen, Sirtuine unabhängig vom Stress dauerhaft zu aktivieren, könnte dies zu einer verbesserten Lebensqualität bis ins hohe Alter führen.
Die Stars der Sirtfood-Diät sind Diätbekannte. In ihrer besonderen Kombination sollen sie Abnehm- und Muskelaufbau-Effekte bewirken. Wie dem auch sei, sie seien hier erwähnt, denn schaden können sie nicht!

- Äpfel mit Schale
- Brokkoli
- Buchweizen
- Cashewkerne (Achtung, Kalorien!)
- Chilischoten
- Grüner Tee
- Grünkohl
- Heidelbeeren
- Himbeeren
- Kaffee (maximal 4 Tassen pro Tag)
- Knoblauch
- Kurkuma
- Olivenöl extra vergine
- Petersilie
- Rotwein (in Maßen)
- Rucola
- Dunkle Schokolade (in Maßen)
- Soja
- Tomaten
- Walnüsse (Achtung, Kalorien!)
- Zitrusfrüchte
- Zwiebeln

COENZYME

Coenzyme sind die Wirkungszentren von Enzymen, das heißt: Sie sind die hochaktiven Teile von Enzymen, die Wasserstoffionen, chemische Gruppen oder Elektronen übertragen. Da solche Übertragungen die Zahnrädchen im Getriebe des hochkomplexen Zellstoffwechsels sind, haben Coenzyme hier eine Schlüsselfunktion.

Q10

Das Coenzym Q10 ist ein echtes Multitalent – und weil dem so ist, wurden ihm ruckzuck geradezu wundersame Fähigkeiten zugeschrieben, was seinen Ruf durchaus beschädigte. Faltencremes mit Q10, Joghurt mit Q10, Seife mit Q10 – das hält kein noch so seriöser Wirkstoff aus, ohne an Glaubwürdigkeit zu verlieren. Also: Prof. FREDERICK CRANE löste eine kleine Sensation aus, als er im Jahr 1957 die Entdeckung des Coenzyms Q10 in Zellen von Rinderherzen veröffentlichte, und er widmete sich Zeit seines Forscherlebens der Erforschung des Multitalents Coenzym Q10 im menschlichen Körper. Es ist von der Struktur her den Vitamine E und K ähnlich und elementar wichtig für die ATP-Produktion in unseren Mitochondrien. Ohne Q10 läuft da nichts. Wenn der Q10-Spiegel sinkt, steigen Funktionsstörungen in Mitochondrien sprunghaft an.

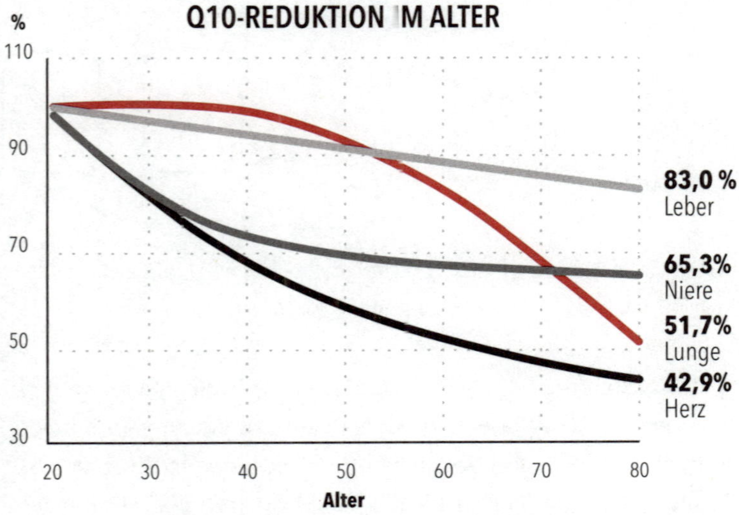

Ab dem zarten Alter von 20 Jahren sinken unsere Q10-Spiegel im Blut. Leider gilt das auch für die Organe, die es ganz besonders brauchen, nämlich für diejenigen, mit den meisten Mitochondrien.

Glücklicherweise nehmen wir täglich mit der Nahrung (mehr oder weniger, je nach Ernährungsweise) Q10 auf – und wir können das Coenzym im Körper auch selbst herstellen. Relativ viel Q10 enthalten fetter Fisch (Makrelen, Sardinen), tierische Innereien (Leber), Nüsse, Hülsenfrüchte, Rosenkohl, Brokkoli, Kartoffeln, Spinat, Sesam, Sonnenblumenkerne und kaltgepresste Pflanzenöle. Erhitzen schadet dem Coenzym. Leider reicht aber die Menge Q10 nicht aus, die wir mit der Nahrung aufnehmen können. „Macht ja nichts", denken Sie, „wir können Q10 ja selbst herstellen! Tja, auch da macht sich leider sehr früh das Älterwerden bemerkbar. Denn bereits im Alter von 20 beginnt der Q10-Spiegel im Blut zu sinken, und das immer weiter – besonders dort, wo am meisten von ihm gebraucht wird, nämlich in den Geweben, die besonders viele Mitochondrien enthalten.

BEDEUTUNG VON Q10 IN DER ATMUNGSKETTE

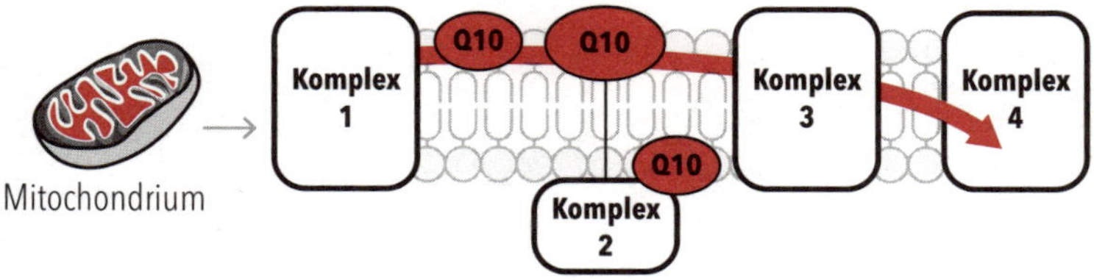

Q10 ist in mehren Schritten der Atmungskette involviert und kommt damit einer Initialzündung der Energierzeugung gleich.

Spätestens ab dem 40. Lebensjahr ist der Q10-Spiegel so weit abgesunken, dass das Coenzym als Nahrungsergänzung Sinn macht, denn es hat gleich drei hochwichtige Funktionen im Körper:

» Q10 ist unverzichtbar für das Funktionieren der Atmungskette in den Mitochondrien. Dort transportiert es Elektronen und nimmt auch Elektronen auf (dazu gleich noch mehr). Auf der Abbildung oben sehen Sie, dass es gleich an mehreren Stellen aktiv wird. Man könnte sagen, Coenzym Q10 ist die Zündkerze, die den Motor der Zelle zündet – also eine Starthilfe für die Energieerzeugung in allen Zellen.

» Q10 ist ein hochwirksames Antioxidans. Es gehört zu den „BIG FIVE“ neben den Vitaminen C und E, Gluthation und Liponsäure und vermindert damit Zellschäden durch oxidativen Stress.
» Es beeinflusst die Genaktivität. So hemmt es zum Beispiel Genabschnitte, die Entzündungen hervorrufen.

Es würde den Rahmen sprengen, wenn wir hier alle wichtigen Studien aufführen wollten, die die positiven Effekte von Q10 belegen. So listen wir besser nur die wichtigsten Ergebnisse auf:

» Q10 verlängerteim Tierversuch die maximale Lebensdauer von Ratten um 24 Prozent und die durchschnittliche Lebensdauer um 11,7 Prozent.
» Q10 schützt vor neurodegenerativen Erkrankungen wie Parkinson und Alzheimer (im Tierversuch wurden Amyloid-Beta-Plaques reduziert, was die kognitive Leistung verbesserte).
» Q10 verbessert die Lungenfunktion.
» Q10 schützt vor Diabetes mellitus.
» Q10 schützt vor Herz-Kreislauf-Erkrankungen (die Herzfunktionen verbesserten sich in einer Studie deutlich, und in einer anderen fünfjährigen Studie unter älteren Personen senkte die Q10-Gabe in Kombination mit Selen die Sterblichkeitsrate bei Herz-Kreislauf-Erkrankungen um mehr als die Hälfte).
» Q10 ist besonders für Personen wichtig, die Statine als Cholesterin-Senker nehmen, denn diese reduzieren den natürlcihen Q10-Spiegel dramatisch.

So, und in welcher Form sollte man das Coenzym Q10 zu sich nehmen? Diese Frage macht Sinn, weil es sich bei dem Q10, das es üblicherweise im Handel zu kaufen gibt, um die weniger bioverfügbare Form handelt. Dazu müssen wir kurz die Arbeitsweise des Coenzyms Q10 verstehen.

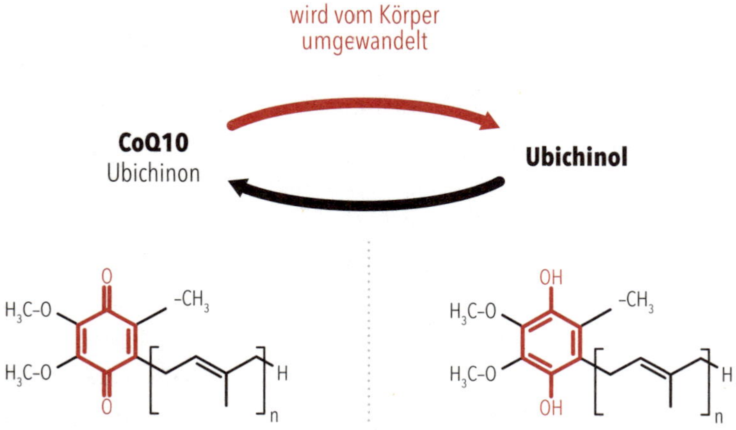

Sie sehen sich zum Verwechseln ähnlich und doch gibt es Unterschiede: Coenzym Q10, auch bekannt als Ubichinon, muss erst mit zwei Elektronen und zwei Protonen versehen werden, um zum effektiveren Ubichinol zu werden.

Mit der Nahrung nehmen wir das Coenzym Q10 in Form von Ubichinon auf. Das ist für die Atmungskette und damit für die ATP-Produktion in den Mitochondrien als Elektronenakzeptor wichtig. Es nimmt im Zuge der Atmungskette Elektronen auf und wird damit zu Ubichinol. Dieses Molekül ist nun ein Elektronendonor, das heißt, es kann Elektronen abgeben und damit aggressive freie Radikale neutralisieren. Und weil es als einzigen Unterschied zum Ubichinon zwei Hydroxylgruppen hat, ist es viel besser wasserlöslich und damit in der Zellflüssigkeit freier beweglich – es hat also eine deutlich bessere Bioverfügbarkeit. Die Atmungskette braucht beide Formen des Coenzyms. Doch für die vielfältige Wirkung des Q10 in unserem Körper ist Ubichinol die viel effektivere Variante. Denn: In einer Einzeldosisstudie erhielten ältere Probanden jeweils 100 Milligramm Ubichinol oder 100 Milligramm Ubichinon. Es zeigte sich, dass der Plasmaspiegel bei denjenigen, die Ubichinol erhalten hatten, um 60 Prozent höher war. Üblicherweise ist in Handelspräparaten unter dem Namen Coenzym Q10 ausschließlich das weniger effiziente Ubichinon enthalten (Coenzym Q10 ist auch die korrekte Bezeichnung dafür). Seit einiger Zeit ist aber auch Ubichinol im Handel erhältlich, auf diesen Produkten fehlt der Zusatz „Coenzym Q10".

Doch Achtung: Da Ubichinon im Körper sowieso in Ubichinol umgewandelt wird, sehen viele die Einnahme von Ubichinol nicht als notwendig an. Die bessere Bioverfügbarkeit von Ubichinol bleibt aber nachgewiesen.

Nach einer Veröffentlichung des Bundesinstituts für gesundheitlichen Verbraucherschutz und Veterinärmedizin aus dem Jahr 2001 wirke Coenzym Q10 als Nahrungsergänzungsmittel nicht positiv auf unseren Organismus und könne vom wissenschaftlichen Standpunkt aus nicht vorbeugend oder therapeutisch eingesetzt werden. Empfehlungen dazu führten Verbraucher in die Irre. Aus den vielen Studien zu Q10 sei aber abschließend vielleicht noch diese erwähnt: Der Chefarzt des Herzzentrums des Universitätsklinikums Kopenhagen, Prof. SVEND AAGE MORTENSEN, war Leiter der Q-SYMBIO-Studie. Damals erhielten 420 Patienten mit schwerer Herzinsuffizienz zusätzlich zu ihrer Standardtherapie entweder dreimal täglich 100 Milligramm Coenzym Q10 oder einen Placebo.

Im Laufe der zweijährigen Untersuchung konnte so die Zahl der schwerwiegenden kardiovaskulären Ereignisse von 26 Prozent in der Placebo-Gruppe auf 15 Prozent in der mit Q10-Gruppe signifikant verringert werden. Die Zahl der kardiovaskulär bedingten Todesfälle verringerte sich von 16 Prozent unter Placebo auf neun Prozent unter Q10, was einer relativen Risikoreduktion von 42 Prozent entspricht. Also Coenzym Q10 oder Ubichinol oder gar nichts? Die Entscheidung kann Ihnen leider niemand abnehmen.

COENZYM PQQ

Wenn das Coenzym Q10 so etwas wie der „Superstar" unter den Mitochondrien-Boostern ist, dann ist PQQ der „Newcomer". Es handelt sich ebenfalls um ein Coenzym – und um einen nahen Verwandten des Q10. Anders als das Q10 kommt es nur in geringen Mengen in der Nahrung vor – und wir können es nicht selbst herstellen. Es handelt sich also um einen essentiellen Mikronährstoff mit dem beeindruckenden Namen Pyrrolochinolinchinon. Entdeckt wurde es 1979 in Bakterien. Schon damals erkannte man seine wichtige Rolle als Redoxprotein. Es kann also wie Q10 sowohl Elektronen aufnehmen als auch abgeben und damit stark antioxidativ wirken. Als wichtiges Coenzym im menschlichen Körper wurde es jedoch erst im Jahr 2003 erkannt. Seitdem wächst die Zahl der Studien stetig an. So gibt es derzeit etliche Hinweise auf seine positive Stimulation der Mitochondrien – es bleibt aber noch sehr viel an Forschungsarbeit zu tun. Hier ist der aktuelle Stand:

- Tiere, denen PQQ aus der Nahrung entzogen wurde, zeigten gravierende Wachstumsstörungen, eine beeinträchtigte Empfängnisfähigkeit und – besonders wichtig – eine verringerte Zahl von Mitochondrien. Gab man ihnen dann wieder PQQ mit der Nahrung, kehrten sich die Störungen wieder um – und auch die Zahl der Mitochondrien nahm wieder deutlich zu.
- Die Steigerung der Energieproduktion in den Mitochondrien kann PQQ aufgrund seiner Funktion in der Atmungskette (wie Q10) offenbar sehr nachhaltig ausüben, denn es ist ein ungewöhnlich stabiles Coenzym: Es kann Tausende Elektronentransfers leisten, ohne selbst in seiner Struktur in Mitleidenschaft gezogen zu werden.
- Untersuchungen haben gezeigt, dass PQQ sehr stark antioxidativ wirkt, deutlich stärker als Vitamin C zum Beispiel. So kann es zwei der aggressivsten Typen der freien Radikale neutralisieren – Superoxid- und Hydroxylradikale.

- Wurde PQQ Mäusen acht Wochen lang gegeben, erhöhte sich die Zahl ihrer Mitochondrien deutlich. Offenbar wurden Signalwege zur Stimulierung der Mitochondrienteilung aktiviert.
- PQQ scheint der Zerstörung von Nervenzellen bei Alzheimer durch das Amyloid-Beta-Protein Einhalt gebieten zu können, indem es die Entwicklung abnormer Proteine wie Amyloide blockiert.
- Als Nahrungsergänzung eingenommen (20 Milligramm pro Tag), verbesserte PQQ die kognitiven Leistungen bei Älteren und Menschen mittleren Alters signifikant. Verstärkt wurde dieser Effekt, wenn die Probanden dazu noch täglich 300 Milligramm Q10 einnahmen.
- Ebenfalls bei Tieren wurde festgestellt, dass PQQ die Größe eines durch einen Infarkt geschädigten Herzbereichs verringerte und Herzzellen vor oxidativem Stress schützte.
- PQQ verminderte bei inaktiven Mäusen den Muskelschwund.
- PQQ war bei diabetischen Mäusen eine Therapiehilfe gegen Diabetes mellitus.
- PQQ verminderte bei arthritischen Mäusen die Symptome.
- PQQ erhöht die Aktivität von Sirtuinen deutlich. Deren Effekte für die Zellgesundheit hatten wir bereits beschrieben.

Wie gesagt – viele Fragen sind noch offen, doch besonders eine dürfte die Forschung beschäftigen: Wenn wir normalerweise über eine einigermaßen gemüselastige Nahrung nur rund 1 Milligramm PQQ auf natürlichem Wege aufnehmen können, wieso hat die Natur es dann eingerichtet, dass das PQQ ein so zentrales Element unserer Energieversorgung ist? Hier zum Vergleich einige Nahrungsmittel und ihr PQQ-Gehalt (teilweise alte Bekannte aus der Versorgung mit Polyphenolen und Q10!):

- Natto (fermentierte Sojabohnen) 61 ng/g
- Petersilie 34,2 ng/g

- Grüner Tee 29,6 ng/g
- Grüner Pfeffer 28,2 ng/g
- Schwarzer Tee 27,7 ng/g
- Kiwi 27,4 ng/g
- Papaya 26,7 ng/g
- Tofu 24,4 ng/g
- Spinat 21,9 ng/g
- Dicke Bohnen 17,9 ng/g
- Karotten 16,8 ng/g
- Miso 16,7 ng/g
- Kartoffeln 16,6 ng/g
- Kohl 16,3 ng/g
- Süßkartoffeln 13,6 ng/g
- Bananen 12,6 ng/g

Die tägliche Menge PQQ, die an Versuchspersonen mit positivem Effekt getestet wurde, beträgt immerhin 20 Milligramm pro Tag. Diese Dosis wurde offenbar gut vertragen. Dennoch fragt man sich schon, ob solch hohe Mengen auf Dauer tatsächlich ohne Beeinträchtigung anderer Stoffwechselprozesse verträglich wären, wenn sie natürlicherweise sonst niemals aufgenommen werden könnten. Es wird weiter geforscht!

MitoQ – „künstliches" Coenzym Q10

Die große Bedeutung von Coenzym Q10 für den gesunden Energiestoffwechsel der Mitochondrien birgt viel Potential. So entstand ein Abkömmling des Coenzyms Q10 mit dem Namen MitoQ (oder „mitochondria targeted ubiquinone"), der seit wenigen Jahren zugelassen und rezeptfrei als Nahrungsergänzung erhältlich. Das Mittel wurde als starker Elektronenfänger in den Mitochondrien entwickelt, um oxidativen Stress zu verringern. MitoQ wird offenbar noch stärker in den Mitochondrien konzentriert als das

Coenzym Q10 selbst. Etliche Studien an Nagetieren und einige wenige am Menschen scheinen die Wirksamkeit zu bestätigen.
VICTOR DARLEY-USMAR ist Biologe und Biochemiker für freie Radikale und Professor für Mitochondriale Medizin an der Alabama University in Birmingham. In seiner Studie gab er (leider) Ratten fünf bis sechs Wochen lang solch hohe Mengen Alkohol, die einem exzessiven Alkoholkonsum eines Menschen entsprachen. Durch den Alkohol kommt es meist zur Bildung von freien Radikalen in der Leber, die das Lebergewebe schädigen können. Diese Radikalbildung konnte durch MitoQ verhindert werden. DARLEY-USMAR sieht daher in MitoQ einen guten Ansatz, um negative Folgen eines übermäßigen Alkoholkonsums auf die Leber zu verhindern. Voraussetzung dafür ist der Nachweis, dass MitoQ dem Menschen nicht schadet, auch wenn es über einen längeren Zeitraum eingenommen wird. Das konnte bewiesen werden: Zweimal täglich 80 Milligramm sind gut verträglich. Aber natürlich wird jeder ernstgemeinte ärztliche Rat hier lauten: Es ist zweifellos sehr viel sinnvoller und besser, Alkohol grundsätzlich nur sehr in Maßen zu konsumieren.
Weitere spektakuläre Ergebnisse zeigte im Jahr 2017 eine Studie des Forschungsleiters MATTHEW ROSSMAN von der University of Colorado Boulder: An der Studie nahmen 20 gesunde Männer und Frauen im Alter zwischen 60 und 79 Jahren teil. Die Hälfte nahm täglich 20 Milligramm MitoQ ein, das sich besser im Inneren der Mitochondrien anheften kann als Coenzym Q10. Die andere Hälfte der Teilnehmer erhielt ein Blindpräparat. Nach sechs Wochen wurde beurteilt, wie elastisch das Endothel der Probanten war, also die innere Schicht ihrer Blutgefäße. Dafür wurde gemessen, wie stark sich die Arterien mit zunehmendem Blutfluss erweiterten. In der Folge wurden zwei Wochen keine Präparate eingenommen und dann die Gruppen getauscht und die Tests wiederholt. Die Einnahme von MitoQ verbesserte jeweils die Erwei-

terung der Arterien um 42 Prozent! Damit entsprachen sie denen einer 15 bis 20 Jahre jüngeren Person. Das heißt, die Arterien gewannen innerhalb kurzer Zeit ihre alte Elastizität zurück. Die Ursache für die „Verjüngung" der Endothelzellen: Eine Verringerung des oxidativen Stresses durch MitoQ.

Und noch eine weitere Studie am Menschen: Bei 30 Patienten mit Hepatitis C verbesserte MitoQ die Leberfunktion und verringerte den Leberschaden durch oxidativen Stress. Also: Weitere Studien sind zwar nötig, doch von MitoQ werden wir noch hören!

Coenzym NAD$^+$ und seine Verwandten

Das Coenzym NAD$^+$ hat eine sehr besondere Bedeutung, ja man möchte sagen: Es hat eine besondere Magie. Denn es kommt nicht nur in allen Lebewesen dieses Planeten in enorm großen Mengen vor, sondern es spielt auch eine zentrale Rolle in dem uralten System der Evolution, das mittels der Sirtuine das Überleben und das Altern reguliert. NAD$^+$ gehört wie die Coenzyme Q10 und PQQ zu den Redoxenzymen. Es kann also Elektronen abgeben, und es kann Elektronen aufnehmen, um in der Atmungskette der Mitochondrien die Zellbatterien ATP zu produzieren.

NAD$^+$ wurde 1906 entdeckt – und noch mal richtig spannend wurde seine Erforschung, als man herausfand, welche Schlüsselrolle es über die Atmungskette hinaus für die Langlebigkeit von Mitochondrien und damit für Alterungsprozesse hat. Und hier kommen wieder die Sirtuine ins Spiel, die als „Wächter des Genoms, also sämtlicher Gene" offenbar Chef-Regulatoren der Langlebigkeit aller Organismen sind. Sirtuine brauchen NAD$^+$, und das auf sämtlichen ihrer verzweigten Signalwegen! Mit dem Alter verringert sich aber der NAD$^+$ Spiegel in den Zellen immer mehr. Sirtuin-1 steuert die ordnungsgemäße Ablesung der Gene für die Herstellung der Proteinkomplexe der Atmungskette. Wenn nun Sirtuin-1 nicht genügend NAD$^+$ zur Verfügung hat, kann der

„Apparat“ der Atmungskette nicht fehlerfrei gebaut werden. Die Produktion von ATP kommt ins Stottern, und die Energieversorgung des gesamten Körpers auch.

Dazu kommt noch etwas Fatales: Das Protein mit dem hübschen Namen PARP-1 ist ebenso ein Methusalem unserer Grundausstattung. Es hat sich über alle Wandlungen der Evolution erhalten, weil es elementar und überlebenswichtig ist: Es ist ein Enzym, das für die Reparatur von DNA-Schäden unentbehrlich ist. Ist kein PARP-1 vorhanden oder funktioniert es nicht gut, bedeutet das früher oder später Krebs oder tödliche Stoffwechselstörung. Und jetzt kommt's: PARP-1 braucht NAD^+ als wichtigsten Partner, um ordentlich die DNA zu reparieren. Ohne NAD^+ kein PARP-1. Und ohne PARP-1 kein Schutz für die DNA.

Und so zeigen jüngste Studien des Teams des Genetikers der Harvard University, Prof. DAVID SINCLAIR, was eine Zufuhr von NAD^+ für die regelgerechte Aktivität beider, Sirtuin-1 und PARP-1, bedeuten kann: Rückkehr zu alter Stärke! Mäuse, die NAD^+ erhielten, hatten sehr viel weniger DNA-Schäden als Mäuse ohne zusätzliches NAD^+. Und noch mehr: Die NAD^+-Behandlung hat sogar DNA-Schäden behoben, die bereits vorhanden waren, als die Studie begonnen wurde.

Dr. PATRICIA GOMES von der Harvard Medical School konnte in ihrer Mausstudie zeigen, dass bereits eine Woche NMN-Injektionen ausreichte, um die Mitochondrienfunktion wieder auf ein normales Level zu bringen. Außerdem sah das Gewebe der zwei Jahre alten Mäuse aus wie das von drei Monate alten Youngstern!

Was aber ist NMN? Ganz einfach: **N**icotina**m**idmonono**n**ucleotid. Und da NAD die Abkürzung für Nicotinamidmononucleotid ist, wird klar: NMN ist ein Ausgangsstoff für das NAD^+. Es entstammt dem Vitamin B_3, das wir (hoffentlich) mit der Nahrung zu uns nehmen. Da aber NMN ein so starker Faktor für die NAD^+-Bildung ist, wurde es – nach Bekanntwerden dieser Studien – sofort von Nahrungsergänzungsmittel-Herstellern intensiv vermarktet. Immerhin: In einer kürzlich am Menschen durchgeführten Studie an der Medizinischen Fakultät der Keio-Universität in Shinjuku, Tokio, wurde gezeigt, dass Dosen von bis zu 500 Milligramm bei Männern sicher sind, das heißt, keine Nebenwirkungen zeigen. Mehrere Langzeitstudien am Menschen sind im Gange.

Ähnlich vielversprechend zeigte sich ein anderes Ausgangsmolekül für NAD^+: Es heißt **N**icotinamid**r**ibosid (NR) und ist eine Variante des Vitamins B_3.

NR scheint die Mitochondrienqualität der Zellen zu verbessern, indem es bewirkt, dass nicht mehr intakte Mitochondrien aufgelöst und eliminiert werden (die Mitophagie kennen Sie bereits). Prof. DAVID SINCLAIR konnte bereits 2013 zeigen, dass NR ebenfalls als Anti-Aging-Wirkstoff taugen könnte: Die zelluläre Energieproduktion wurde durch NR erhöht und die DNA-Schäden gingen zurück. Dr. BRENNER von der University of Iowa nahm, nachdem er NR in hohen Dosen an Ratten und Mäusen getestet hatte, einfach mal im Selbstversuch sieben Tage lang je ein Gramm NR zu sich. Das Ergebnis: Keinerlei Nebenwirkungen und ein um das 2,7-fache erhöhter NAD^+-Spiegel im Blut. Also: In NR und NMN ist in Sachen Langlebigkeit Musik drin! Die Abbildung auf der nächsten Seite zeigt für uns alle etwas sehr Wichtiges:

- » Sport erhöht den NAD^+-Spiegel, ebenso wie Kalorienrestriktion.
- » NR und NMN als Nahrungsergänzung zu sich zu nehmen, steigert ebenfalls den NAD^+-Spiegel.
- » NAD^+ führt zudem über Sirtuine zu einer Verminderung der Alterung und Langlebigkeit.

Jetzt bleibt noch die Frage: In welcher Form können Sie NAD^+ zu sich nehmen? Dazu Folgendes: Reines NAD^+ können wir gar nicht aufnehmen, denn es kann nicht als Nährstoff oder Nahrungsergänzungsmittel zur Verfügung gestellt werden. Wenn Sie die auf dem Markt erhältlichen „NAD-Produkte“ genau unter die Lupe nehmen, dann sehen Sie, dass sie NR oder Vitamin B3 oder NADH (die reduzierte Form von NAD+) enthalten. Welcher der drei Wirkstoffe dann am besten bioverfügbar ist und ob die Menge der enthaltenen Wirkstoffe optimal ist, ist oft nicht ersichtlich.

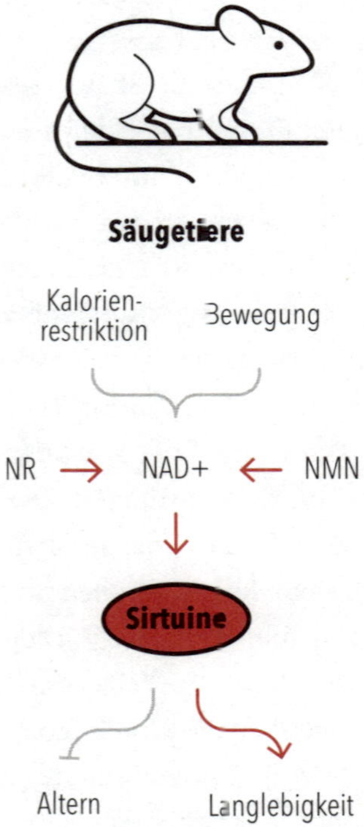

Auf jeden Fall finden wir Vitamin B_3 in vielen Nahrungsmitteln und zwar in Avocados, Bohnen, Eiern, Erdnüssen, Geflügel, Linsen, Pilzen, Rindfleisch, Sesamsamen, Sonnenblumenkernen und Vollkornprodukten. Doch zugegeben: Die Zufuhr von NAD^+-Vorstufen wie in den Studien mit so positiven Ergebnissen kann allein durch die Ernährung nicht erreicht werden.

Energieregulierung für den Muskel: Leucin

Unter den 21 Aminosäuren, die wir Menschen für den Aufbau von körpereigenen Proteinen brauchen, spielt Leucin eine besondere Rolle in der Mitochondrienregulation. Seinen Namen erhielt es, weil es in Reinform zu weißen Plättchen kristallisiert (vom griechischen Wort „leukos" für weiß). Entdeckt wurde es sehr früh, im Jahr 1820 von dem französischen Chemiker HENRI BRACONNOT. Zunächst gehört es zu den acht essenziellen Aminosäuren, die unser Körper nicht selbst herstellen kann, sondern mit der Nahrung aufnehmen muss. Es weist allerdings eine besondere Form auf: Gemeinsam mit den Aminosäuren Valin und Isoleucin hat es eine verzweigte Struktur. Diese drei werden zur Untergruppe der BCAA („branched-chained amino acids") zusammengefasst. Und dieses BCAA haben Sie vielleicht schon einmal in Sportlerkreisen als Wundermittel angepriesen gesehen: Drinks oder Tabletten mit BCAA sollen „Muskelaufbau" und „Muskelschutz" bewirken, besonders im Leistungssport und Bodybuilding.

Was ist an der vermeintlichen Leistungssteigerung dran? Offenbar eine ganze Menge. Zunächst erst mal arbeiten alle drei BCAA vor allem in den Muskelzellen. Etliche Studien zeigten, dass Leucin offenbar sowohl die Mitochondrienfunktion stärkt als auch die Zahl der Mitochondrien in Skelettmuskelzellen erhöhte. Beim Menschen fördert es nachweislich die Proteinbiosysnthese in den Muskelzellen, offenbar über die Aktivierung des mTOR-Signalweges, den Sie ja gerade kennengelernt haben.

Im Kapitel zum Thema Muskelschwund hatten wir Leucin als Therapeutikum bereits vorgestellt. Hier kommen noch weitere Argumente für seine Wirkung: Wissenschaftler verglichen die Proteinsynthese bei jüngeren und älteren Menschen, nachdem sie 6,7 g essenzielle Aminosäuren konsumiert hatten. Einmal waren 26 Prozent Leucin darin enthalten, das andere Mal 41 Prozent. Mittels Gewebeproben des Oberschenkelmuskels und Blutanalysen bestimmten die Forscher die Syntheserate der Muskelzellen. Bei den Jüngeren stieg diese signifikant an, ganz gleich, ob sie 26 oder 41 Prozent Leucin konsumierten. Hier machte die Dosissteigerung keinen Unterschied. Bei den älteren Studienteilnehmern zeigte sich nach Aufnahme des 26-prozentigen Proteincocktails keine Steigerung in der Proteinsynthese. Die Aufnahme von 41 Prozent Leucin führte dagegen zu einer signifikanten Zunahme. Aus den Ergebnissen schlossen die Studienleiter, dass eine gesteigerte Aufnahme von Leucin besonders im Alter wichtig ist, um Sarkopenie entgegenzuwirken.

Einen positiven Effekt von mit Leucin und Vitamin D angereichertem Proteinpulver auf die Muskelkraft und -masse älterer Teilnehmer konnten auch die Leiter der PROVIDE-Studie feststellen. Die Probanden, welche über einen Zeitraum von 13 Wochen zweimal täglich das Proteinpulver zu sich nahmen und trainierten, zeigten am Ende der Studie bessere Ergebnisse beim Sit-to-Stand-Test (STS). Dieser dient zur Ermittlung der Leistungsfähigkeit der unteren Extremitäten bei älteren Menschen. Mit diesem denkbar einfachen Versuch kann man leicht ermitteln, in welchem Fitnesszustand sich die Testperson befindet. Und so funktioniert er: Man benötigt lediglich einen Stuhl ohne Armlehnen. Die Versuchsperson bekommt nun die Aufgabe, innerhalb von 60 Sekunden so häufig wie möglich aus dem Sitzen aufzustehen und sich wieder zu setzen. Beim Aufstehen müssen die Knie vollständig gestreckt werden, in der Sitzposition etwa im 90-Grad-Winkel gebeugt sein. Die Arme werden dabei vor der Brust gekreuzt und dürfen nicht unterstützend eingesetzt werden. Die Geschwindigkeit, in der die Versuchsperson den Test ausführt, bestimmt sie selbst. Ruheperioden – falls nötig – dürfen eingebaut werden. Die Anzahl der innerhalb einer Minute geschafften Wiederholungen wird dabei notiert. So bekommt man vergleichbare Zahlen und kann positive wie negative Entwicklungen feststellen. Der STS gibt Auskunft über Gleichgewichtsempfinden, Kraft und Mobilität der unteren Extremitäten. Die folgende Tabelle zeigt, wie viele Wiederholungen gesunde Männer und Frauen in einer Minute schaffen sollten.

Alter	Männer	Frauen
50 – 54	40	36
55 – 59	38	34
60 – 64	33	29
65 – 69	31	27
70 – 74	29	26
75 – 79	28	25
80 – 84	25	23
85 – 89	23	21
90 – 94	20	16

Die Senioren nun, die zweimal täglich das Proteinpulver eingenommen hatten, gewannen in den 13 Wochen durchschnittlich 170 Gramm Muskelmasse dazu. Wie bei jungen Kraftsportlern stellen Forscher auch bei den Senioren fest, dass sie im Vergleich einer isolierten Leucingabe mehr von einer Proteinkombination (etwa mit Casein) profitierten.

Wieviel Leucin wird empfohlen?

Während die Deutsche Gesellschaft für Ernährung (DGE) für die Dosierung keine konkreten Empfehlungen ausspricht, setzt das Bundesinstitut für Risikobewertung eine adäquate Tagesdosis bei etwa 39 bis 42 Milligramm Leucin pro Kilogramm Körpergewicht an. Bei einem 75 Kilogramm schweren Mann entspricht dies 3,15 Gramm. Dass bei einer Mehraufnahme kaum Risiken bestehen, zeigen Untersuchungen zur maximal verträglichen Menge. Sie demonstrieren, dass in Akutsituationen auch eine Dosis von 35 Gramm pro Tag verstoffwechselt werden kann. Allerdings:

Durch die Nahrung kann man schon einiges aufnehmen, wie Sie der nachfolgenden Tabelle entnehmen können!

Lebensmittel	g Leucin / 100 g
Molkeproteinkonzentrat (Pulver)	10.0–12.0
Sojaproteinkonzentrat (Pulver)	7.5–8.5
Erbsenproteinkonzentrat (Pulver)	6.6
Sojabohnen (geröstet, gesalzen)	2.87
Hanfsamen (geschält)	2.16
Rindfleisch (roh)	1,76
Erdnüsse	1,67
Lachs (roh)	1,62
Weizenkeime	1.57
Mandeln	1,49
Hähnchenschenkel (roh)	1,48
Eigelb (roh)	1,40
Hafer	1.28
Edamame (roh)	0.93
Pintobohnen (gekocht)	0,78
Linsen (gekocht)	0,65
Kichererbsen (gekocht)	0,63
Mais	0,35
Kuhmilch (3 % Fett)	0,27
Reis (braun, gekocht)	0,19

KREATIN

Kreatin ist bei Leistungssportlern und Bodybuildern ähnlich beliebt wie Leucin und BCAA. Dieser Stoff ist auch ein „Muskelprotz“, denn 90 Prozent seiner durchaus hohen Menge im Körper „wohnt“ in unseren Muskeln. Kreatin (vom griechischen Wort „kreas“ für „Fleisch“) wurde 1832 von dem französischen Chemiker

EUGÈNE CHEVREUL entdeckt. Es wird aus verschiedenen Aminosäuren gebildet, ist aber selbst keine Aminosäure. Wir nehmen es mit der Nahrung auf (besonders aus Fleisch und Fisch, wer hätte das gedacht), aber wir produzieren es auch selbst – und zwar in Nieren und Leber, wie auch in der Bauchspeicheldrüse. Es ist für unsere Mitochondrien ein wesentlicher Energiespeicher. Immerhin trägt jeder von uns etwa 120 bis 150 Gramm davon mit sich herum.

Studien, die schon in den 1920er-Jahren durchgeführt wurden, ergaben etwas Erstaunliches: Auch wenn man Menschen sehr große Mengen an Kreatin verabreichte, schieden sie nichts davon mit dem Urin aus. Das konnte nur bedeuten: Kreatin ist ein besonders wichtiger Speicher – den lässt man nicht einfach wieder so gehen! Und so ist es auch.

Kreatin ist in ruhenden Muskelzellen zu 60 Prozent in Form von Kreatinphosphat vorhanden, zu 40 Prozent als freies Kreatin. Die folgende Abbildung zeigt: Kreatin ist der „leere" Energieträger, das Kreatinphosphat ist der „volle". Er liefert das Phosphat, das das ATP nach dessen Verbrauch bei der Muskelkontraktion sofort wieder ersetzt. Eine ähnlich wichtige Aufgabe hat das Kreatinphosphat auch in Nervenzellen, besonders im Gehirn. Kreatin und Kreatinphosphat sind also elementar wichtig, um bei erhöhtem ATP-Verbrauch, bei Muskelkontraktion oder Nervenarbeit, sofort dafür zu sorgen, dass die Miniaturbatterien ATP wieder aufgeladen werden. Deshalb die großen Mengen in den entsprechenden Zellen! Klar, dass besonders Leistungssportler nach Kreatin lechzen. Laut Europäischer Union gilt für die Aussage zur Kreatin-Nahrungsergänzung, dass die körperliche Leistung bei Schnellkrafttraining im Rahmen kurzzeitiger intensiver körperlicher Betätigung erhöht werde: Auf dem Produkt muss deutlich gemacht werden, dass es nur für Erwachsene über 55 Jahre bestimmt ist, die sich intensiv körperlich betätigen, und dass sich die Wirkung nur bei täglicher

Einnahme von 3 Gramm Kreatin pro Tag entfalten kann. Dies ist nur bei mindestens dreimaligem Krafttraining wöchentlich über mehrere Wochen in einer bestimmten Intensität möglich.

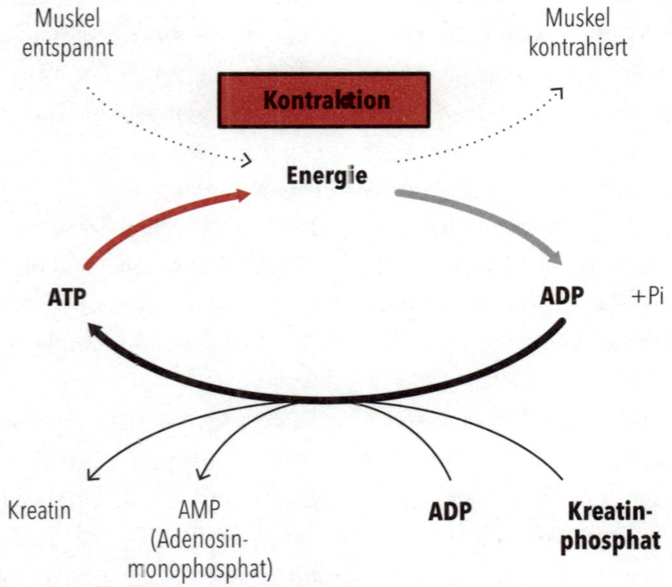

Kreatinphosphat liefert das Phosphat, mit dem ATP nach getaner Arbeit sofort wieder aufgeladen werden kann. Kreatin entsteht als leerer Träger und nimmt wieder am Kreislauf teil.

Also immerhin! Wie sieht es denn mit Nebenwirkungen aus? Laut einer Veröffentlichung der Verbraucherzentrale aus dem Jahr 2019 machen Studien aus den USA deutlich, dass eine Einnahme von bis zu 30 Gramm pro Tag über fünf Jahre hinweg bei Erwachsenen sicher und gut verträglich ist.

Zu hohen Dosierungen und schlechtes Auflösen von Kreatinpulver können Durchfall und Erbrechen auslösen. Auch Auswirkungen auf andere Organe werden diskutiert. Personen mit bestehenden Nierenleiden oder Menschen mit einem erhöhten Risiko für

Nierenkrankheiten (wie Diabetes- oder Bluthochdruckpatienten) wird davon abgeraten, Kreatin zu verzehren. Es sollte zudem auf eine ausreichende Flüssigkeitszufuhr geachtet werden, weil Kreatin bewirkt, dass die Muskeln dem Körper Wasser entziehen. Da sich Wasser in den Muskeln einlagert, steigt das Körpergewicht, was für Laufsportler eher unangenehm ist, da es den Druck in den Zellen und damit das Risiko für Verletzungen erhöht. Das alles sollte man wissen. Und dann heißt es abwägen!

Wie sieht es denn mit der „normalen" Versorgung mit Kreatin durch die Nahrung aus – abgesehen von der Eigenproduktion, die bei uns allen rund um die Uhr läuft? Wie gesagt: 120 bis 150 Gramm Kreatin haben wir als „Vorrat" bereits im Körper – rund 2 Gramm sollte man pro Tag mit der Nahrung aufnehmen und/oder selbst herstellen.

Vegetarier und Veganer (wie ich, Nina) mögen das nicht gerne lesen: Die höchste Konzentration in Nahrungsmitteln pro Gramm enthält roher Fisch oder getrockneter Stockfisch und rohes Fleisch oder Trockenfleisch. Da Kreatin hitzeempfindlich ist, wird ein großer Teil beim Kochen oder Braten zerstört. Auch in Wurst und Schinken ist nur noch wenig Kreatin enthalten.

Vegetarier und ältere Personen, die kein oder wenig Fleisch essen, können geringe Mengen von Kreatin mit Milchprodukten (Käse, Joghurt oder Milch) aufnehmen. Veganer weisen im Blutplasma einen signifikant niedrigeren Kreatingehalt als Fleischesser auf, synthetisieren aber ihren Kreatinbedarf im Normalfall selbst. Ältere Menschen können allerdings in einen Kreatinmangel hineinlaufen, wenn sie nur wenig essenzielle Aminosäuren und Vitamin B_{12}, die zur Kreatinsynthese benötigt werden, zu sich nehmen.

Ob Vegetarier und Veganer nun mit Kreatinprodukten, die es auf dem Markt der Ergänzungsmittel reichlich gibt, ihre Speicher regelmäßig aufladen sollten, ist aktuell umstritten. Überlegenswert ist es auf alle Fälle – besonders für ältere Semester (wie mich, Nina)!

DNA-REGULIERUNG IM MITOCHONDRIUM: GLYCIN

Auf eine weitere Aminosäure sei auch noch hingewiesen: Glycin. Sie ist nicht essenziell, unser Körper kann sie also selbst herstellen, und sie übt so viele positive Funktionen in unserem Körper aus, dass wir uns hier auf ihren Einfluss auf die Mitochondrien, auf die Energieerzeugung beschränken. Nur so viel vorweg: Da Glycin süßlich schmeckt und bisher keinerlei Nebenwirkungen bekannt sind, darf es als natürlicher Geschmacksverstärker ohne Höchstmengenbeschränkung in Lebensmitteln verwendet werden. Unter der Nummer E 640 wird es etwa in Süßstofftabletten verwendet, Marzipan hält sich durch Glycinzugabe länger feucht, und Schinken wird oft zusätzlich mit Glycin überzogen. Wir haben es bereits im Kapitel Erneuerung kennengelernt – es ist ein wichtiger Grundbaustein der Radikalfängers Glutathion.

Und jetzt wichtige jüngere Forschungsergebnisse, in diesem Fall aus Japan: Durch eine Glycin-Zufuhr kann die menschliche Alterung auf Zellebene verzögert oder sogar umgekehrt werden! Wissenschaftler im Team von Prof. HAYASHI von der TSUKUBA-Universität konnten 2015 beweisen, dass Defekte in den Mitochondrien nicht allein durch Mutationen in der DNA ausgelöst werden, sondern durch andere Faktoren, die die Regulierung der DNA-Ablesung stören. Zunächst verglichen die Forscher die Zahl der Mutationen in Mitochondrien von sehr jungen Menschen (Babys bis Zwölfjährige) mit der Zahl der mtDNA-Mutationen bei sehr alten Menschen (80- bis 97-Jährige). Das Ergebnis war frappierend: Die Zahl der Mutationen war gleich!

Es muss also an anderen Faktoren liegen, dass Mitochondrien in höherem Alter nicht mehr gut arbeiten (Sie sind bereits seit den vorherigen Kapiteln zu Recht skeptisch). Die Wissenschaftler suchten nun nach einer anderen Form der genetischen Regulation, nach Proteinen oder anderen Faktoren nämlich, die sich an die DNA anheften und Fehler auslösen können.

Substanz	Hauptwirkung auf Mitochondrien	Potential zur Optimierung der Energieerzeugung
Apigenin (Sellerie, Kamille), Heilpflanze	NAD+, SIRT1	++
Berberin (Berberitze), Heilpflanze	SIRT1	+
Bittermelone, tropische Frucht und Heilpflanze	PGC-1-alpha	+
Gotu Kola (Centella asiatica) Indischer Wassernabel, TCM und Ayurveda	Mitochondrienbiogenese und -dynamik	++
Gynostemma (Jiaogulan), Unsterblichkeitskraut, TCM	AMPK	++
Helmkraut (Skullcap), Heilpflanze, TCM	SIRT3	+
Salvianolsäure A (Rotwurzelsalbei/Dan Shen) TCM	SIRT3, PGC-1-alpha und AMPK	++
Kaffeesäure	Antioxidans	+
Epigallocatechingallat (EGCG) (Grüner Tee)	AMPK, PGC-1-alpha, SIRT1, 3	++
Curcumin (Kurkuma) Heilpflanze	AMPK, SIRT1 und PGC-1-alpha	++
Hydroxytyrosol (in Presswasser des Olivenöls – wenig in Olivenöl)	AMPK, SIRT1 und PGC-1-alpha	++
Shilajit (Mumijo, harzähnliche Masse in Felsspalten) TCM, Ayurveda	Steigerung von Coenzym Q10	+++

Sie fanden zwei wichtige Gene, die empfindlich sind gegenüber solch äußerer Steuerung – zwei Hauptgene mit Namen CGAT und SHMT2. Diese Gene kontrollieren die Produktion von Glycin! Nun behandelten die Forscher die Zellen einer 97-jährigen Frau mit Glycin – und siehe da: Binnen zehn Tagen waren die stark geschwächten und teilweise funktionslosen Mitochondrien wieder voll aktiv. Das bedeutet, Glycin kann altersbedingte Defekte sogar umkehren! Will heißen: Auch von Glycin werden wir noch viel hören. Als Nahrungsergänzungsmittel ist es breit erhältlich. Obwohl wir es selbst in unserem Körper herstellen können, könnte ab einem gewissen Alter die zusätzliche Zufuhr durchaus sinnvoll sein. Wir haben Ihnen deshalb auf der linken Seite einige wenige Heilmittel aus der Traditionellen Chinesischen Medizin (TCM), aus dem Ayurveda und aus der europäischen Kräutermedizin vorgestellt – unter dem Gesichtspunkt, was man ansatzweise oder auch schon wissenschaftlich gestützt um ihre mitochondrienstärkende Wirkung weiß. Es handelt sich hier aber lediglich um vage Einschätzungen!

Ein Cocktail namens „Mitochondrien-Booster"?

Am Ende dieses gehaltvollen Kapitels darf ruhig eine etwas gewagte Mischung stehen: Der Cocktail, der unsere Mitochondrien lang leben, perfekt funktionieren und balanciert dynamisch tanzen lässt: Verschreibungspflichtige Medikamente sind nicht dabei, aber Wirkstoffe, die die Mitochondriendynamik stabilisieren und die drei Langlebigkeits-Signalwege in den Mitochondrien steuern und das sind, wie Sie nun wissen: mTOR, AMPK und PGC-1-alpha. Bitte schön, wohl bekomm's!

- NADH, Nicotinamidribosid (NR) oder Vitamin B_3
- Pterostilbene
- Coenzym Q10 (Ubichinol)
- Coenzym PQQ
- MitoQ
- Leucin
- Glycin
- Kreatin
- Als Basis viele, viele sekundäre Pflanzenstoffe mit antioxidativer Wirkung wie sie grünem Tee und kaltgepressten Gemüsesäften reichlich zu finden sind!

MITOCHONDRIENTHERAPIEN

Nach diesem gehaltvollen Langlebigkeitscocktail ganz zum Schluss noch ein Hinweis zur boomenden Mitochondrientherapie. Alternativmediziner und Heilpraktiker allerorten haben die Mitochondrien für sich entdeckt. Sie behaupten, das zu können, wovon die Wissenschaft noch träumt: Sämtliche Zivilisationskrankheiten kurieren. Zahlreiche Praxen werben im Internet mit dem neuen Trend und behaupten unter anderem, Burn-out würde in den Mitochondrien beginnen. Die Botschaft klingt ja auch einleuchtend: Sie fühlen sich stets müde, abgeschlagen? Na klar, die Kraftwerke der Zelle sind schuld! Sie können sich kaum konzentrieren, haben keine Kraft mehr, sind depressiv? Bestimmt sind's die Mitochondrien. Die selbst ernannten „Mito-Mediziner" machen es sich mit ihren Angeboten etwas einfach, denn die Formel „Erschöpfung gleich Mitochondrienleiden" geht oft nicht auf. Die alternative Mitochondrienmedizin ist ein Paralleluniversum, bestimmt von dem Wunschdenken, die Ursache für alle Zivilisationskrankheiten gefunden zu haben. Doch hier ist Vorsicht geboten! Besonders unsicher sieht es bei der Diagnostik aus. Zahlreiche alternativmedizinische Praxen behaupten auf ihren Websites, die Mitochondrienfunktion mit einem Bluttest messen zu können. Leider fehlt eine verlässliche Labordiagnostik der Mitochondrienfunktion momentan noch. Und ob die empfohlenen Therapien dann Hand und Fuß haben, das können Sie nach Lektüre dieses Buchteils selbst beurteilen!

III Zellkompetenz Entgiftung

» Spätestens jetzt, wenn Sie in die Wunderwelt der zellulären Müllentsorgung eintauchen, bleibt Ihnen nur eins: das tiefe Staunen. Was sich billionenfach und millisekündlich in unserem Körper abspielt, welch unfassbar und bislang – trotz aller Erfolge – immer noch weitgehend unerforschter Kosmos an biochemischen Prozessen einer geheimen Supraintelligenz des Lebens sich auftut, das macht uns unendlich neugierig – und es macht uns sprachlos. Die Erkenntnisse der Molekularbiologie und Biochemie zu den komplexen Strategien der Erneuerung und Energieerzeugung in diesen Miniatur-Meisterwerken unserer zellulären Grundexistenz machen uns bewusst, wie fantastisch das biologische System organisiert ist, das uns trägt – und wie undankbar wir es als selbstverständlich erachten. Die letzte der drei Zellkompetenzen, nämlich die der Entgiftung, setzt all dem, was wir bisher erfahren haben, die Krone auf. Dieses System ist an Effizienz und Recycling-Kompetenz nicht zu überbieten!

DIE INTELLIGENZ DER ZELLULÄREN MÜLLENTSORGUNG

„Dreck ist chemisch reine Substanz am falschen Ort.“

AUS EINEM PHYSIKBUCH

Sie haben bereits einiges über die enorm komplexen Prozesse der Energiegewinnung, Reparatur und Regeneration auf zellulärer Ebene kennengelernt. Folglich liegt es auf der Hand, dass in all den vielfältigen ausdifferenzierten Zellfabriken jede Menge Müll anfällt. Allein die Fließbänder der Proteinproduktion erzeugen, wie Sie im ersten Buchteil bereits erfahren haben, jede Menge Ausschussware. Manche Proteine sind so kompliziert gefaltet, dass es offensichtlich biologischen Sinn macht, so viel davon zu produzieren, dass nur rund 20 bis 40 Prozent von ihnen perfekt aus dem Produktionsprozess herauskommen. Sie sind so wertvoll für den Zellstoffwechsel, dass 60 bis 80 Prozent Ausschuss systemisch hingenommen wird. Der muss allerdings schnell wieder verschwinden aus dem Zellgeschehen, aus dem Zytoplasma (dem „Zellinhalt“, also der flüssigen Proteinlösung, in denen Zehntausende Zellorganellen schwimmen). Denn besonders Proteine, die zum Verklumpen neigen, würden schnell zu Müllhalden anwachsen, die die sensiblen Stoffwechselprozesse im zellulären Raum zum Erliegen bringen würden.

Oder nehmen wir etwas größere Gebilde als Proteine, nämlich die uns nun bestens bekannten Mitochondrien. Sie arbeiten dermaßen auf Hochtouren, dass sie diese Leistung nur wenige Tage lang perfekt abliefern können. Sobald sich erste Schwächen zeigen, werden sie um- oder abgebaut – aus, basta.

Und was tut sich auf der Molekülebene, in Dimensionen also, die viel kleiner sind als Proteine? Hier sind wir auf der Steuerungsebene des Körpers. Die Fähigkeit unserer Zellen und Gewebe, auf Signale aus der Umwelt zu reagieren, wird durch Signalmoleküle bewirkt. Nehmen wir das Beispiel „Es droht Gefahr". Sofort wird in gigantischen Mengen das winzig kleines Signalmolekül Adrenalin ausgeschüttet, das sich in fast allen Körpergeweben an Rezeptorproteine auf Abermillionen Zelloberflächen bindet. Sein chemisches Signal löst eine ganze Kaskade an biomolekularen Prozessen aus, sodass ein Zielprotein nach dem anderen aktiviert wird, um eine Gesamtreaktion auszulösen: Unser Puls steigt, die Atemfrequenz beschleunigt sich, es wird Energie durch Fettabbau bereitgestellt, der Magen-Darm-Trakt stellt zugleich seine Arbeit ein. Fantastisch. Das alles geschieht in Millisekunden.

Tja. Und was passiert dann – wenn sich die Situation entspannt hat? Wenn der Aggressor, wer auch immer, von der Bildfläche verschwunden ist? Was passiert dann mit all den Zielproteinen der milliardenfachen Kaskade, die unsere Zellen gesteuert hat? Genau. Sie werden zu Müll. Sie werden entsorgt. Ihre Signal-Power muss ein Ende haben. Also werden all diese Unmengen an Proteinen … abgebaut! Und wenn dann dummerweise sofort das nächste Ungemach passiert? Das Kleinkind purzelt und schreit? Dann geht die ganze Kaskade stur von vorne los.

So gibt es nur eine einzige Schlussfolgerung, und die hält die Wissenschaft bis heute in Atem: Es muss ein phänomenales Müllentdeckungs-, Mülltrennungs- und Recyclingsystem in jeder unserer Billionen Zellen geben – nein, es muss sogar mehrere dieser Systeme geben, je nach Anforderungsprofil. Ansonsten wäre ein solch hochkomplexer Zellkosmos nicht am Leben zu erhalten. Keinen einzigen Tag lang. Und – das ist für unser Anliegen des Buches elementar: Dieses Wunderwerk der zellulären Müllentsorgung durch Recycling hat mit sehr großer Wahrscheinlichkeit einen wesentlichen Einfluss auf das Altern. Um diese Zusammenhänge der Zellvergiftung durch eine defekte Müllentsorgung zu verstehen, brauchen wir also einen Einblick in dieses Wunderwerk, wenn es reibungslos funktioniert.

DER SONDERMÜLL: HOCHSPEZIALISIERTE PROTEINE

Betrachten wir die Müllthematik noch einmal aus der Perspektive der Supraintelligenz, die unsere zelluläre Gesundheit regelt: Da sind also Unmengen an Signalmolekülen, Prozess-Steuerer wie zum Beispiel die Billionen Enzymmoleküle, die täglich allein in der Atmungskette das ATP in Kilogramm-Mengen produzieren. Da arbeiten Muskeln, Leber, Lunge und Gehirn – und alles gesteuert durch Enzyme und Hormone, also Proteine! Das heißt: Wenn die ihre Arbeit getan haben, müssen sie weg. Ab dafür, aber sofort! Und dann fällt noch jede Menge Sperrmüll an. Das sind die vielen Millionen Zellorganellen, die nach kurzer Zeit ausgetauscht werden müssen, das sind die großen Proteinklumpen, die sich dann doch zusammengeballt haben, das sind ganze Zellen, die ihren Geist aufgeben und abgebaut werden müssen …

Deshalb gibt es – wer hätte das gedacht – auch zwei Abfallentsorgungssysteme in unseren Billionen Zellen. Beide sind hochkomplex, noch längst nicht bis ins Letzte erforscht – und lassen uns staunend zurück, wenn wir beginnen, sie zu verstehen.

Starten wir am besten mit den Unmengen an Enzymen, Signalproteinen, Hormonen – also den hochspezialisierten Proteinen, die kompliziert herzustellen waren, die in riesigen Mengen Unglaubliches bewirkt haben und zum Dank dafür postwendend in die Kategorie „unerwünscht – weg damit!“ sortiert werden. Es handelt sich also um die Kategorie „Sondermüll“ – hochwertig, aber verbraucht. Wie geht unser supraintelligentes Zellsystem mit diesem Wertstoff um?

Angemessen, nämlich „wert“-schätzend und filigran. Denn es gilt ja – aus der Perspektive der Supraintelligenz – das Gleichgewicht zwischen Aufbau und Abbau der zur Verfügung stehenden Res-

sourcen so zu orchestrieren, dass möglichst wenig Material und Energie vernichtet werden. Bei diesem riesigen Stoff- und Energieumsatz ist das natürlich überlebenswichtig!
Auf zellulärer Ebene gelingt das fantastisch. Wir Menschen führen gerade mit der Ressourcen- und Energieverschwendung gigantischen Ausmaßes das komplette Gegenteil vor.

Das Ubiquitin-Proteasom-System

Beginnen wir also mit der hochspezialisierten Müllverwertungsanlage per Proteasom, dem Müllhäcksler nur für kleinere, hochwertige Proteine. Das System muss nun sicherstellen, dass ausschließlich inaktive oder sogar gefährliche Proteine inaktiviert und recycelt werden. Also solche, die falsch gefaltet oder produziert worden sind oder im Laufe der Stoffwechselaktivitäten beschädigt wurden oder die für ein bestimmtes zelluläres Signal gebildet wurden, das inzwischen nicht mehr relevant ist. Doch wie erkennt die Müllhäckslerantlage denn nun, welches Protein bitte schön unangetastet bleibt – und welches sofort entsorgt werden muss?
Für diese Aufgabe nach dem Muster „die Guten ins Töpfchen, die Schlechten ins Kröpfchen" stehen wieder die uns wohlbekannten Chaperone, die „Anstandsdamen" der Proteinentwicklung bereit. Der Abbildung auf Seite 232 entnehmen Sie, welche Rolle sie in dem hochintelligenten Mülltrennungssystem der Zelle spielen: Neben ihrer Aufgabe, ungenügend gefaltete Proteine in ihre ordentliche Struktur zu bringen, erkennen sie auch solche, die nicht mehr repariert werden können oder auch nicht mehr gebraucht werden und markieren sie – indem sie sie „ubiquitinieren". Die dazu verwendeten Markierungs„fähnchen", ganz spezielle Müllmarkierer, nennt man entsprechend Ubiquitine. Mit ihnen kennzeichnen die Chaperone allerdings nicht nur eiskalt die Proteine, die vernichtet werden sollen. Nein, Ubiquitine werden ganz allgemein für die Qualitätskontrolle der Proteine im Zellgefüge genutzt. Damit sind

Ubiquitine durchaus so etwas wie die Barcode-Tags, mit denen das gesamte Treiben der Proteine in der Zelle gesteuert wird. Aus seinen Markierungen wird die Bestimmung eines Proteins ausgelesen und dieses damit seinem Schicksal zugeführt.

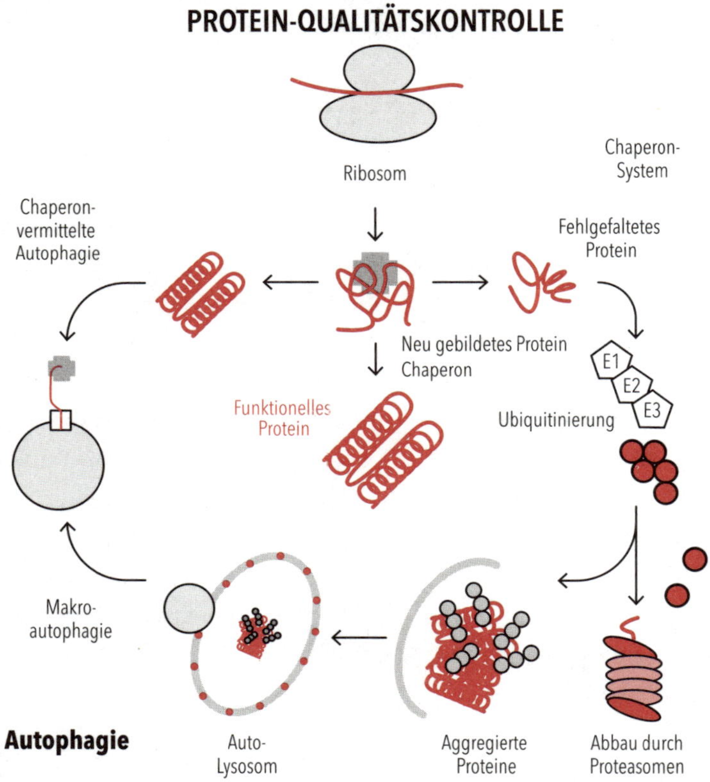

Das Chaperone-System ist eng mit dem Proteinabbau durch die Autophagie und das Ubiquitin-Proteasom-System verzweigt. Neben ihrer Aufgabe, ungenügend gefaltete Proteine in ihre ordentliche Struktur zu bringen, erkennen Chaperone solche, die nicht mehr repariert werden können oder auch nicht mehr gebraucht werden. Sie markieren sie für den Abbau, indem sie sie ubiquitinieren. Proteinaggregate, die für das Proteasom zu groß geraten sind, werden ebenfalls gekennzeichnet und der Autophagie zugeführt.

Das Ubiquitin ist nur ein sehr kleines Protein, es besteht aus gerade mal 76 Aminosäuren. Und ist eine uralte Währung. Im Laufe der Evolution war es offensichtlich so bedeutsam für das Zellgeschehen, dass es sich kaum veränderte. Das Ubiquitin der Hefezellen unterscheidet sich von dem des Menschen um lediglich drei Aminosäuren! Entscheidend ist jeweils das Muster und die Anzahl der Ubiquitine, die dem Protein verpasst werden. Je nach dem Muster der Ubiquitinierungen werden unterschiedliche Barcodes produziert und Aufgaben verteilt: Immunantwort, DNA-Reparatur, Signalleitung, aber auch Krebserkrankung oder Nervendegeneration. Um die Ubiquitine aber an den Zielproteinen befestigen und diese dadurch mit dem richtigen Strichcode kennzeichnen zu können, benötigen die Chaperone Instrumente – Barcode-Drucker, sozusagen. Nehmen wir als Beispiel die Unmengen an Signalproteinen, die über den Adrenalinschub in den Zellen und Geweben die Abwehrreaktion angestoßen haben. Das sind intakte Eiweiße, die sich in der Zelle im Zytoplasma tummeln, die ihren Job gemacht haben und jetzt bitte aber ihre Arbeit einstellen sollen. Sobald nun der Außenreiz „Gefahr“ fehlt, erkennen die Chaperone, dass es jetzt sinnvoll ist, die Signalproteine für die „Blockierung der Verdauungstätigkeit“ zum Beispiel zu entsorgen. Sie bedienen sich dafür dreier Enzyme, um im Barcode niederzulegen, dass diese und wirklich nur diese Proteine ausgeschaltet werden sollen.
Die Ubiquitinierung läuft nicht einfach mal so – ein Drei-Schritt-System im Zusammenspiel der drei Enzyme stellt sicher, dass da nichts schiefläuft. Zunächst weckt der Allrounder, das Ubiquitin-aktivierende E1-Enzym, ein Ubiquitin-Molekül auf, indem er sich daran bindet. Dann greift das E2-Enzym ein. (Nebenbei bemerkt: Wir Menschen verfügen über 50 genetisch verschieden programmierte Varianten.) So, und in Schritt 3 heftet das E3-Enzym das Ubiquitin durch eine speziell gewählt Form der Bindung an das Zielprotein. Von diesem letzteren Enzym, der sogenannten

E3-Ligase, haben wir Hunderte verschiedene! Damit hat das dreistufige Markierungssystem unendlich viele Kombinationsmöglichkeiten, Zielproteine zu markieren und ihrer Bestimmung zuzuführen. Jede Aufgabe wird dem Zielprotein per ganz speziellem Ubiquitinierungs-„Barcode" aufgedruckt. Übrigens: Jeder dieser Markierungsschritte kostet natürlich Energie – in Form von ATP. Womit wir wieder bei der Fitness unserer Mitochondrien wären. Sie erinnern sich?

PRODUKTION UND ABBAU VON SIGNALPROTEINEN

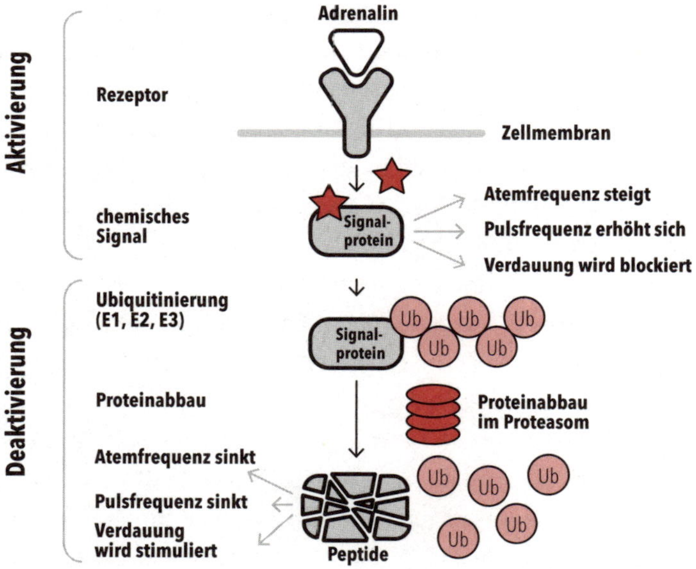

Auf Signale aus der Umwelt zu reagieren, ist eine essentielle Fähigkeit unserer Zellen. Signalmoleküle prasseln in gigantischen Mengen auf Rezeptorproteine der Zelloberflächen ein. Das chemische Signal löst eine ganze Kaskade an biomolekularen Prozessen aus, um eine Gesamtreaktion herbeizuführen. Doch dieser Signalkaskade muss auch wieder Einhalt geboten werden. Deshalb ist der gezeigte Prozess der Deaktivierung der Signalproteine enorm wichtig.

Und wie geht es jetzt weiter? Wir verfolgen ja hier ausschließlich den Weg der zellulären Müllabfuhr! Also schauen wir, welches „Muster an Ubiquitinierungen" ein Protein haben muss, um zur Müllhäckselanlage verfrachtet zu werden. Es muss mindestens fünf Ubiquitin-Markierungen aufweisen, und diese müssen in ganz bestimmter Weise miteinander von den E2- und E3-Enzymen verknüpft worden sein.

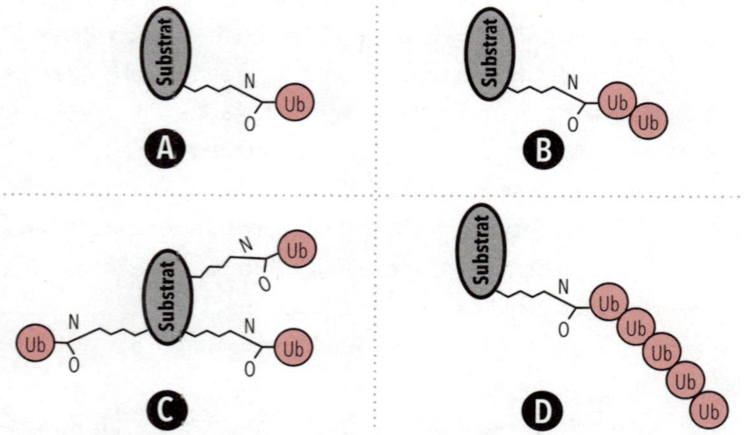

Der Weg zur zellulären Müllabfuhr wird durch ein Muster an Ubiquitinierungen bestimmt. Ein Protein muss mindestens fünf Ubiquitin-Markierungen aufweisen, bevor es reif zum Häckseln ist. Diese müssen in einem sehr speziellen Muster aneinander gebunden werden, damit sie das Protein wie mit einem Barcode markieren und seiner Bestimmung zuführen können.

Betrachten wir noch einmal die Abbildung von Seite 232: Dort sehen Sie, welche „Macht", welche Entscheidungsbefugnis, die Chaperone haben: Ein frisch in den Eiweißfabriken, den Ribosomen, produziertes Protein wird vom Chaperon gecheckt. Ist es nicht ordentlich gefaltet, wird es, wie gesagt, in „Ordnung" gebracht. Wenn das nicht funktioniert, wird es mithilfe der drei Enzyme mit einem speziellen Barcode ubiquitiniert, indem die einzelnen Ubiquitine über ihre Aminosäuren Nummer 48, nämlich Lysin, miteinander verbunden werden. Zuletzt werden sie zum Müllhäcksler, dem Proteasom, transportiert. Wie genial diese Sondermüllentsorgung arbeitet, erfahren Sie gleich.

Der Barcode kann aber auch ein anderer sein: Im Ubiquitin ist nämlich nicht nur die Aminosäure an Platz Nummer 48 ein Lysin, sondern auch an Platz Nummer 63. Wenn die Ubiquitine nämlich mit *diesem* Nummer 63 verbunden werden, bekommt die Markierung eine ganz andere Bedeutung. Mit einem solchen Barcode werden besonders verklumpte, also große Proteine gekennzeichnet. Dann geht es ab in den „Sperrmüll", in die Autophagosomen. Diese werden wir natürlich auch noch kennenlernen.

Es kann aber auch sein, dass das Chaperon ein frisch gebildetes, perfekt gefaltetes Protein gleich in den Sperrmüll schickt. Da sind zum Beispiel die Signalproteine, die das Adrenalinsystem auf den Plan gerufen hatte und die nun überflüssig sind.

So weit, so unfassbar üppig und intelligent geregelt die Welt der Mikro- und Makromoleküle.

Dann schauen wir uns doch zunächst die „Sondermüll-Entsorgungsanlage" der Zellen an, die Proteasomen. Es sind molekulare Wunderwerke, das uralt und lebensnotwendig sind und deshalb zu Tausenden in allen Lebewesen in jeder einzelnen Zelle im Zytoplasma schwimmen. Deshalb brauchen ubiquitinierte Proteine, die auf ihrem Strichcode „Sondermüll" tragen, gar nicht groß zu den Proteasomen hingeleitet werden. Sie treffen sowieso auf sie, weil diese sich in Massen im Zytoplasma tummeln. Der Aufbau der winzig kleinen Proteasomen ist fantastisch.

Es handelt sich um einen winzig kleinen, hohlen Zylinder mit jeweils einem Deckel an beiden Enden. In seinem Hohlraum findet das Häckseln der Proteine statt. Zunächst aber docken die Ubiquitine mit ihrer angehängten Last, dem gefalteten Protein, an einer bestimmten Stelle des Deckels an. Da zumindest ein Teil des

Proteins noch verknäuelt ist, sorgt eine Einheit des Deckels dafür, dass es entfaltet wird und als einfacher Strang vorliegt. Das Innere des Zylinders ist so eng, dass ein immer noch gefaltetes Protein gar nicht hineinpassen würde. Ein anderer Teil des Deckels sorgt für die Bereitstellung von ATP, damit die Häckselarbeit beginnen kann. Die Ubiquitin-Kette, anhand derer der Deckel das Protein erkannt und angedockt hat, kann sich ablösen und in ihre Einzelmoleküle aufspalten. Nun sind sie bereit zum nächsten Einsatz.

SO ARBEITET EIN PROTEASOM

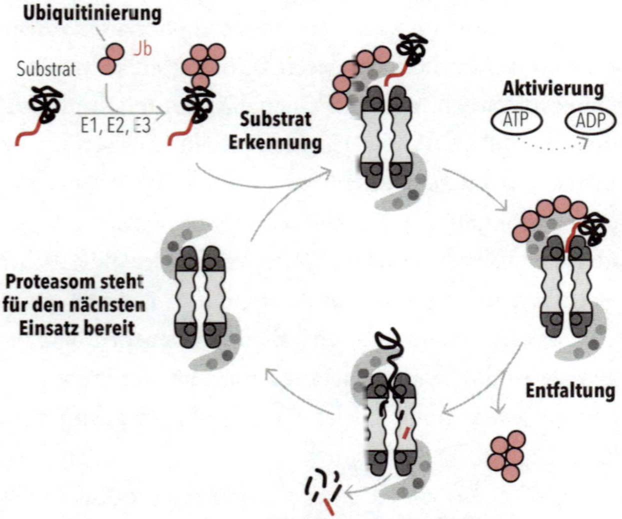

Proteasomen sind winzig kleine hohle Zylinder mit jeweils einem Deckel an beiden Enden. In seinem Hohlraum findet das Häckseln der angelieferten ubiquitinierten Proteine statt. Zunächst docken die Ubiquitine mit ihren angehängten Proteinen an einer bestimmten Stelle des Deckels an. Dort werden sie erkannt. Ein anderer Teil des Deckels sorgt für die Bereitstellung von ATP für die Häckselarbeit. Die Ubiquitin-Kette kann sich nun ablösen und ist bereit zum nächsten Einsatz. Der Proteinfaden wird nun in den Zylinderhohlraum eingefädelt und das Häckseln beginnt. An der Innenwand

des Zylinders sitzen biochemische Scheren. Der Proteinfaden wird auf diese Weise in viele kleine Stückchen zerlegt, nämlich in kurze Aminosäure-Ketten, Peptide genannt. Diese treten dann aus dem Proteasom wieder ins Zellplasma aus und werden für den Bau neuer Proteine genutzt.

Im Proteasom beginnt inzwischen das Häckseln: Der Proteinfaden (in seiner Primärstruktur, Sie erinnern sich) wird nun in den Zylinderhohlraum eingefädelt. An der Innenwand des Zylinders sitzen jetzt drei verschiedene biochemische Scheren. Sie sind jeweils auf einen der drei verschiedenen Typen von Aminosäuren spezialisiert, entweder auf saure, auf basische oder auf hydrophobe Aminosäuren, und können deren Bindung aufschneiden. Da diese Scheren natürlich hochgefährlich für gesunde und brauchbare Proteine sind, muss das Häckseln strikt abgeschirmt vom Zellgeschehen ablaufen. Deshalb die strenge Zylinderform des Proteasoms mit den beiden Deckeln zum Verschluss.

Der Proteinfaden wird auf diese Weise in viele kleine Stückchen zerlegt, nämlich in kurze Aminosäureketten, Peptide genannt. Diese treten dann aus dem unteren Teil des Proteasoms wieder ins Zellplasma aus und werden sofort für den Bau neuer Proteine oder für die Energiegewinnung genutzt. Sie sehen: Eine perfekte Recyclinganlage!

Proteasomen sind also von zentraler Bedeutung für die Zelle und ihre Zellgesundheit. Das Ubiquitin-Proteasom-System spielt eine wichtige Rolle bei der Aufrechterhaltung des zellulären Gleichgewichtszustands und der Kontrolle der Proteinqualität.

Proteasomen können jedoch auch eine ungute Rolle spielen bei der Krebsentstehung. Deshalb wird intensiv an Proteasom-Hemmern geforscht (siehe unten). Der spezifische Sondermüllabtransport ist also wichtig für Gesundheit und Krankheit. Noch relevanter aber ist eine defekte Sperrmüllentsorgung für die Giftmüllkatastrophe, die uns altern lässt – wenn nämlich unsere Autophagie ausfällt.

DAS AUTOPHAGISCHE LYSOSOMALE SYSTEM

Hier haben wir es mit einem noch komplexeren Müllentsorgungssystem zu tun, als es die Proteasomen sind. Denn es handelt sich um eine multifunktionale Abbau- und Recyclinganlage. Darin wird Zellmüll der unterschiedlichsten Herkunft aufgespalten und in den Zellstoffwechsel zurückgeführt, zum Beispiel defekte Mitochondrien, Zelltrümmer, Stoffwechselprodukte, aber auch zellfremde Objekte wie Bakterien oder Viren. Zudem wirkt es bei der Apoptose mit, beim programmierten Zelltod: also dem autophagischen System, das Sie bereits kennen. Nochmals ein genauerer Blick darauf: Es handelt sich um ein System, das Energie und Baustoffe bereitstellt, indem es die eigenen Bestandteile zerlegt – möglichst solche, die nicht mehr gebraucht werden oder sogar schädlich sind. Geprägt wurde dieser Begriff der „Selbstverdauung“ 1963 von dem belgischen Biochemiker CHRISTIAN de DUVE. Die genauen Vorgänge in der Zelle lüftete allerdings der japanische Wissenschaftler YOSHINORI OHSUMI, der sich an der Universität von Tokio ab 1990 mit der Autophagie beschäftigte.

Ich (Dominik) habe mich mit diesen Vorgängen intensiver auseinandergesetzt. Wissenschaftler erhielten bereits in den 1960er-Jahren ihren ersten Einblick in die Autophagie. Dies geschah kurz nach der Entdeckung eines Beutels in unseren Zellen, der heute als Lysosom bekannt ist. Dieses dient als Müllentsorgungseinheit und zerlegt Zellorganellen mit all ihren Komponenten sowie Proteine zu ihren Grundbausteinen. Die Entdeckung der Lysosomen führte 1974 zu einem Nobelpreis für den belgischen Wissenschaftler CHRISTIAN de DUVE. Er hatte Lysosomen beobachtet, die mit großen Stücken zellulärer Abfälle gefüllt waren. Aber für die nächsten 30 Jahre blieb es ein Rätsel, wie sie funktionierten.

Dies hat sich in den 1990er-Jahren geändert. Zu diesem Zeitpunkt beschloss YOSHINORI OHSUMI vom Tokio Institute of Technology, die Autophagie in einem einzelligen Organismus zu untersuchen. Er entschied sich dabei für

Bäckerhefe, also die Mikroben, mikroskopisch kleinen, einzelligen Hefepilze, die durch ihren Stoffwechsel für das Aufgehen des Brotes verantwortlich sind. Die Untersuchung des Abfallbehandlungsprozesses in diesen Zellen war schwierig. Das lag zum Teil daran, dass der Prozess zu schnell ablief. Also züchtete OHSUMI spezielle Hefestämme, die nicht in der Lage waren, Proteine in ihren zellulären Müllentsorgungen abzubauen. Er ging dabei davon aus, dass er wenn er den Abbauprozess stoppen könnte, auch eine Anhäufung der Autophagie-Maschinerie in diesen Zellen sehen und sie besser verstehen könnte. Und es hat funktioniert!

Als er seine Hefezellen aushungerte, legte deren „selbstfressende" Maschinerie los – vermutlich, um Nahrung für die Zellen zu sammeln. Aber weil die Müllentsorgung defekt war, stapelte sich Müll in den Lysosomen. In kürzester Zeit schwollen sie wie mit Sand gefüllte Luftballons an. OHSUMI konnte die prall gefüllten Taschen unter einem Mikroskop deutlich sehen. Sein Team beschrieb dies 1992 in einem Artikel im Journal of Cell Biology und eröffnete damit eine Welt neuer Einsichten. Mit dieser neuen Technik konnte der Wissenschaftler den Prozess im Detail untersuchen. Innerhalb eines Jahres entdeckte er 15 Gene, die für das Funktionieren der Zellrecycling-Maschinerie benötigt wurden. Später untersuchten OHSUMI und andere Forscher die Proteine, zu deren Herstellung diese Gene ihre Wirtszellen angewiesen hatten. Die Arbeit enthüllte etwas Neues über die Müllzentren der Zelle. Vor OHSUMI hatten Biologen angenommen, diese Lysosomen seien kaum mehr als eine Müllkippe, aber er konnte zeigen, dass dies nicht der Fall war. Es handelte sich vielmehr um eine Recyclinganlage.

Später untersuchte das Team die Autophagie in tierischen Zellen und stellte dabei fest, dass der Prozess bei allen Arten von Zellen – auch bei Säugetieren – eine wichtige Rolle bei der Aufrechterhaltung der Zellgesundheit spielt. Praktisch jeder Winkel der Zelle wird vom autophagischen Prozess berührt. Die Arbeit des Zellbiologen fällt in die Kategorie der Physiologie – also der Wissenschaft vom Verständnis biologischer Vorgänge. 2016 erhielt OHSUMI den Nobelpreis für Medizin dafür, da dank seiner Arbeit das Gebiet zu einem der am intensivsten erforschten in der Biomedizin geworden war.

Mittlerweile haben wir auf Basis der physiologischen Entdeckungen über die Funktionsweise der Autophagie auch Erklärungen für die Entstehung von Krankheiten gefunden. Zu wenig Recycling kann dazu führen, dass sich Zellmüll ansammelt. Dies kann zu Erkrankungen des Gehirns wie Alzheimer und Parkinson führen. Wissenschaftler haben im Gegensatz dazu übermäßiges Recycling mit Krebs in Verbindung gebracht.

Hier das Wichtigste zur Autophagie: Sie ist überlebenswichtig für fast alle Organismen. Drei Varianten der Autophagie sind bislang bekannt: Die Makroautophagie ist die wichtigste (sie wird deshalb auch oft kurz einfach nur als Autophagie bezeichnet). Diese leistet die Selbstverdauung größerer Zellbestandteile, also auch von Zellorganellen wie der so häufig ausgetauschten Mitochondrien. In der menschlichen Leberzelle werden pro Woche rund die Hälfte aller Makromoleküle mithilfedes autophagischen Systems zerlegt, um ihre Bestandteile sofort wieder in das Zellrecycling einzuschleusen.

Der autophagische Prozess beginnt mit dem „Einfangen" des abzubauenden Elements – sagen wir, es sei ein Mitochondrium – durch eine Zellmembran, die sich unerbittlich um dieses Element herum bildet. (Woher sie stammt, ist durchaus erforscht, führte hier aber ein bisschen weit, wenn wir es bis ins Detail erklären wollten.) Diese Membran umschließt nun also rasch das defekte Mitochondrium. Damit wird das Autophagosom gebildet, das nur für zehn bis 20 Minuten existieren kann. Spätestens dann ist es hoffentlich auf eines der Lysosomen getroffen, auf ein Membranbläschen, das einen hochwirksamen Verdauungscocktail, eine Art konzentrierter Magensäure enthält. Wer es mit ihm zu tun bekommt, hat keine Chance. Es enthält nämlich rund 500 abbauende Enzyme, alles Hydrolasen. Im Hydrolasen-Cocktail ist für jeden etwas dabei: Die einen zerteilen Proteine, die anderen Fette, wieder andere Zucker oder auch DNA etc.

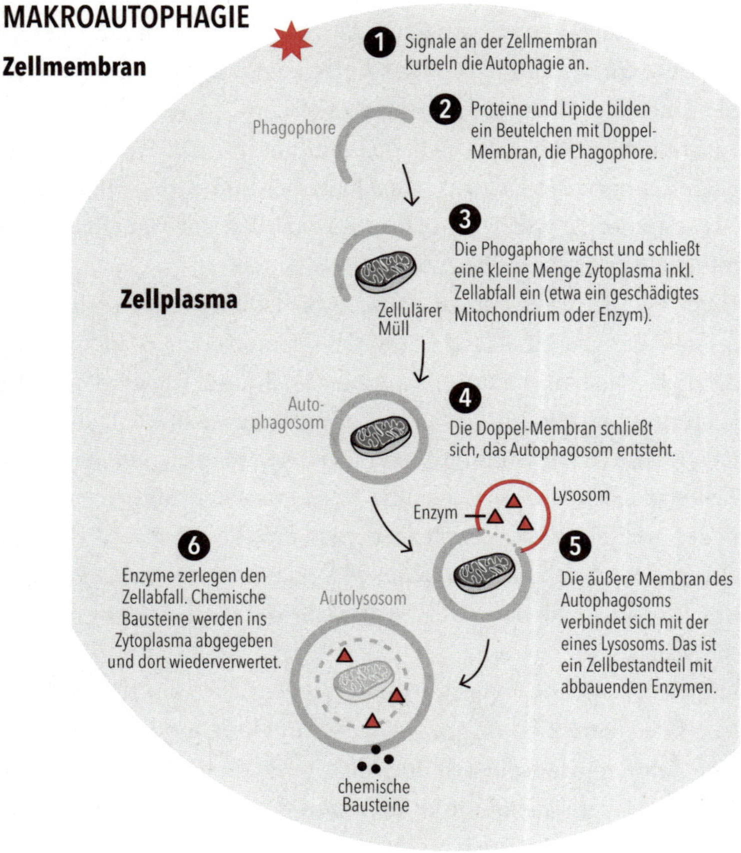

Eine Übersicht der einzelnen Schritte der Makroautophagie – die wichtigste Art der Autophagie. Deshalb wird sie auch oft mit der Autophagie gleichgesetzt.

Sprich: Lysosomen sind gesicherte Handgranaten mitten im Zellgeschehen. Würden sie einfach mal so platzen, könnten sie ungeheuren Schaden anrichten. Doch nein, keine Sorge, das können sie nicht! Denn sie sind, wie gesagt, *gesicherte* Handgranaten. In ihrem Inneren herrscht (mithilfe von starken Protonenpumpen) ein sehr niedriger pH-Wert (lediglich pH 4,5, im Gegensatz zum Zytoplasma mit einem pH von 7,2). Die diversen zerstörerischen Enzyme sind so „geeicht", dass sie nur in diesem sauren Milieu aktiv werden können. Wenn also ein Bläschen platzt, stört das im großen „Gewässer" des Zytoplasmas nicht weiter. Die ausgeschwemmten aggressiven Enzyme werden beim neutralen pH-Wert von 7,2 sofort inaktiv.

In den Lysosomen jedenfalls sind sie alle richtig scharf. Damit zurück zur Story des Mitochondrienabbaus: Jetzt müssen die Enzyme des Lysosoms auf ihr Substrat losgelassen werden, auf unser Mitochondrium. Und das funktioniert ganz einfach! Das Autophagosom, in dem unser Mitochondrium eingeschlossen ist, hat ja eine Zellmembran als äußere Hülle – und das Lysosom auch. Also können sich die beiden problemlos zusammenschließen. Das Magensaftbläschen Lysosom „spuckt" dann seinen Inhalt in das Autophagosom, und schon beginnt das Gemetzel: Alles, was groß und stabil war, wird zerlegt in seine Einzelteile. Und weil das so schön gemeinsam funktioniert, heißt das Gebilde aus Autophagosom und Lysosom nun Autolysosom. Nach getaner Magensaftarbeit werden sämtliche wiederverwendbaren Bestandteile ins Zytoplasma ausgeschüttet und sofort als Bau- oder Brennmaterial verwertet. Was gar nicht mehr zu gebrauchen ist, wird durch die Zellwand ausgeschieden und mit der Lymphe abtransportiert – oder es wird in kleine Granula, kleine Körnchen in der Zelle für immer weggeschlossen.

Die Autophagie kennt noch zwei weitere Varianten. Da ist zum einen die weniger häufig vorkommende Mikroautophagie: Hierbei stülpt sich die Lysosomenwand nach innen und schließt kleinere Abfallstoffe ein, um sie direkt zu verdauen. Und da ist die Chaperon-vermittelte Autophagie: Sie haben wir bereits kennengelernt. Die intelligenten wie kaltblütigen Chaperone nutzen Rezeptoren auf der Lysosom-Oberfläche, um spezifisch große Proteine dort hinein zu entsorgen. Dieser über Rezeptoren vermittelte Mechanismus ist es, der uns im Alter Probleme macht – dazu später mehr. Hier unten sehen Sie eine Abbildung, die alle Autophagietypen darstellt.

SCHEMATISCHES MODELL DER AUTOPHAGIETYPEN

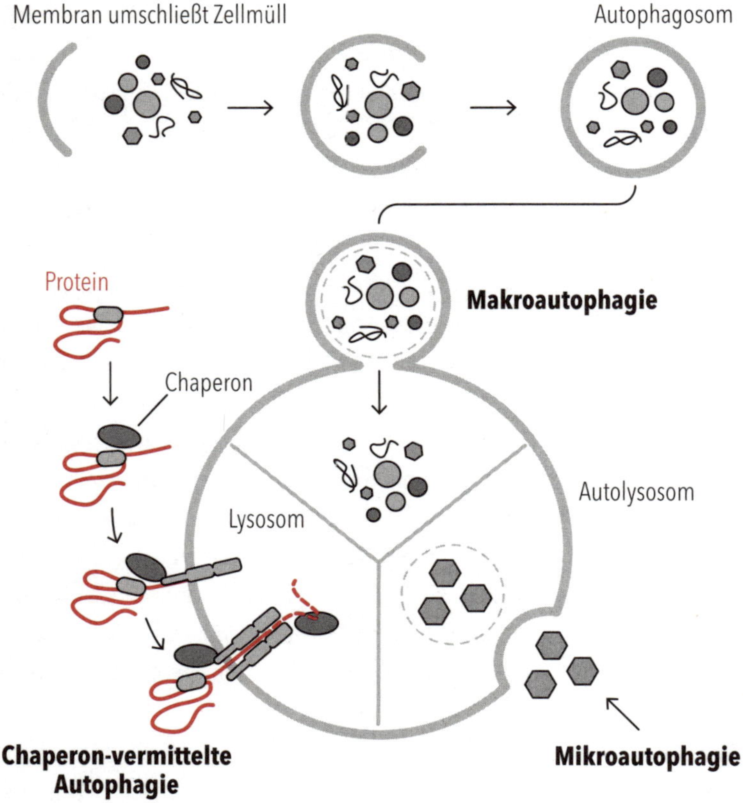

So sehen die Autophagietypen in den Zellen von Säugetieren aus: Größere Zellbestandteile werden zuerst in Autophagosomen eingeschlossen, die dann mit Lysosomen verschmelzen (Makroautophagie). Kleinere Partikel können direkt per Mikroautophagie aufgenommen und verdaut werden. Über Chaperone werden gezielt ausgewählte Proteine zum Autolysosom transportiert und dort abgebaut.

Recycling als Baustoffreservoir

Tausende Proteasomen, also „Sondermüll-Recyclinganlagen“, befinden sich in jeder unserer Zellen. Auch Tausende Autophagosomen, Lysosomen und Autolysosomen gibt es dort als „Sperrmüll-Recyclinganlagen“ – ihre Bedeutung für unsere Gesundheit ist damit natürlich nicht zu unterschätzen. Wie groß ist nun ihr Aufgabenspektrum – und wo sind ihre Schwachstellen? Was geschieht, wenn sie teilweise oder ganz ausfallen? Darum geht es jetzt.

Vorweg nur so viel: Beide Systeme erfüllen in unseren Körperzellen Aufgaben, die wir in unseren Städten und Kommunen noch längst nicht leisten können. Wie wir gesehen haben, zerlegen sie wertvolle Strukturen, Organellen und Substanzen hocheffizient in ihre Bestandteile, die zum größten Teil sofort wiederverwendet werden. Und das Ganze geschieht ganz stark in Abhängigkeit vom Bedarf, es ist also ein hochflexibles System. Benötigt eine Zelle sehr viele Bausteine, vielleicht weil von außen wenig geliefert wird (wegen Hungerstress oder Fastentagen), dann wird die „Selbstverdauung“ sprunghaft angekurbelt. Alles, was nicht unbedingt benötigt wird, wird zerlegt und den notwendigen Stoffwechselgrundfunktionen zugeführt. Auch Stresshormone (Flucht oder Abwehr), Wachstumshormone (Wachstum und Entwicklung), aber ebenso Bakterien- oder Vireninfektionen können Zellen dazu anregen, die eigenen Bestandteile für die Abwehr zur Verfügung zu stellen. Dazu kommen die „normalen“ Reinigungstätigkeiten wie unter anderem das bereits erwähnte Aussortieren von falsch gefalteten Proteinen oder von nicht mehr leistungsfähigen Mitochondrien oder aber das Entfernen von Stoffwechselendprodukten.

Schließlich müssen die beiden Systeme dann auch irgendwann aufs Ganze gehen. Sie sind die „Sterbebegleiter“ ihrer eigenen Behausung. Beim programmierten Zelltod, der Apoptose, die Sie schon kennen, lösen sie ihre eigene Heimstatt, ihre Zelle, auf. Das kann übrigens auch ganze Gewebeteile betreffen. So bauen Proteasomen und das autophagische System im Mutterbauch zum Beispiel die Schwimmhäute zwischen den Fingern des menschlichen Embryos ab. Die beiden Recyclingsysteme der Zelle können sich also über mangelnde Beschäftigung nicht beklagen. Schließlich dienen sie auch einem höheren Zweck: Sie müssen für das homöostatische Gleichgewicht ihrer Zelle sorgen. Sie müssen also für deren Selbstregulation auf ihrem optimalen Funktionslevel garantieren. Ein ziemlich verantwortungsvoller Job für eine Müllrecyclinganlage! Sie kann allerdings auch äußerst unangenehm auffallen – wenn sie nämlich durch Krebszellen missbraucht wird. Denn Krebszellen produzieren jede Menge anormale Proteine, die die Proteasomen normalerweise brav schlucken und in Peptide spalten – und damit leider neue Nahrung für die Krebszelle und ihr Wachstum produzieren. Deshalb könnte man mit einem Medikament, das Proteasomen verstopft, verhindern, dass Krebszellen ihren eigenen Müll zu neuer Nahrung recyceln. Sie würden verhungern, wunderbar! Ein erstes Krebsmedikament funktioniert genau nach diesem Mechanismus: Bortezomib gegen das Multiple Myelom in der Brust.

Die Autophagie schützt uns offenbar in frühen Phasen der Tumorentstehung sehr gut. Entgleiste Proteine von Krebszellen werden sachgemäß entsorgt. Doch bei weiterentwickelten Tumoren wird leider auch die Autophagie der Krebszellen „umgedreht" und die von ihnen zerlegten Zellbestandteile schamlos für das weitere Tumorwachstum genutzt. Die Autophagie gilt sogar mittlerweile als einer der wichtigsten Mechanismen, der es oft wenigen Tumorzellen erlaubt, sich nach langwierigen Chemotherapien oder Bestrahlungen wieder zu erholen und erneut zum Angriff überzugehen. Sie sind es, die das Reservoir für Rückfälle bilden. Also sucht man auch hier nach Substanzen, die die Autophagie hemmen – als Ergänzung zur Chemotherapie. Zu den bekanntesten Autopha-

gie-Inhibitoren zählt Hydroxychloroquin, das das Verschmelzen des Autophagosoms mit dem Lysosom blockiert.
Unsere beiden Müllrecyclingsysteme können aber auch für anderes Ungemach sorgen. So hochkomplex sie arbeiten, so sehr fallen Fehlregulierungen ins Gewicht, wenn sie nicht richtig funktionieren oder überfordert sind. Wenn beispielsweise falsch gefaltete Proteine nicht schnell genug entsorgt werden, können sie sich – wie wir bereits gehört haben – zu Aggregaten, zu Klumpen zusammenballen. Das wird als Auslöser für Alzheimer diskutiert. Zudem gibt es fast 50 lysosomale Speicherkrankheiten. Sie entstehen, wenn eines oder mehrere Enzyme des Magensaftcocktails in den Lysosomen nicht funktionieren. Dann bleiben bestimmte Verbindungen, die eigentlich abgebaut werden sollten, intakt, sammeln sich an und vergiften die Zelle aufs Übelste. Eine gestörte Autophagie wird unter anderem auch für die Entstehung von Chorea Huntington, Parkinson, Multipler Sklerose oder Morbus Crohn verantwortlich gemacht. Also: Es macht sehr viel Sinn, sich noch intensiver mit dem Müllrecycling in unseren Zellen zu beschäftigen und zu fragen, was im Alter zu Streiks führen kann. Und vor allem interessiert uns natürlich, was wir tun können, um die Recyclingsysteme wieder zu motivieren, optimal für uns sorgen!

ALTERN IST DER STREIK DER ZELLULÄREN MÜLLABFUHR

„Kommt Zeit, kommt Müll.
Doch Müll kommt schneller.“
MANFRED HINRICH

Wir sind weit vorangekommen! Bald haben Sie einen profunden Überblick über die drei Zellkompetenzen gewonnen, über diese enorm komplexen Prozesse, soweit sie bis heute erforscht sind. Darüber hinaus kennen Sie jetzt etliches, zum Teil Schreckliches, was die ersten beiden Kompetenzen Erneuerung und Energiegewinnung zum Entgleisen, ja zum Erliegen bringen kann. Erste Hoffnungsschimmer taten sich auf – Sie haben so einiges für sich identifiziert, was Sie tun können in Sachen Lebensstil, Ernährung und Nahrungsergänzung. Sie können tatsächlich eine Menge tun, was Sie dem großen Traum der Menschheit näherbringen könnte, nämlich gesund zu altern! Unsterblichkeit kann Ihnen zwar niemand versprechen, aber in gewisser Weise rückt die ewige Jugend näher – bis zum Tod. Und ganz nah wird die ewige Jugend denen rücken, die jetzt jung sind. Altersbedingte Krankheiten und Verfallserscheinungen aufzuhalten oder sogar umzukehren, daran wird weltweit intensiv geforscht.

Na gut. Tun wir, was aktuell möglich ist, und dazu brauchen wir in diesem Teil des Buches möglichst viel Kenntnis über die Dramaturgie der Streiks bei der zellulären Müllabfuhr. Wie die beiden Hauptsysteme dieser Müllabfuhr, die Proteosomen und die Autophagie organisiert sind, das ist Ihnen jetzt bereits bekannt. Nun fragen wir also, wie es zum Streik und damit zu giftigen und hochgefährlichen Müllbergen in den Zellen kommen kann – und auch außerhalb von ihnen. Ältere Zellen werden also zu Messies, die jede Menge Verbrauchtes, Zerstörtes in ihrem Inneren stapeln. Leider vermüllen sie dazu auch noch ihre Umgebung, den extrazellulären Raum. Warum das so ist? „Suche nicht nach Fehlern, suche nach Lösungen.“ Wir stimmen HENRY FORD da nur bedingt zu. Wir suchen nämlich zunächst einmal nach den Fehlern – um dann vielleicht zur Lösung zu kommen, die „ewige Jugend“ heißt.

Fragen wir vorneweg doch erst einmal: Für welche Zellen kann denn Vermüllung Sünde sein? Doch nur für solche, die lange leben. Alle anderen, die in kürzester Zeit gebildet werden, auf Hochtouren arbeiten, verschleißen und abgebaut werden, haben ja kaum

Zeit, am Müllproblem zu ersticken. Darm-, Haut- oder Blutzellen zum Beispiel sind da außen vor. Doch ganz anders sieht es – wie Sie es ja bereits in diesem Buch kennengelernt haben – bei Herzmuskelzellen aus, ja bei Muskelzellen im Allgemeinen. Auch Stammzellen leben lange, ebenso Nieren-, Leber- und besonders Nervenzellen. Sie alle teilen sich nur sehr selten, wenn überhaupt.
Beginnen wir mit einem Beispiel, das uns alle nachhaltig schreckt, weil es Millionen Menschen betrifft. Es zerstört Familien und Beziehungen und geht mit einer schleichenden und unerbittlichen Vernichtung von allem einher, was das Leben lebenswert macht: Alzheimer. In Deutschland leben derzeit rund 1,7 Millionen Menschen mit Demenz. Wie Sie sicher wissen, ist Demenz nicht gleich Alzheimer, sondern der Oberbegriff für rund 50 verschiedene Krankheiten, die mit dem Verlust von Nervenzellen verbunden sind. Rund 70 Prozent der Demenzkranken haben Alzheimer. Die fortscheitende Auflösung des Hirngewebes ist erschreckend.

DEGENERATION DES GEHIRNS

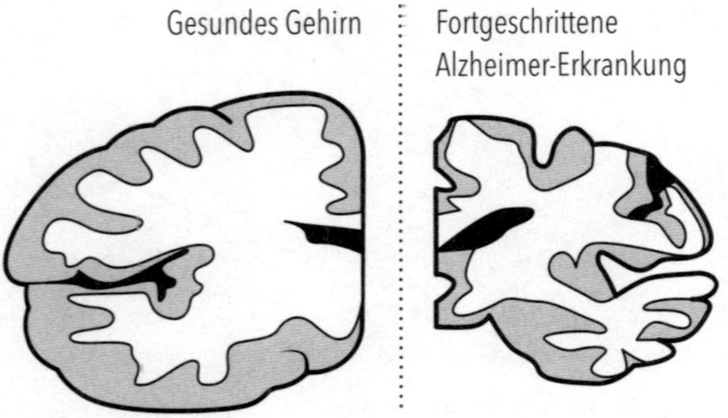

Bei der Alzheimer-Krankheit kommt es typischerweise zu einem Rückgang des Hirngewebes.

Alzheimer kann so ungehindert fortschreiten, weil wir es mit einer zunehmenden doppelten Vermüllung zu tun haben. Sowohl außerhalb der Nervenzellen verklumpt zellulärer Müll (nämlich in Form von Beta-Amyloid-Plaques) als auch innerhalb der Nervenzellen kommt es zu Verklumpungen. Hier handelt es sich um fehlgefaltete sogenannte tau-Proteine (benannt nach dem Buchstaben „tau" des griechischen Alphabets) der Kleinströhrchen (Mikrotubuli). Diese befinden sich im Zellinneren und sorgen für den Nährstofftransport und die Stabilität der Nervenzellen. In beiden Fällen gelingt es der zellulären „Müllabfuhr" offenbar nicht, die großen Mengen an Proteinmüll zu identifizieren, zu zerstören und abzutransportieren.

GEHIRNVERÄNDERUNG BEI DER ALZHEIMER-KRANKHEIT

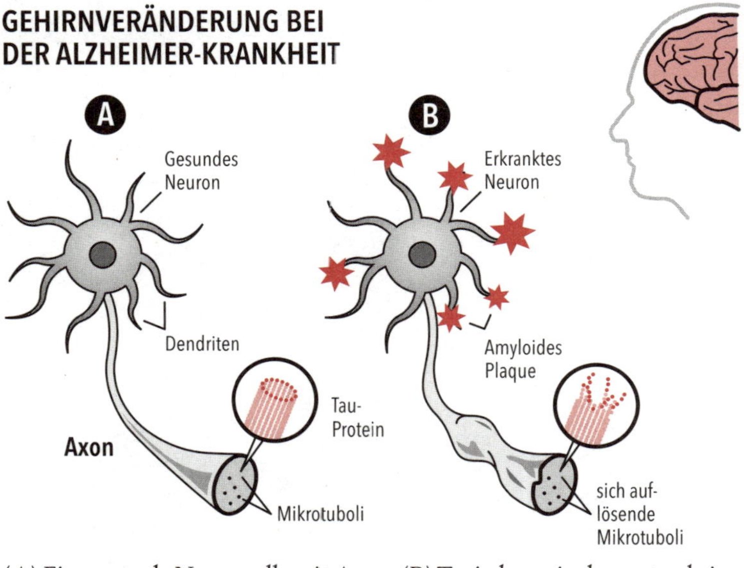

(A) Eine gesunde Nervenzelle mit Axon. (B) Typischerweise kommt es bei Alzheimer sowohl außerhalb der Nervenzellen zu Verklumpung von zellulärer Müll in Form von Beta-Amyloid-Plaques als auch innerhalb der Nervenzellen durch fehlgefaltete sogenannte Tau-Proteine.

Beginnen wir doch zunächst mit dem extrazellulären Müll, den Plaques. Nach dem heutigen Stand der Kenntnis können sie für die Zerstörung von Nervenzellen verantwortlich sein, müssen es aber nicht. Denn es gibt Menschen, deren Gehirn stark verplaquet ist, die aber keinerlei Alzheimer-Symptome aufweisen. Und es gibt solche, die relativ wenige Plaques haben, aber stark von Alzheimer gezeichnet sind. Die wahren Übeltäter scheinen also die Tau-Proteine zu sein. Doch zunächst zu den Plaques: Sie entstehen aus fehlgeschnittenen Proteinstückchen, also Peptiden eines Proteins namens APP (Amyloid-Vorläufer-Protein), das in großen Mengen und ganz normal in der Membran von Nervenzellen vorkommt. Welche Funktion es genau hat, ist noch unklar. Auf jeden Fall wird es sowohl bei Gesunden als auch bei Alzheimer-Patienten von Enzymscheren traktiert, und zwar innerhalb der Nervenzelle und von außen.

WIE DIE FÜR ALZHEIMER TYPISCHEN PLAQUES ENTSTEHEN

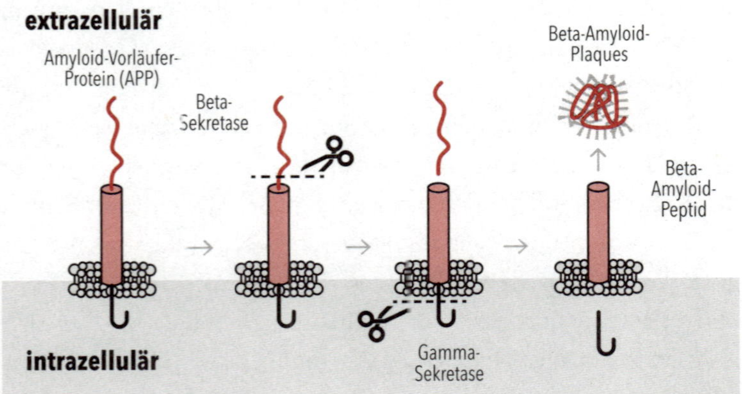

Aus einem Amyloid-Vorläuferprotein (APP) kann durch bestimmte biochemische Reaktionen Beta-Amyloid entstehen. Dieses Peptid ist mit großer Wahrscheinlichkeit an der Entstehung der Alzheimer-Krankheit beteiligt. Das APP sitzt an der Zellmembran. Ein Enzym, die Beta-Sekretase, schneidet das äußere (extrazelluläre) Ende des APP ab. Ein anderes Enzym, Gamma-Sekretase genannt, kappt die intrazelluläre Verankerung. Der übrig

bleibende Teil ist das Beta-Amyloid-Peptid. Es lagert sich mit seinesgleichen zusammen. So entstehen in den Zellzwischenräumen die alzheimertypischen Ablagerungen (Plaques).

Der Abbildung auf Seite 251 können Sie entnehmen, dass das Amyloid-Peptid, das abgeschnitten und freigesetzt worden ist, bei Alzheimer-Patienten nicht abtransportiert und auch nicht im Proteasom oder per Autophagie vernichtet wird. Bei Gesunden geschieht das dagegen schon. Offenbar ist bei Alzheimer-Patienten die zelluläre Müllabfuhr überfordert und kommt nicht nach. Das Beta-Amyloid verklumpt im extrazellulären Raum und bildet immer größere Plaques, die das Absterben von Nervenzellen verursachen können, wie wir gehört haben – aber nicht müssen.

Eins ist nachgewiesen: Die Plaques entstehen offenbar immer zuerst, und zwar außerhalb der Nervenzellen. Danach erst kommt es zu einem Entgleisen von sogenannten Tau-Fibrillen, den Fasern, die sich in den Kleinströhrchen im Zellinneren der Nervenzellen befinden. Bei gesunden Zellen stabilisieren die Tau-Fibrillen die Kleinströhrchen, in denen Nährstoffe der Nervenzelle weitergleitet werden – die Tau-Proteine sitzen wie Heftzwecken außen an den Röhrchen und halten sie zusammen. Bei Alzheimer-Patienten kommt es nun durch chemische Veränderungen, die noch nicht geklärt sind, zu einer Veränderung der Tau-Proteine. Damit können sie sich nicht mehr an die Kleinströhrchen heften, lösen sich ab, bilden zunächst längere Fäden – und verklumpen dann ebenfalls. Es entstehen sogenannte Aggresomen. Das ist wesentlich fataler als die Plaquesbildung außen, denn die Verklumpungen im Inneren der Nervenzellen blockieren die Signalweiterleitung und die Kommunikation der Nervenzellen untereinander. Noch dazu breitet sich offenbar die Degeneration der Tau-Proteine entlang der Nervenzellen wie eine Infektion aus und springt auch von Nervenzelle zu Nervenzelle weiter. Hier scheint übrigens ein kla-

rer Zusammenhang zum geistigen Verfall herzustellen zu sein: Je mehr degenerierte Tau-Proteine und damit Mikrofibrillen, umso stärker die klinischen Symptome der Alzheimer-Patienten.
Und auch hier lässt sich kein Abtransport, keine Auflösung der veränderten Tau-Proteine bei Alzheimer-Patienten feststellen. Die Vermutung auch hier: Die Müllabfuhr versagt.

VERÄNDERUNG DER TAU-PROTEINE BEI DER ALZHEIMER-ERKRANKUNG

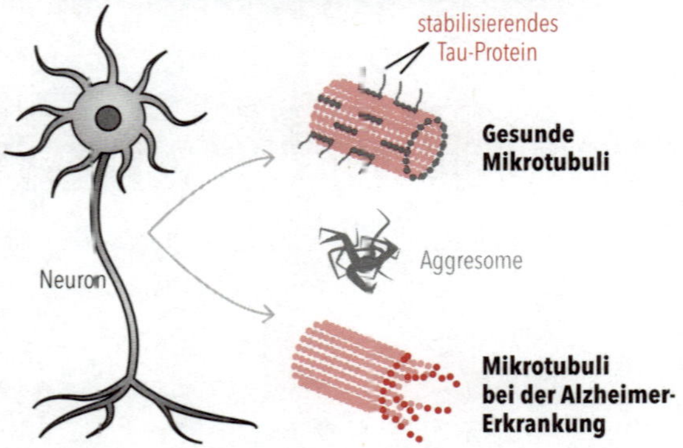

Bei gesunden Zellen stabilisieren die Tau-Fibrillen die Kleinströhrchen, in denen Nährstoffe der Nervenzelle weitergeleitet werden. Die Tau-Proteine sitzen wie Heftzwecken außen an den Röhrchen und halten sie zusammen. Bei Alzheimer-Patienten lösen sich die „Klammern" ab und verklumpen. Die Mikrotubuli büßen damit ihre Funktionsfähigkeit ein.

Die Forschung steht also vor gleich zwei enormen Herausforderungen: Wie könnte man die Plaquesbildung außerhalb der Nervenzellen verhindern – und wie wäre der Abbau, die Müllabfuhr anzukurbeln? Und – noch weit schwieriger: Wie könnten man die Veränderung der Tau-Proteine verhindern oder aber ihren schnellen Abbau anregen? Innerhalb der Nervenzellen einzugreifen, dürfte noch deutlich schwieriger sein als außerhalb. Die pharmazeutische Industrie hat bislang Milliarden in die Forschung und

Entwicklung möglicher Alzheimer-Medikamente gesteckt. Bis heute leider ohne Erfolg.

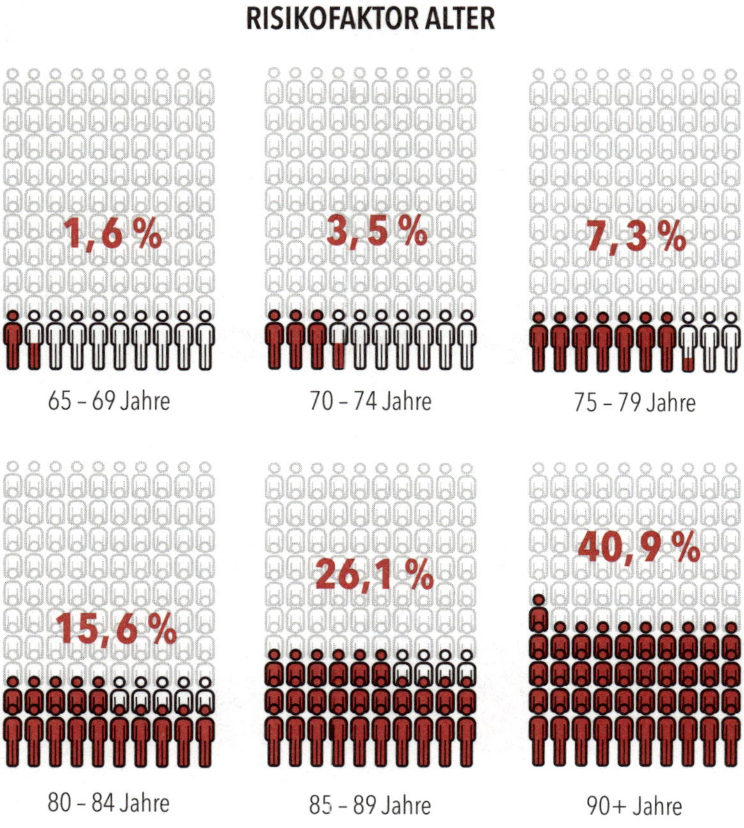

Das Risiko, an einer Demenz zu erkranken, nimmt mit dem Alter zu. Es sind im Alter von 65 bis 69 Jahren zwei von 100 Menschen davon betroffen. Bei den Menschen, die über 90 Jahre alt sind, ist mindestens einer von drei Menschen dement.

Alzheimer ist leider nicht das einzige Problem des Alterns, das mit einem defekten Entgiftungssystem einhergeht. Es ist allerdings ein geradezu tragisches Beispiel dafür, was passiert, wenn die extrazelluläre und innerzelluläre Müllentsorgung nicht mehr adäquat funktionieren.

Mit den Ursachen der innerzellulären Streiks der Müllabfuhr beschäftigen wir uns nun – wie unsere Zellen zu Messies werden, die den extrazellulären Raum zumüllen, das behandeln wir dann im nächsten Kapitel. Festhalten können wir aber jetzt schon: Offenbar liegt im Alter ein Ungleichgewicht zwischen der steigenden Menge an geschädigten Proteinen und dem möglichen Umfang des Proteinabbaus vor. Diese Hypothese wurde umfassend durch Studien der letzten vier Jahrzehnte bestätigt. Fast alle untersuchten Organismen und Systeme wiesen im Alter einen verringerten Proteinabbau auf – was zu einer Akkumulation und oft eben auch zur Verklumpung der degenerierten Proteine führte – und damit zu gravierenden Stoffwechselschädigungen.

Unsere erste Frage nach den Ursachen für diesen altersbedingten verminderten Proteinabbau muss natürlich sein: Wer macht denn eher und vielleicht auch stärker schlapp? Das System der Proteasomen, also die Sondermüllentsorgung ausschließlich für Proteine? Oder die Autophagie, also das Sperrmüllsystem für alles, was sonst noch anfällt? Es macht hier keinen Sinn, die komplette Studienlage aufzublättern. Deshalb fassen wir besser den derzeitigen Forschungsstand zusammen: Ja, auch die Proteasomen, die Sondermüllanlagen arbeiten im Alter schlechter. Aber sie tun das nur von Fall zu Fall und nicht für alle Gewebe gleich. Es scheint so zu sein, dass die Verklumpung und zerstörerische Oxidation von Proteinen im Alter so stark ansteigt, dass das Sondermüllerkennungssystem über die Ubiquitinierung zum Teil ins Leere läuft. Damit wäre das Nachlassen der Proteasomen allerdings eine Folge des unkenntlich gewordenen Proteinangebots – und nicht die Folge von Funktionseinbußen der Proteasomen.

Da zudem Proteasomen ja sowieso nur sehr spezialisiert Proteine entsorgen können, der Zellmüll aber deutlich vielfältiger ist, konnte mittels umfangreicher wissenschaftlicher Untersuchungen erwiesen werden, dass die Hauptursache für den reduzierten Proteinabbau im Alter bei der Autophagie und bei den Lysosomen zu suchen ist. Die Zunahme der Proteinablagerungen – nicht nur im Gehirn – ist nämlich eindeutig in zeitlichen Zusammenhang zu bringen mit dem altersbedingten Schwächeln der Autophagie. Deshalb konzentrieren wir uns im Folgenden genau darauf: Was bringt die Lysosomen – wohlgemerkt in älteren Zellen und Geweben – aus dem Tritt? Was tragen sie zum Altern und funktionellen Versagen bei?

Eine funktionierende Autophagie als *die* Kompetenz der Entgiftung bestimmt unsere Langlebigkeit. Wenn beschädigte Zellkomponenten nicht schnell beseitigt werden, kommt das gesamte Zellsystem sofort ins Stottern. Das kann zu einer regelrechten Müllkatastrophe führen – und damit zu den typischen altersbedingten Krankheiten.

Leider müssen wir feststellen: Das Versagen der Lysosomen ist ein wesentlicher Verursacher und Treiber des Alterns. Und das auch noch auf doppelt schädliche Weise.

ZELLULÄRES ENDLAGER FÜR GIFTMÜLL

Es sieht ganz danach aus, als würden sich die Lysosomen, die Wunderwerke der Magensaftlieferung für die Sperrmüllverdauung, schlicht und einfach überheben, wenn sie älter werden. Es bleibt ihnen auch gar nichts anderes übrig.

Das ist eine ziemlich unangenehme Vorstellung: Ausgerechnet die hochintelligenten Partner für die alltägliche Reinigungsarbeit, ausgerechnet die, die gefährlichen Müll entsorgen – ausgerechnet sie werden zum zentralen Quell des Unheils, weil sie sich übernehmen. Die Lysosomen schlucken nämlich nicht nur die Sorte Müll, die sich anstandslos zerkleinern und dem Stoffwechsel wieder zuführen lässt. Nein, sie stellen sich auch als Giftmülldeponie zur

Verfügung. Sie nehmen stark oxidierte Proteine und andere Makromoleküle oder unvollständig abgebaute Zellorganellen auf, die als Giftmüll zu werten sind und damit weder ausgeschieden (also nicht durch die Blutbahn oder Lymphe abtransportiert) noch effizient zerkleinert werden können. Diesen biologischen Abfall lagern sie recht wirkungsvoll, nämlich in Form von kleinen bräunlich-gelben Granula, also Körnchen, ein. Und die sind gekommen, um zu bleiben. Das Lysosom wird so zur Deponie.
Die kleinen, bräunlich-gelben Körnchen ziehen schon lange die Aufmerksamkeit der Wissenschaftler auf sich. Zum ersten Mal wurden sie vor über 160 Jahren in Nervenzellen beschrieben. Später nannte man sie Lipofuscin (aus dem griechischen „lipo“ = Fett und dem lateinischen „fuscus“ = dunkel). Das „dunkle Fett“ enthält vor allem oxidativ beschädigte Mitochondrienteile, die nicht mehr durch Autophagie komplett abgebaut werden können. Es ist – wie vorhin erwähnt – hauptsächlich in jenen Geweben zu finden, die Zellen mit sehr, sehr geringer Teilungsaktivität aufweisen, die also aus „alten“ Zellen bestehen: Herzmuskel-, Nerven-, Leber-, Nieren- und Skelettmuskelzellen. Und Lipofuscin ist auch oft verantwortlich für die Makuladegeneration, für die Erblindung von über 50-Jährigen! Aber auch die Hautzellen sind betroffen. Denn die allgemein bekannten sogenannten „Altersflecken“, die sich auf Handrücken und Gesicht zeigen, weil sie häufiger der Sonne ausgesetzt sind, enthalten ebenfalls geballtes Lipofuscin. Merkwürdig, sich vorzustellen, dass wir diese „Altersflecken“ mit den Jahren auch im Herzmuskel, in den Skelettmuskeln, in den Nervenzellen haben. Noch merkwürdiger ist es zu erfahren, dass die Menge des Lipofuscins in den Zellen als Maß für die Zellalterung gilt, und noch schlimmer: Je mehr Lipofuscin gemessen wird, desto geringer die Langlebigkeit. Also – je dunkelbrauner die Flecken und mehr von ihnen unsere Körperoberfläche zieren, desto kürzer die Restlaufzeit? Na, danke. Müll isst also Leben auf.

Dazu gibt es Spannendes aus der „Bergsteiger-Forschung“ zu berichten. Bergsteiger, die sich über mehrere Wochen in großen Höhen aufgehalten haben (über 5000 Meter), zeigten danach doppelt so viele Lipofuscin-Einschlüsse in den Lysosomen als vorher und eine deutlich verringerte Zahl an Mitochondrien. Hintergrund ist, dass in großen Höhen wegen des Sauerstoffmangels viele der Mitochondrien Probleme bekommen, weil die Zahl der aggressiven Sauerstoffradikale enorm ansteigt. Diese Radikale vermögen die Mitochondrien partiell oder ganz zu zerstören. Die große Menge an funktionsuntüchtigen Mitochondrien überlastet in der Folge das Sperrmüllsystem, sie können durch die Autophagie nicht mehr ordnungsgemäß recycelt werden. Innerhalb der Lysosomen reagieren die stark oxidierten Teile der Mitochondrien miteinander und verklumpen zu nicht abbaubarem Lipofuscin. Eisenionen spielen hier eine unrühmliche Rolle. Mit dem Schwund von Mitochondrien verkleinern sich auch die Muskelfasern der quergestreiften Muskulatur, der Muskel schrumpft. Also: Höhentraining bewirkt allenfalls eine Zunahme der roten Blutkörperchen – für die Muskeln und körperliche Fitness ist das nichts.

Doch eine Ausnahme gibt es: tibetanische und nepalesische Sherpas. Die Himalayabewohner haben offensichtlich im Laufe der Jahrtausende einen Schutzmechanismus gegen den starken oxidativen Stress in großen Höhen entwickelt. In ihren Muskelzellen wurde deutlich weniger Lipofuscin gefunden!

Eisen steuert die Geschwindigkeit der Lipofuscin-Bildung. Unvollständig abgebaute Mitochondrien und ihr Eisengehalt scheinen also nicht nur eine Hauptquelle für die verklumpte „Grundsubstanz“ des Lipofuscins zu sein, sondern auch der Eisenspender, der die Verklumpung beschleunigt und sogar zum unkontrollierten Aufbrechen der Lysosomen und damit zur Zerstörung der gesamten Zelle führen kann. Solange dieser GAU noch nicht stattgefunden hat, produzieren die fleißigen Lysosomen zwar weiterhin brav

„Magensäfte", die für das Sperrmüllrecycling benötigt werden. Doch je mehr sie von Lipofuscin-Körnchen besetzt sind, desto weniger arbeitsfähig sind sie. Sind sie komplett ausgefüllt mit Lipofuscin, können sie noch nicht mal mehr mit Autophagosomen fusionieren, um ihre Verdauungsenzyme loszuwerden.
Die Folge: Die gesamte Müllabfuhr gerät außer Kontrolle, die Zelle arbeitet nur noch sehr eingeschränkt. Zellen, die sich schnell teilen und schnell wieder abgebaut werden, betrifft dieser Streik der Sperrmüllabfuhr nicht. Für Herz, Leber, Niere, Muskel und vor allem Gehirn aber hat das fatale Folgen. Es ist nicht überraschend, dass daher bei Krankheiten wie Alzheimer oder Parkinson ein Leber- oder Nierenversagen sowie Muskelschwund mit geschädigten Lysosomen in Verbindung gebracht wurden.

Müllberge außerhalb der Lysosomen

Es sind leider nicht nur die überforderten Lysosomen, die die Sperrmüllabfuhr behindern. Auch der Sperrmüll selbst macht es dem Entsorger mit der Zeit schwerer und schwerer. Allen voran wieder einmal die Mitochondrien, von denen wir in unserer Fitness unmittelbar abhängen. Offenbar fällt in manchen älteren Mitochondrien die Steuerung ihrer Teilung aus. Das heißt, sie wachsen und wachsen, werden größer und größer. In Zellen, die schnell wieder abgebaut werden, wie Darmzellen zum Beispiel, haben sie gar keine Zeit für ein langes, ausuferndes Wachstum. Aber im Herzmuskel durchaus.
Solche Monstermitochondrien sind aufgeschwollen, aufgetrieben und meist funktionsunfähig. Sie müssten dringend entfernt werden. Auf der Abbildung auf Seite 260 sehen Sie, dass die Autosomen und Lysosomen mit diesen riesigen Mitochondrien nicht fertig werden. Sie sind einfach zu groß. Dazu kommt noch weiterer Müll, wie zum Beispiel in den Nervenzellen die Tau-Proteinverklumpungen.

VERSAGEN DER AUTOPHAGIE IM ALTER

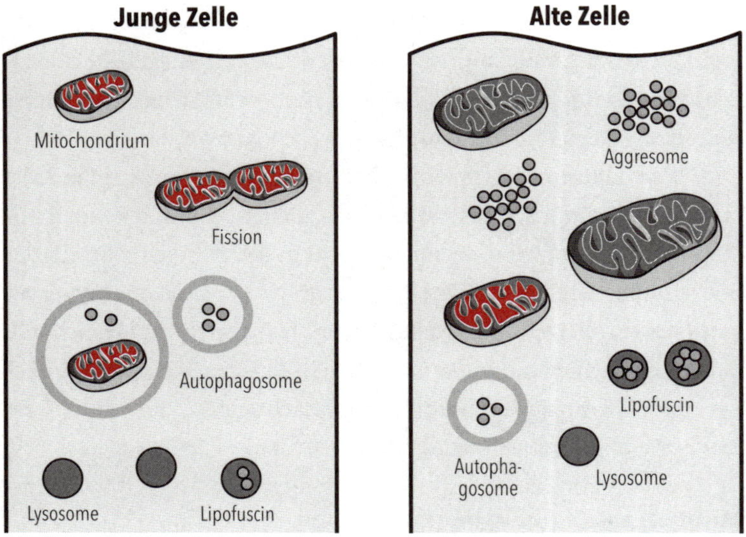

In jungen Zellen spalten sich größere Mitochondrien auf – in alten Zellen unterbleibt das oft. Es entstehen extrem vergrößerte Mitochondrien, die die Autophagosome nicht mehr aufnehmen und abbauen können. Außerdem sammeln sich in den Zellen Aggresome, also verklumpte Proteine an sowie weitere „Abfallklümpchen“, das fetthaltige Lipofuscin. Beide können ebenfalls nicht durch Autophagie entsorgt werden.

Es gibt auch andere Fehlfaltungen, die solche Klumpen im Zytoplasma wachsen lassen: So entstehen zum Beispiel sogenannte Lewy-Körper aus verändertem Alpha-Synuklein. Auch sie findet man nur in Nervenzellen des Gehirns, auch sie führen zu einer Demenz, und zwar zu der zweithäufigsten Demenz nach Alzheimer. Die Lewy-Körper-Demenz macht rund 20 Prozent der Demenzerkrankungen aus und ist als Begleiterscheinung auch bei Parkinson zu finden. Die Aggresomen können vom Sperrmüllsystem der Zellen nicht abgebaut werden und blockieren die Neurotransmitter-Ausschüttung in der Nervenzelle. Zusätzlich induzieren sie ein

Absterben der Nervenzellen. Aggresomen kommen so häufig vor, dass wir fragen müssen: Könnte ihre Bildung nicht auch einen biologischen Sinn haben? In der dichten Verklumpung fehlgefalteter Proteine scheint ja eine gewisse Systematik zu stecken … Die Wissenschaft hat hierzu zwei Hypothesen:

1) Die Anhäufung fehlgefalteter Proteine ist ein aktiver Prozess, der abläuft, wenn die Fehlfaltungen als Einzelmolekül aggressiv im Zellgeschehen wirken und zusammengeballt, also in Form von „Klumpen" deutlich weniger Schaden anrichten.
2) Die Anhäufung beschädigter Proteine „kehrt" sie sozusagen in einen „Dreckhaufen" zusammen, der dann als ganzer mittels Autophagie entsorgt werden kann.

Das mag so sein. Doch leider versagt die Autophagie mit zunehmendem Alter, wie wir oben gesehen haben, und die „Dreckhaufen" bleiben im Zytoplasma präsent. Bei Parkinson und der Lewy-Körper-Demenz scheint das tatsächlich der Auslöser der Erkrankung zu sein.

In den Zellen der sogenannten „Substantia nigra", den zwei kleinen, durch einen hohen Eisen- und Melaningehalt dunkel gefärbten Arealen, die sich im Mittelhirn befinden, läuft genau das ab. Durch die Vermüllung sterben diese Nervenzellen deutlich schneller ab als bei Gesunden. Bei Parkinson-Patienten ist diese Region nicht dunkel gefärbt, sondern wegen der abgestorbenen Zellen „ausgeblichen".

SUBSTANTIA NIGRA

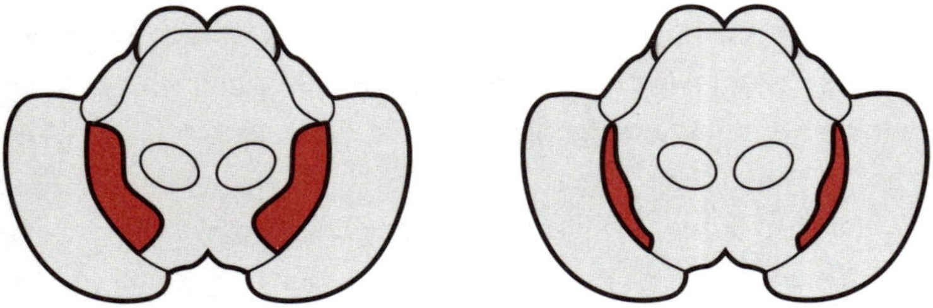

Normal **Parkinson-Erkrankung**

Die Substantia nigra ist ein durch hohen Eisen- und Melaningehalt dunkel gefärbtes Areal (hier rot markiert), das sich im Mittelhirn befindet. Bei Parkinson-Patienten ist die Abnahme der dunklen Regionen charakteristisch für das Absterben der Zellen.

Ein Säugling kommt mit rund 400.000 „Substantia-nigra-Zellen“ auf die Welt. Im Laufe des Lebens sterben pro Jahr etwa 2400 Zellen ab, was aber keinerlei Beeinträchtigung mit sich bringt. Beim Parkinson-Patienten jedoch ist das Absterben der Substantia-nigra-Gehirnzellen durch die Müllproblematik stark beschleunigt. Wenn schließlich rund 60 Prozent dieser Zellen, also rund 240.000 von ihnen, abgestorben sind, dann zeigen sich die typischen Parkinson-Symptome. Die Zellen der Substantia nigra sind durch Nervenfortsätze mit einer anderen Gehirnregion verbunden, und zwar dem Corpus striatum (von lateinisch „corpus“ für Körper und „striatum“ für gestreift). Die Substantia-nigra-Zellen setzen dort normalerweise den Botenstoff Dopamin frei. Dieser Neurotransmitter steuert ein weiteres Netzwerk von Schaltkreisen und damit die Feinabstimmung der Muskelbewegungen. Ohne Dopamin ist die Regulierung der Muskeln im Zusammenspiel von An- und Entspannung nicht möglich. Erkennbare Parkinson-Symptome treten auf, wenn der Dopamingehalt infolge des Absterbens der Substantia nigra um 70 bis 80 Prozent abgesunken ist. Und das alles als Folge des zellulären Müllproblems! Parkinson kann heute noch nicht geheilt werden, aber über verschiedene medikamentöse Aktivierungen der Dopaminproduktion können die Symptome deutlich gemildert werden.

PARKINSON-SYNDROM

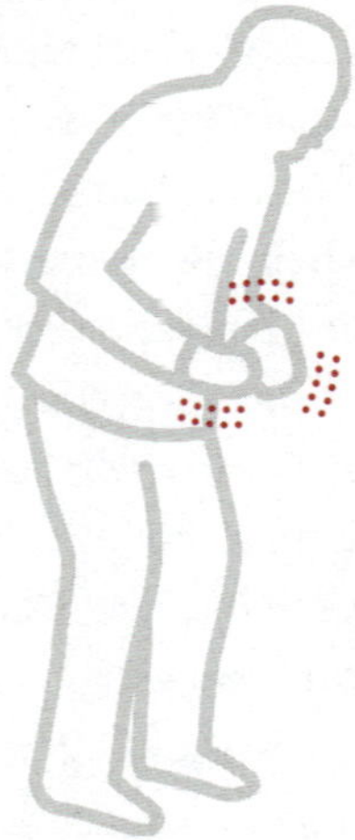

Veränderungen an der Substantia nigra im Gehirn verursachen das Parkinson-Syndrom.

WAS MACHEN EIGENTLICH DIE GOUVERNANTEN?

Erinnern Sie sich noch an die drei Varianten der Autophagie? Wir hatten sie ja als „Sperrmüllentsorgung“ veranschaulicht – was wir allerdings an dieser Stelle noch klarer fassen müssen. Denn den größten Anteil an dieser Müllbeseitigung hat zweifellos die Makroautophagie, bei der über die Verschmelzung mit Lysosomen als Magensaft-Injektoren der „sperrige“ Müll fortgeschafft wird – also größere Proteinkomplexe, Mitochondrienteile oder Reste anderer Organellen. Da gibt es aber auch noch die Mikroautophagie und die Chaperon-vermittelte Autophagie. Letztere ist immerhin für die Entsorgung von mindestens einem Drittel der beschädigten Proteine zuständig, die als Zellmüll im Zytoplasma vagabundieren. Zur Erinnerung: Besonders in langlebigen Zellen und Geweben spielt die dauerhafte Funktionsfähigkeit der Chaperon-vermittelten Autophagie eine entscheidende Rolle.

Erhält eine Zelle zum Beispiel einen Hungersignal, dann startet 30 Minuten später erst einmal die Makroautophagie. Zellmüll aller Art wird ziemlich wahllos in seine Grundbausteine zerhäkselt, damit die Stoffwechselmaschinerie weiterhin etwas zu verarbeiten hat. Diese hohe Aktivität der Autophagosomen bleibt rund vier bis acht Stunden bestehen. Bleibt der Hungerreiz dann aber immer noch hoch, läuft die Chaperon-vermittelte Autophagie an. Die Chaperone cruisen quasi als verdeckte Ermittler durch das Zellgeschehen und können dank ihrer sehr speziellen Spürnasen defekte Proteine aufstöbern, ebenso aber auch ganz gezielt solche Proteine, die zwar intakt, aber in nächster Zeit nicht wirklich gebraucht werden. Diese transportieren sie dann direkt in die Lysosomen, wo der Magensaft schon erwartungsvoll sprudelt. Nach 36 Stunden erst erreicht diese Grundstoffproduktion durch Müllverwertung ihren Peak und bleibt dann bis zu 36 weitere Stunden auf dem hohen Niveau.

Sie schließen natürlich messerscharf, werte Leser: Ohne Hungersignal, also im Normalzustand, sind diese Spürnasen ausschließlich für die Reinigung der Zelle, für ihre Befreiung von defekten Proteinen zuständig. Leider – Sie ahnen es sowieso schon – nimmt die Leistungsfähigkeit der Chaperon-vermittelten Autophagie mit zunehmendem Alter deutlich ab.

Was passiert dann? Nimmt vielleicht einfach nur die Menge der intakten Chaperone ab? Oder sind die „Magensäfte“ im Inneren der Lysosomen nicht mehr so wirksam? Oder stimmt etwas mit den Rezeptoren nicht? Forschungsergebnisse zu der Aktivität und Menge der Verdauungsenzyme in den Lysosomen zeigen eindeutig: An ihnen liegt es nicht. Wenn das Lysosom nicht schon durch große Mengen an Lipofuscin schachmattgesetzt wurde solchen, dann können die rund 500 abbauenden Enzyme in seinem Inneren bis ins hohe Alter sehr effizient die verschiedensten Zellstrukturen zerlegen.

SO FILIGRAN ARBEITEN CHAPERONE AM LYSOSOM

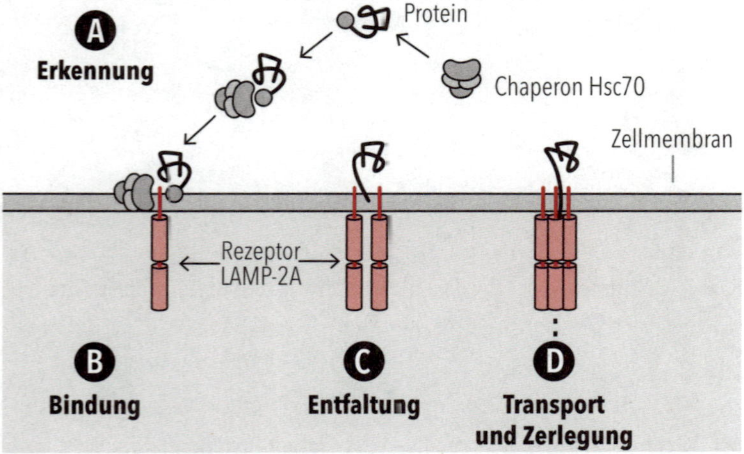

A: Das Chaperon mit Namen Hsc70 erkennt das abzubauende Protein an einer ganz bestimmten Aminosäuresequenz und kann dort an das Protein binden. B: Mit seiner Fracht am Lysosomen angekommen, bindet es an das spezielle Membranprotein LAMP-2A. Dieses Membranprotein ist also der Rezeptor auf dem Lysosomen, der das Chaperon mit seiner Fracht erkennt. C: Das Andocken des Chaperons an den Rezeptor löst die Entfaltung des zu verarbeitenden Proteins aus. D: Es liegt jetzt als lange Peptidkette vor, und dieser Reiz führt dazu, dass sich noch weitere Rezeptorproteine LAMP-2A hinzugesellen und quasi einen Mikrotunnel in der Lysosomenmembran bilden, durch den die Peptidkette in das Innere transportiert und dabei in seine Bestandteile zerlegt werden kann. Danach verabschieden sich die Tunnelbauer wieder und gehen ihrer Wege – bis zum nächsten Einsatz.

Was geschieht also mit den Chaperonen mit zunehmendem Alter? Deren Anzahl nimmt zunächst sogar zu! Offenbar gleicht eine größere Menge dieser Protein-Spürnasen einen Defekt aus, der auf der Membranoberfläche zu suchen ist – und zwar bei den Rezeptoren, den LAMP-2A.

DAS VERSAGEN DER CHAPERONE IM ALTER

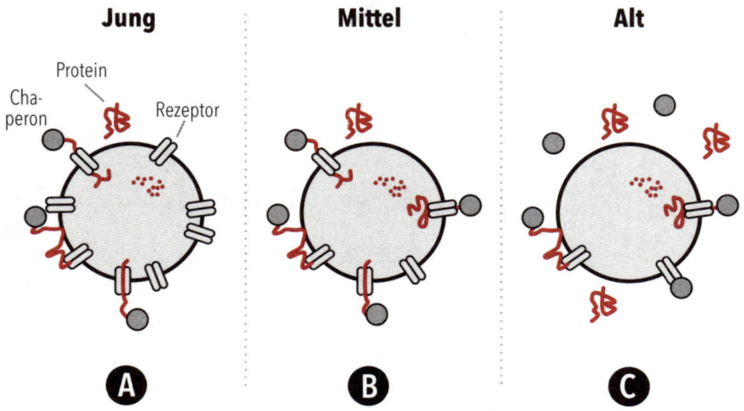

Im Alter nimmt die Zahl der LAMP-2A-Rezeptoren für die Chaperone auf den Lysosomen ab. A: Junge Lysosomen haben viele Rezeptoren für Chaperone, um die angelieferten Proteine dann schnell abzubauen.
B: Ältere Lysosomen haben schon weniger Rezeptoren. Dieser Mangel wird ausgeglichen, weil die Zahl der Chaperone steigt und sämtliche Rezeptoren in kurzer Folge genutzt werden können. C: Im Alter sind dann so wenige Rezeptoren vorhanden, dass der Proteinabbau ins Stocken kommt.

Dr. ANA MARIA CUERVO vom Albert Einstein College of Medicine, New York, gelang es, Mäuse gentechnisch so zu verändern, dass die Zahl der Rezeptoren auf den Lysosomen immer gleich blieb – lebenslang. Und es zeigte sich: Bei alten Mäusen waren die Leberzellen genauso funktionstüchtig wie bei jungen Mäusen – ohne jedwede Einschränkungen! Der Proteinmüll konnte also bis ins Alter gut entsorgt werden. Die logische Folgerung: Es ist an Mangel an Rezeptoren, der die Zellen alt macht!

Zunächst wird offenbar die abnehmende Zahl der Rezeptoren durch eine erhöhte Zahl und Aktivität der Chaperone ausgeglichen. Deshalb steigt in mittlerem Alter die Chaperon-Menge an. Irgendwann sind dann aber so wenige Rezeptoren vorhanden, dass eine Kompensation durch Chaperone nicht mehr möglich ist. Weshalb die Rezeptoren irgendwann schlappmachen, ist noch nicht geklärt. Vielleicht werden die LAMP-2A-Moleküle im Alter schneller abgebaut als in jungen Zellen, vielleicht werden sie irgendwann instabil oder der Rezeptor kann nicht mehr so gut und schnell an die Stelle wandern, wo das Chaperon angedockt hat …
Solange uns niemand gentechnisch so verändern kann, dass wir immerwährend gleich viele Rezeptoren auf unseren Lysosomenmembranen haben, wie in dem Mäuseversuch von Dr. CUERVO, müssen wir anderes versuchen. Dazu bald mehr.

LYSOSOMEN ALS WERTSTOFFLAGER

Wir würden die biochemische und mikrobiologische Intelligenz unserer Zellen unterschätzen, würden wir einer so hochkomplexen Recyclinganlage wie dem Lysosom nur eine einzige Funktion zuweisen, nämlich die der Müllverwertung. Weshalb könnten sie nicht gleich auch noch Wertstofflager sein? Schließlich stellen sie Wertstoffe aus dem zugeführten Müll doch selbst her! Welch ein Aufwand, wenn man dann auch noch extra eine Lagerhaltung anlegen müsste! Und einen Transport dorthin müsste man überdies organisieren. Nein, die Rolle als Depot spielt man als Lysosom am besten gleich selbst.
Na gut, es gibt auch noch andere Depots, aber die entstehen sozusagen von alleine: Das sind die Lipidtröpfchen in der Zelle, die Sammelbecken für verschiedene Fette sind. Und weil sich Fette in der wässrigen Lösung des Zytoplasmas eh aneinanderlagern, brauchen sie noch nicht einmal eine richtige Außenhülle, sie brauchen keine Membran. So ganz überflüssig sind die natürlich auch

nicht. Ihnen werden so einige Funktionen zugeschrieben: Bei der Membranherstellung der Zellorganellen spielen sie mit, auch bei der Organisation von Signalwegen, und sie sind wichtig für die Funktion der Mitochondrien. Die komplexe Regulierung des Fettstoffwechsels innerhalb der Zelle wird als Lipophagie bezeichnet. Hier geht es um die Lagerung der Fette in den Lipidtröpfchen, um die freie Verfügbarkeit von Fetten im Zytoplasma und um vieles andere mehr. Eine Fehlsteuerung kann zu Fettleibigkeit führen – und über zu hohe Cholesterinwerte zu Bluthochdruck und Diabetes mellitus. Sinnigerweise wird dieses Krankheitsbild als „metabolisches Syndrom“ oder „tödliches Quartett“ bezeichnet.

Zurück zu den Lysosomen als Wertstoffspeicher und damit auch als Dirigenten der Langlebigkeit. Was passiert hier weiterhin? Schauen wir uns an, was ein Lysosom leistet, nachdem es den Sperrmüll zerlegt hat. Es fungiert als Sortier- und Sammeldepot! Vor allem die verschiedensten Aminosäuren bunkert es, und auch viele Ionen. Und weil es damit über „Herrschaftswissen“ verfügt, also einschätzen kann, wie es um die Energieversorgung und Bautätigkeit der gesamten Zelle steht, kommt dem Lysosom nach jüngsten Erkenntnissen die Rolle als Nährstoffmesssystem und Signalwegkontrolleur zu. So fand man vor Kurzem heraus, dass das Lysosom offenbar über bestimmte Aminosäuren-Transporter verfügt, die zur mTOR-Steuerungseinheit geschickt werden, um diese über die Nährstoffdepots zu informieren. Da gibt es zum Beispiel einen speziellen Arginin-Transporter. Es könnte also sein, dass über diesen Weg, über die Botschaft des Lysosoms: „Achtung! Jede Menge der Aminosäure Arginin vorhanden!“, dem mTOR-Komplex lauthals zugerufen wird: „Du kannst die Wachstumsmaschinerie anwerfen! Kein Hunger, kein Nährstoffmangel weit und breit! Die Autophagie und Wertstoffproduktion kannst du drosseln!“

Ein hochspannendes Feld der Forschung, oder? Und es lohnt wahrlich, weiter untersucht zu werden. Denn schließlich sind unsere

Zellkraftwerke, die Mitochondrien, in ihrer Funktionsfähigkeit von den Lysosomen abhängig? Wenn Lysosomen nämlich ihre Arbeit reduzieren, schlecht ausführen oder gar einstellen, dann sieht es auch sehr schlecht mit unseren Mitochondrien aus. Welche Rolle die Signalübertragung durch Lysosomen hier spielt und dabei auch die von ihnen gesteuerte Nährstoffversorgung der Mitochondrien, das wird derzeit untersucht.

Auch die verschiedenen Ionen, die im Wertstoffhof der Lysosomen gespeichert werden, beeinflussen die Mitochondrien massiv. Wenn zum Beispiel die hohen Eisenmengen im Lysosom durch einen Defekt nicht freigegeben werden, dann laufen die Mitochondrien sofort deutlich schlechter, denn die Enzyme der Atmungskette (Sie erinnern sich, hier wird die Mikrozellbatterie ATP in großen Mengen produziert) brauchen Eisen, um arbeiten zu können. Wenn Eisen allerdings zum falschen Zeitpunkt und an den falschen Orten freigesetzt wird, richtet es enormen Schaden an, weil die Aggregation, also die Verklumpung von Proteinen damit ausgelöst wird.

Wo findet sich denn das Eisen in alten Zellen – und wo ist es offenbar nicht am richtigen Platz ist? Forscher des Deutschen Instituts für Ernährungsforschung (DIfE) untersuchten diese Mechanismen am Beispiel des Ferritins mithilfe menschlicher Bindegewebszellen der Haut. Ferritin kennen Sie als wichtigen Wert aus Blutuntersuchungen. Es handelt sich dabei um die Speicherform des Eisens in Form von Protein-Eisen-Komplexen, die vor allem in Leber, Milz und Knochenmark vorkommen. Die Wissenschaftler ließen dabei Zellen in Petrischalen wachsen und analysierten einerseits junge, nur kurz in der Petrischale gewachsene Zellen und andererseits gealterte Zellen, die bereits altersspezifische Merkmale aufwiesen. In den alten Zellen war eine deutliche Anhäufung des Eisens in Form von Ferritin zu sehen. Erstaunlicherweise beobachteten die Wissenschaftler aber nicht, dass die Anhäufung des Ferritins in den alten Zellen auf eine verringerte Zahl oder verminderte Aktivität der Lysosomen zurückzuführen war. Sie konnten nachweisen, dass hierfür ein gestörter Ferritin-Transport zu den Lysosomen verantwortlich war, da die alten Zellen bestimmte Transportproteine nicht mehr in ausreichender Menge produzierten.

Auch nahm die Anzahl der Proteine deutlich ab, die bei der Verpackung des Ferritins für die Aufnahme in Autophagosomen eine Rolle spielten. Zudem steuerte auch hier offenbar auf unrühmliche Weise mTOR, das Signalmolekül. Wenn dieses aktiv wird, zum Beispiel durch verfügbare Nahrung oder Zellstress, dann schadet es in älteren Zellen in der beschriebenen Form dem Eisenstoffwechsel.

Dazu noch ein Beispiel: Verpasste man dem Fadenwurm Caenorhabditis elegans, in der Genetik ein Modellorganismus, nichts anderes als einen Metallfänger (Metallchelator), dann lebte er deutlich länger. Eine Metallüberladung in der Zelle ist mehr als ungut. Was uns wieder an die regenerative Wirkung des HIF-Signalwegs erinnert, der durch Eisenentzug stimuliert werden kann und für eine Verjüngung der Haut, für Haarwachstum und für Wundheilung sorgt.

So weit, so gut. Welche Ionen haben wir noch im Lysosomen-Wertstoffhof? Kalziumionen! Wie schädlich diese für die Herzfunktion sein können, haben wir bereits erfahren. Funktionieren die Lysosomen nicht mehr gut, dann kann der Kalziumspiegel im Blut rasch ansteigen. Und auch hier das beunruhigende Ergebnis eines schlichten Versuchs: Erhöhte Kalziumspiegel innerhalb oder auch außerhalb von Hefezellen verkürzen deren Leben signifikant.

Fazit: Ein bisschen verwirrend, und auf jeden Fall enorm komplex. Voller Widersprüche und Rätsel, die nur darauf warten, gelöst zu werden. Mehr und mehr der komplexen Signalwege werden aufgedeckt und damit viele ihrer Fehlfunktionen. Je mehr wir davon entdecken, desto mehr Ungereimtheiten tun sich zunächst auf. Die großartige Chaperon-vermittelte Autophagie scheint zum Beispiel für Resistenzen bei manchen Chemotherapien bei Blutkrebs verantwortlich zu sein. Unterstützt die Autophagie also Krebszellen?

Kürzlich habe ich (Dominik) mit chinesischen Kollegen eine Studie zu Erkrankungen des Nervensystems durchgeführt. Diese hat zu unserer Überraschung ergeben, dass das Absterben von Nervenzellen durch Apoptose ausgerechnet dann zurückging, wenn wir die Autophagie blockierten … Da bleibt nur Demut – gepaart mit unendlicher Neugier und wissenschaftlicher Hartnäckigkeit!

WENN ZELLEN NICHT VOR IHRER HAUSTÜR KEHREN

„Die kleinste Einheit im Getriebe ist das Sandkorn."
PROF. HANS-JÜRGEN QUADBEK-STEEGER

Was Sie bisher über das schleichende Versagen der drei Zellkompetenzen beim Älterwerden erfahren haben, war mit einiger Wahrscheinlichkeit nicht dazu geeignet, ein tiefes Vertrauen in die Selbstheilungskräfte unseres Körpers zu stärken. Im Gegenteil: Wir erleben ja, wie uns die großartigen, hochkomplexen und faszinierend gesteuerten Selbstheilungskräfte von Jahr zu Jahr mehr und mehr „Goodbye" sagen. Es ist also ebenfalls mehr und mehr an uns, die schwindende Regulierung unserer Gesundheit durch bewusste Lebensführung, Ernährung und Zufuhr von Nahrungsergänzung zu stabilisieren. Wie das für die Zellkompetenz Entgiftung konkret aussehen kann, erfahren Sie im folgenden Kapitel. Zunächst motivieren wir Sie noch ein weiteres Mal in Ihrer Entschlossenheit, Ihren Milliarden Zellen helfend zur Seite zu stehen – indem Sie gemeinsam mit uns weitere Bereiche erkunden, in denen es langsam, aber sicher schiefläuft. Es geht um die unkoordinierte, chaotische oder gar streikende Müllabfuhr außerhalb unserer Zel-

len. Ein Beispiel haben Sie bereits kennengelernt, als wir die Entstehung von Alzheimer genauer betrachtet haben. Da sind es ja die Plaques, die als Erstes entstehen und irgendwann große Gehirnareale „vermüllen" können. Doch die Alzheimer-Plaques sind beileibe nicht die einzigen Proteinaggregate, die zu Erkrankungen führen können. Sie gehören zu einer Gruppe abnorm veränderter Proteine, der Amyloide, die mit rund 50 Krankheiten des Menschen in Verbindung gebracht werden. Diese Krankheiten werden als Amyloidosen bezeichnet (ihr Name leitet sich vom griechischen „amylon" ab, was „Stärke" bedeutet). RUDOLF von VIRCHOW hatte die Plaques zunächst irrtümlich als Kohlenhydratablagerungen identifiziert. 1859 konnte dann eindeutig nachgewiesen werden, dass es sich um Proteine handelt. Sie verursachen die im Folgenden beschriebenen Erkrankungen zwar nicht immer, sind aber für schwerwiegende Krankheitsbilder verantwortlich.
Eine kurze Übersicht der wichtigsten Amyloidosen:

» Beta-Amyloide: Alzheimer-Erkrankung
» Alpha-Synuclein: Parkinson, Lewy-Körper-Demenz
» Prionen (PrPsc): Creutzfeldt-Jakob-Krankheit
» Huntingtin: Huntington-Krankheit

Wenn Sie „Creutzfeldt-Jakob-Krankheit" lesen, dann fällt Ihnen vielleicht der „Rinderwahnsinn" in den 1980er-, 1990er-Jahre ein, der zu Massenschlachtungen von Rindern und Massenpanik unter den Fleischessern führte. Damals sprach man nicht von Amyloiden, sondern von Prionen. Diese stammten aus dem Tiermehl aus Schafshirnen, welche von der Scrapie befallen waren, der Traberkrankheit. Die Prionen sind infektiöse Proteine. Und diese infektiösen Proteine zählen leider auch zu den Amyloiden.
Schauen wir uns also der Reihe nach genauer an, wie es zunächst zu ihrer Bildung kommt, also zu Proteinaggregationen und dann, weshalb die eine Spielart dieser Aggregationen, die Prionen, denn

„infektiös" sein können, genauso wie Bakterien und Viren. Und schließlich betrachten wir, wieso solche toxischen Proteine besonders im Alter entstehen …

AMYLOIDE

Im Prinzip könnte jedes der Tausende von Proteinen in unserem Körper zu Amyloiden aggregieren, also verklumpen. Und, wichtig: Es gibt auch Amyloide im Körper, die hilfreiche Funktionen haben. Zum Beispiel können amyloidartige Körnchen Hormone speichern, bis sie freigesetzt werden. Es handelt sich also wieder um die zwei Seiten einer Medaille, eine funktionelle gute – und eine zerstörerische, schlechte. Die schlechte scheint im Fall der Amyloide allerdings zu überwiegen.

Auf jeden Fall müssen sämtliche Proteine ständig kontrolliert und in Schach gehalten werden, damit sie nicht toxisch verklumpen. Und Sie ahnen es: Dieser Kontrollmechanismus arbeitet zwar großartig, lässt aber im Alter deutlich nach. Wir wissen ja bereits, dass die Faltung der Proteine bis in die dreidimensionale Tertiärstruktur ein hochkomplizierter Vorgang ist, der – wenn etwas schiefläuft – letztlich Aggregation, also Verklumpung, auslösen kann. Der Ablauf der Fehlfaltung ist immer ähnlich, und das liegt an der Wasserscheu des Proteinkerns.

Es gibt wasserliebende und wasserabweisende Abschnitte der Peptidketten von Proteinen. Da das Zytoplasma eine wässrige Lösung darstellt, weisen die wasserliebenden Abschnitte immer nach außen. Die wasserabstoßenden Abschnitte verkriechen sich dagegen im Inneren des Proteins.

Wenn aber etwas „schiefläuft", dann wird der innere, wasserabweisende Kern zugänglich und kann mit Proteinabschnitten anderer, ebenfalls in dieser Weise fehlgefalteter Proteine in Kontakt kommen. Und diese wasserabweisenden Abschnitte lieben sich. Deshalb verklumpen die Proteine, und zwar bombenfest. So entstehen

ungeordnete Klumpen – oder feste Amyloid-Fasern (sogenannte Fibrillen). Beide sind in größeren Mengen toxisch und leider meist für die zelluläre Müllabfuhr zu sperrig (die Chaperone, Proteasomen und die Autophagie kommen mit denen einfach nicht klar).
Entgleiste Proteine, die über ihre wasserscheuen Abschnitte zusammenfinden (meist sind die nur fünf bis 15 Aminosäuren lang), haben eine hohe Tendenz zur Bildung von Amyloidfibrillen, nämlich anhand von aggregierenden Beta-Faltblattstrukturen. Es entstehen abnorme, sehr stabile Strukturen, die für die Müllabfuhr unerreichbar sind.

WIESO PROTEINE VERKLUMPEN KÖNNEN

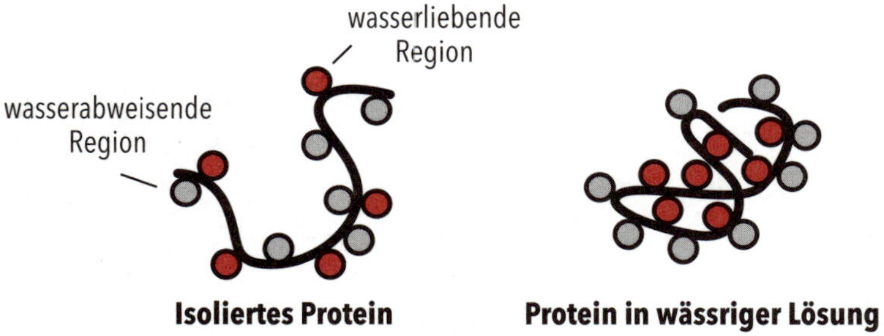

Die Peptidketten von Proteinen haben wasserliebende und wasserabweisende Abschnitte. Da das Zytoplasma wässrig ist, weisen die wasserliebenden Abschnitte immer nach außen, während der Proteinkern hingegen wasserscheu ist. Dieser ist für die Verklumpung anfällig.

Wieso kann nun dieser Verklumpungsprozess bloß so ungehindert und über das gesamte Gehirn hinweg ablaufen – wenn wir zum Beispiel Alzheimer oder Parkinson betrachten?
Neueste Studien geben uns weiteren Aufschluss. Genetiker von der Universität Groningen, Niederlande, fanden ein kleines Protein, das offenbar eine wichtige positive Rolle für Lebewesen auf unserem Planeten spielt. Diese positive Rolle kennen wir allerdings

noch nicht. Doch es wird durch ein orthologes Gen, also ein Gen, das in ähnlicher Form in mehreren Spezies vorkommt, kodiert. Und zwar sehr, sehr vielen Spezies, von Insekten, Würmern bis hin zu Säugetieren. Irgendeine wichtige, bis heute unbekannte Aufgabe muss es also haben. Seinen negativen Einfluss allerdings identifizierte das Groninger Team sehr klar. Beim uns schon bekannten Fadenwurm Caenorhabditis elegans wurde das Protein MOAG-4 (Modifikator der Aggregation 4) getauft. Beim Menschen wurde sein Verwandter SERF benannt, und der kommt in zwei Varianten vor.

DER GEFÄHRLICHE VERKLUMPUNGSPROZESS

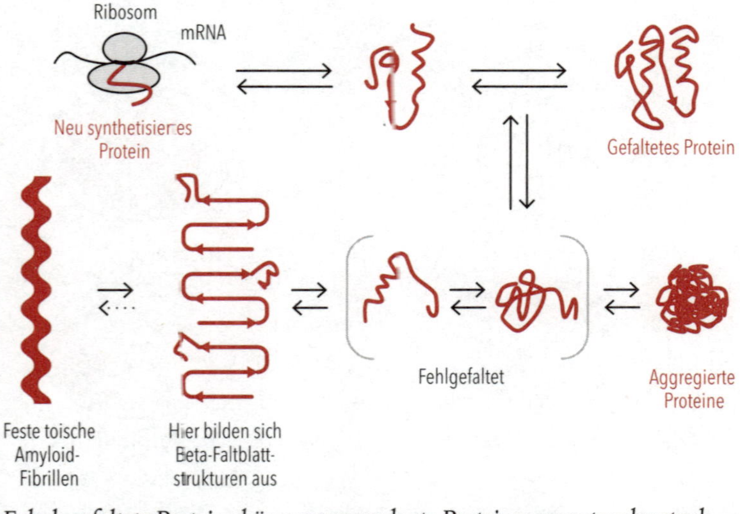

Falsch gefaltete Proteine können ungeordnete Proteinaggregate oder strukturierte Amyloidfibrillen bilden oder sie können wieder in ihre „ordentliche“ Struktur zurückgefaltet werden.

Gemeinsam haben diese Proteine, dass sie offenbar im Alterungsprozess die Aggregation der Proteine Alpha-Synuclein und Beta-Amyloid auslöst oder zumindest befeuert. Unglaublich! Ein körpereigenes Protein, das den Ausleseprozess der Evolution über Millionen Jahre überstanden hat, für die Verklumpung von Proteinen zuständig ist und darüber ganze Gewebe, ja das Gehirn absterben lässt? Wir erinnern uns kurz: Aggregiertes Alpha-Synoclein löst Parkinson aus, verklumpte Beta-Amyloid ist für Alzheimer verantwortlich. Ein uns innewohnender Prozess, der der Wissenschaft Rätsel aufgibt.

SERF, DAS RÄTSELHAFTE GEN BEIM MENSCHEN

In der Zelle entstehen Proteine, die zur Aggregation fähig sind

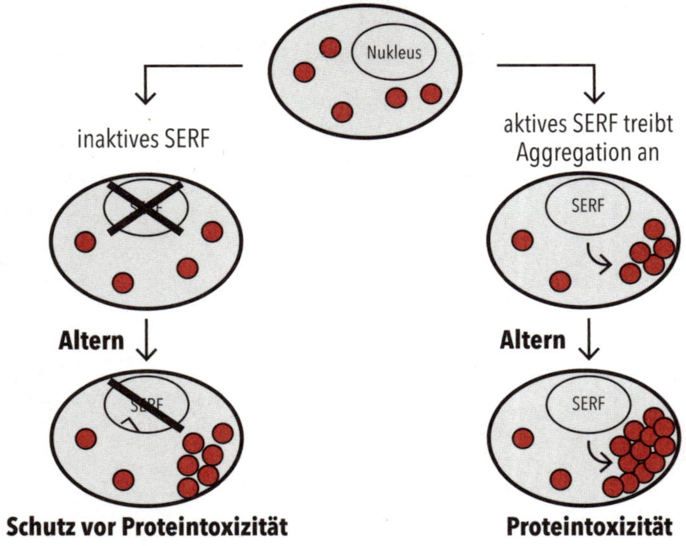

Am besten, das Gen mit Namen SERF bleibt ausgeschaltet! Denn es löst aktiv die Proteinverklumpung aus - kann also Parkinson oder Alzheimer fördern. Verwandte Gene kommen in allen Tierarten vor, und bis heute ist unklar, welchen biologischen Sinn sie haben. An SERF wird derzeit geforscht, ob es für Therapien genutzt werden könnte.

Was weiß denn die Wissenschaft bisher über die Ursachen solcher Aggregationen, die die Zellfunktionen schädigen oder zerstören?

- Verantwortlich sein können Mutationen der DNA-Sequenz oder Fehler in der Ablesung der DNA, sodass „falsche" Aminosäuren das Protein bestücken. Diese Aminosäuren haben veränderte Bindungseigenschaften, sodass sich das Protein falsch faltet und seine wasserabstoßenden Bereiche freilegt.
- Verantwortlich sein kann oxidativer Stress durch freie Radikale (ROS, Sie erinnern sich!). Solche Radikale können die Bindungen der Aminosäuen innerhalb des Proteins angreifen und nachträglich zu Fehlfaltungen führen.
- Und verantwortlich sein kann auch Alterung. Hier scheint es zu einer Überlastung der Chaperone zu kommen. Sie sind nicht mehr in genügender Anzahl vorhanden, um fehlgefaltete Proteine (unter anderem durch SERF-Proteine, die wir gerade kennengelernt haben) angemessen entsorgen zu können. Verschärft wird die Problematik dadurch, dass jedes Protein, das eine bestimmte Krankheit im Gehirn auslöst, für seine Beseitigung einen Spezialtransporter benötigt, einen speziellen Chaperon-Typ. Und hier setzt wieder die aktuelle Forschung an: Chaperone in Bezug auf Amyloidosen, also durch Verklumpungen bedingte Erkrankungen des Gehirns, für die Therapie nutzen zu lernen!

Schauen wir uns jetzt kurz noch eine beunruhigende Eigenschaft der Proteinaggregate an, die aus Fehlfaltungen bestehen. Sie sind nämlich „ansteckend", ganz ähnlich den Prionen. Das gilt für Krankheiten der Nervenzellen des Gehirns, nämlich Alzheimer, Parkinson und Huntington.
Zunächst sind es kurze, beschädigte Peptidketten, die größere Aggregate auslösen und dann gesunde Nervenzellen angreifen können. Offensichtlich handelt es sich um einen Prozess, der Jahre oder sogar Jahrzehnte dauern kann, und geht über das hinaus, was wir bisher erfahren haben, dass nämlich Beta-Amyloide durch

Aggregation nur außerhalb der Zellen Unheil anrichten können. Innerhalb geschieht das offenbar auch.

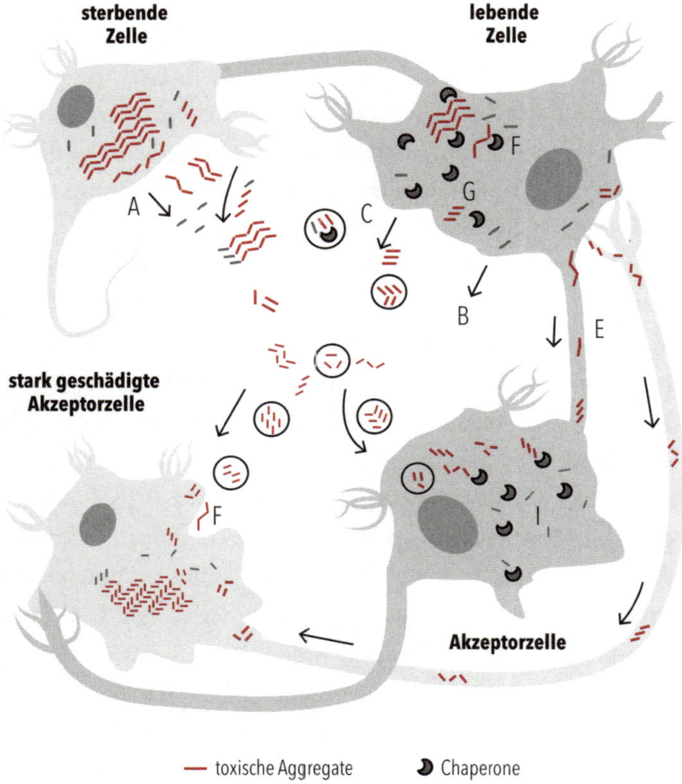

A: Eine Zelle, deren Proteinkontrolle nicht ausreichte, um toxische Polypeptidstücke (rote Elemente) zu vernichten. Sie stirbt ab und setzt ebenfalls toxischen Polypeptide frei – in den extrazellulären Raum im Gehirn. Die giftigen Partikel, die zum Beispiel Alzheimer und Parkinson auslösen, findet man dann zum Beispiel in der Lymphe von Erkrankten. Je fortgeschrittener die Erkrankung und je älter der Patient, desto mehr.

B, C, G: Eine Zelle mit starker Proteinkontrolle, also vielen aktiven und intakten Chaperonen ist in der Lage, beschädigte, toxische Polypeptide wie Beta-Amyloid auf den verschiedensten Wegen auszuscheiden. Chaperone begleiten diese sogar in sogenannte Exosomen, also Ausscheidungsbläschen. E: Ebenso über Nervenfasern können toxische Peptide weitergegeben werden. Die giftigen Polypeptide dringen in weitere, gesunde Zellen ein und bilden unzerstörbare Aggregate, die die Zelle massiv schädigen.

Wissenschaftler um VLADIMIR F. LAZAREV vom Zytologischen Institut der Russischen Akademie der Wissenschaften in St. Petersburg haben sich intensiv mit dem „Ansteckungsmechanismus" bei Alzheimer oder auch Parkinson auseinandergesetzt. Die Abbildung auf der linken Seite zeigt den ziemlich beeindruckenden Prozess der Nervenzellzerstörung.
Dabei ist interessant, dass die großen Aggregate in den Zellen offenbar weniger schädlich sind als die Masse kleinerer Polypeptide. Wahrscheinlich, weil die Verklumpung eine weniger aktiv schädigende Oberfläche besitzt.
Wir halten fest: Fehlgefaltete Polypeptide können andere, gesunde Polypeptide in gesunden Nachbarzellen ebenfalls zur Fehlfaltung animieren und damit „anstecken". Chaperone halten fehlgefaltete Polypeptide sowohl innerhalb, als auch außerhalb der Nervenzellen in Schach, solange es genügend aktive Exemplare von ihnen gibt. Sie spielen aber auch eine (ungute) Rolle beim Hinausbefördern der Gifte aus der Zelle und damit bei der „Ansteckung" von Nachbarzellen. Dennoch: Pharmazeutisch entwickelte Chaperone dürften in Zukunft bei der Bekämpfung neurodegenerativer Erkrankungen eine entscheidende Rolle spielen!

Das glymphatische System

Und hier noch ein kleiner Exkurs, dieses Mal weit außerhalb der einzelnen Zellen – doch wichtig für die Müllabfuhr im Gehirn. Sie haben sich vielleicht gefragt, wieso denn die Plaques, von denen sie jetzt wissen, dass sie bei Alzheimer aus aggregierten, verklumpten Beta-Amyloiden bestehen, nicht einfach vom Sperrmülltransport weggebracht werden, wenn sie außerhalb der Zellen sind. Dazu schauen wir uns kurz das Entgiftungssystem des Gehirns an, das glymphatische System. Auch hier: Was für ein Wunderwerk!

DIE EFFIZIENTE MÜLLENTSORGUNG IM GEHIRN

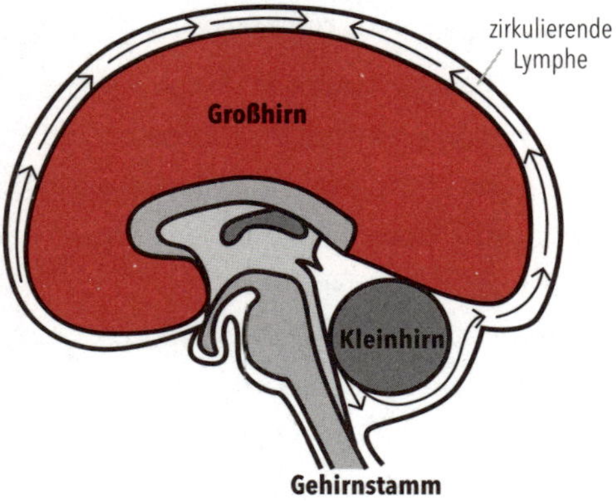

Das glympathische System: Die Lymphe des Körpers kann nur zwischen Hirnhaut und Schädeldecke zirkulieren. Die Gehirnlymphe ist von diesem System streng getrennt und wird entlang der Blutgefäße transportiert. Im Schlaf ist ihre Entsorgungsleistung besonders hoch - auch Plaques kann sie abtransportieren!

Es wurde 2012 von MAIKEN NEDERGAARD, Professorin am Medical Center der Rochester University und an der Universität von Kopenhagen erstmals beschrieben. Es ist natürlich kein Zufall, dass das glymphatische System sehr ähnlich klingt wie das „lymphatische System", das der Teil unseres Immunsystems ist, der als „Körperwasser" bezeichnet wird. Das „glymphatische System" ist das Pendant dazu im Gehirn und Rückenmark. Sie wissen vielleicht, dass beide durch die Blut-Hirn-Schranke hochintelligent geschützt sind vor Eindringlingen aus dem Blutkreislauf oder aus der Lymphe, also unter anderem Bakterien und Viren. Da kommt so leicht nichts durch bis ins Gehirn. Infektionen oder Vergiftungen wären sofort lebensbedrohlich (eine Gehirnhautentzündung zum Beispiel muss unbedingt vermieden werden). Also darf die Lymphe des Körpers hier keinesfalls hinein. Immerhin darf sie das Gehirn aber umrunden, aber auf keinen Fall in die Zellzwischenräume einsickern. Sie zirkuliert brav immer nur zwischen Hirnhaut und Schädeldecke.

Die Aufgaben der Lymphe übernimmt im Gehirn ein völlig getrenntes, aber sehr ähnlich arbeitendes System: das glymphatische System. Zufluss und Abfluss sind schmale Ummantelungen der Gehirnarterien und -venen. Die Gehirnlymphe fließt also sozusagen Huckepack an den Blutgefäßen entlang und ergießt sich dann frei in die Zellzwischenräume zwischen den Nervenzellen.

Und hier wird es für uns interessant: Es ist tatsächlich so, dass Plaques, also Proteinaggregate, grundsätzlich vom glymphatischen System aus dem Gehirn abtransportiert werden können. Es ist halt die Frage, ob übermäßig viele davon vorhanden sind, wie fest die Plaques außen an den Nervenzellen verklebt sind und … wieviel wir schlafen! Bei Tieren wurde nämlich eine verblüffende Zunahme des Müllabtransports im Schlaf festgestellt: Er ist um 95 Prozent höher als im Wachzustand! Wir hatten ja bereits erwähnt, dass die Gehirnzellen im Schlaf enorm schrumpfen und die Zellzwischenräume entsprechend größer werden – und zwar um 60 Prozent. Wahrscheinlich ist das Hormon Noradrenalin der Regulator für diesen Ebbe- und Flutmechanismus im Gehirn.

Auf jeden Fall steht fest: Die Müllabfuhr im Gehirn ist nachtaktiv, und wie! Die Schlussfolgerung für den Menschen: Wer Schlafstörungen hat oder chronisch zu wenig schläft, wird deutlich weniger Plaques los! Allerdings sind auch Langschläfer vor Plaques nicht gefeit, denn im Alter lässt – wer hätte das gedacht? – die Leistungsfähigkeit des glymphatischen Systems nach. Dennoch: Jetzt verstehen wir noch viel tiefer als jemals zuvor, dass Schlaf nicht nur schön macht, sondern auch jung hält – im Kopf!

PRIONEN

Kommen wir zu einer weiteren gefährlichen Spielart der Amyloide: den Prionen. Es handelt sich um Proteine, die in allen Säugetieren vorkommen und offenbar wichtige Aufgaben haben. Ihr gesamtes Wirkungsspektrum ist allerdings noch nicht geklärt. Sie kommen vor allem im Gehirn vor. Dort sitzen sie an der Oberfläche der Nervenzellen und schützen diese unter anderem vor der schädigenden oxidativen Wirkung von freien Radikalen. Also gehören sie zu den „guten" Proteinen! Dennoch hat ihnen ihr Entdecker – STANLEY PRUSINER, der dafür 1997 den Nobelpreis erhielt, den „bösen" Namen Prionen gegeben, eine Wortzusammensetzung aus „Protein" und „Infection". Prionen-Proteine sind pathologisch, wenn sie in einer besonderen Anordnung vorliegen. Leider können diese Proteine nämlich urplötzlich „umklappen" – und aus ihrem „guten" Gesicht wird eine „böse" Fratze. Denn sie können das Gehirn von Mensch und Tier in einen löchrigen Schwamm verwandeln mit unausweichlicher Todesfolge. Es gibt kein Entrinnen, keine Heilung, wenn beim Menschen die Creutzfeldt-Jakob-Krankheit, bei Rindern der Rinderwahnsinn BSE, bei Schafen Scrapie, die Traberkrankheit, ausgebrochen ist.

Was geschieht dann? Und vor allem: Wieso kann die zelluläre und auch die extrazelluläre Müllabfuhr dieser entarteten, hochinfektiösen Proteine nicht Herr werden? Das normale, gutartige Protein heißt PrPc (das „c" steht für „zellulär") und besteht aus 253 Aminosäuren, die zu einem großen Teil zu Alpha-Helices aufgefaltet sind. Das infektiöse, toxische Prion heißt PrPsc (sc von Scrapie, der Traberkrankheit, die als erste durch Prionen verursachte Krankheit bei Schafen entdeckt worden ist) und besteht ebenfalls aus denselben 253 Aminosäuren, hat aber eine völlig andere räumliche Struktur. Es entsteht durch Umfaltung des gesunden PrPc.

Normales PrPc kann nämlich von der zellulären Müllabfuhr problemlos in den Proteasomen entsorgt werden. Das infektiöse PrPsc dagegen ist weder als Einzelmolekül angreifbar – noch als Aggregat, als Amyloid. Das heißt: Ist dieses toxische Molekül erst einmal entstanden, startet es eine tödliche Kettenreaktion, die nicht aufzuhalten ist. Es attackiert das gesunde PrPc und faltet es in die toxische Form PrPsc um. *Wie* das geschieht, ist noch nicht abschließend erklärbar. Offenbar spielen die freien wasserabweisenden Abschnitte der Beta-Faltblattstruktur eine entscheidende Rolle.

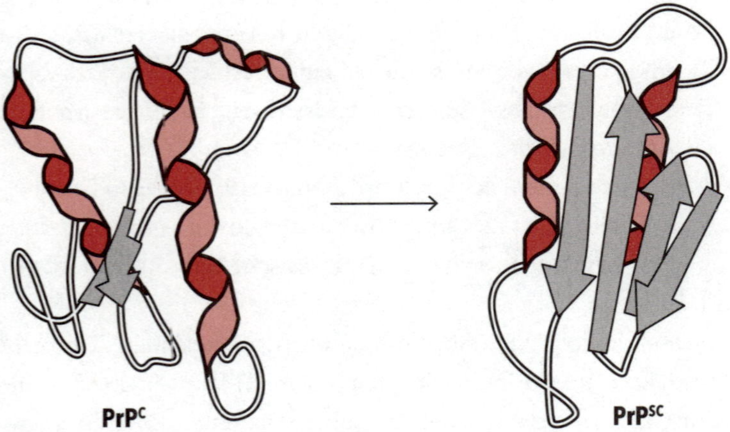

Der graue Anteil in der Abbildung zeigt die nun entstandene Beta-Faltblattstruktur. Da nun die wasserabweisenden Beta-Faltblattstrukturen nach außen zeigen, ist dieses Molekül kaum wasserlöslich und neigt stark zu der uns nun bekannten Aggregation, was fatale Folgen hat.

Was bewirkt nun die immer größer werdende Menge an toxischen PrPsc-Molekülen im Gehirn? Weil diese unlöslich sind, lagern sie sich in den Nervenzellen als immer größere Aggregatklumpen ab, bis die Zelle ihre Stoffwechselfunktionen nicht mehr ausüben kann und stirbt. Dann werden die toxischen Prionen freigesetzt und attackieren die gesunden PrPc der Nachbarzellen. Die typischen Symptome des Rinderwahnsinns, der Traberkrankheit, der Creutzfeldt-Jakob-Krankheit treten zutage. Es entstehen nach und nach regelrechte Löcher im Gehirn, bis es schwammartig zerfressen ist und Mensch wie Tier sterben. Bis heute gibt es keinerlei Therapie, keinerlei Möglichkeiten, um diesen grauenhaften Prozess aufzuhalten.

Wie kommen denn nun grundsätzlich die toxischen PrPsc zustande? Und wie gelangen sie von Tier zu Tier – und vom Tier zum Menschen?

- Zum einen können sie zufällig entstehen, durch klassische Mutation – und lösen so die tödliche Kettenreaktion aus.
- Zum anderen können sie durch einen Defekt in der DNA vererbt werden: Das codierte PrPc ist damit anfälliger für eine spontane Umfaltung zu PrPsc.
- Oder (das war bei der fürchterlichen BSE-Epidemie in Großbritannien der Fall, die von 1986 an in den dortigen Rinderherden wütete) es handelt sich um eine klassische PrPsc-Infektion.

Auslöser damals in Großbritannien war, dass die Bauern Tiermehl von an Scrapie erkrankten Schafen an ihre Rinder verfütterten, die auch Gehirngewebe enthielten. Da die toxischen Prionen weder durch mechanische Verarbeitung, noch durch Hitze, noch durch Desinfektionsmittel zu zerstören sind, wurden sie so auf direktem Wege den Rindern verabreicht.

PrPsc kann nicht nur vom Schafgehirn auf Rinder übertragen werden, sondern auch vom Rind auf den Menschen. Und so kam es 1996 zu den ersten Creutzfeldt-Jakob-Erkrankungen bei Menschen, die Rindfleisch verzehrt hatten, das noch geringste Reste von Gehirngewebe enthielt.

Zwei makabre Anmerkungen hierzu noch: Weil in den 1980er-, 1990er-Jahren noch nicht bekannt war, dass die toxischen Prionen durch normale Sterilisation von OP-Besteck nicht zu zerstören waren, hatte man bei Gehirnoperationen PrPsc von Erkrankten auf Gesunde übertragen, die dann an der Creutzfeldt-Jakob-Krankheit verstarben. Und: Angehörige des Volksstamms der Fore auf Papua-Neuguinea zelebrierten eine Art Bestattungs-Kannibalismus, indem das Gehirn von Verstorbenen gekocht und gegessen wurde, um den Geist des Toten zu befreien. Damit infizierten sie sich mit PrPsc, was zu Kuru führte, der tödlichen Zitter-Krankheit. Die Gehirne dieser Toten wurden dann auch wieder gegessen …

So viel also zu den Amyloiden, den Amyloidosen, den Prionen – und dem Versagen der zellulären Müllabfuhr. Unser kleiner Exkurs zu Rinderwahnsinn und Creutzfeldt-Jakob hat allerdings nichts mit dem Versagen der Entsorgung durch Alterung zu tun. Doch wir wollten Ihnen das einfach nicht vorenthalten.

Kehren wir also zu den unerfreulichen Prozessen des Alterns zurück – und wenden wir uns einem Übeltäter zu, der erneut das Zeug hat, schlechte Laune zu verbreiten. Sein Name ist Programm: Es geht um AGEs, also Advanced Glycation End-Products. Auch sie machen uns alt.

Keine schöne Vorstellung, aber an alten Menschen oft beobachtet: Die Beweglichkeit schwindet und die Elastizität der Haut sowie der Gewebe auch. Altern scheint ein Prozess schleichender Erstarrung zu sein. Genau das läuft ab, unerbittlich, auf zellulärer Ebene und damit in den Geweben. Lassen Sie uns also den Ursachen der Erstarrung auf den Grund gehen.

Der Schlüssel für den Zellalterungsmechanismus der Erstarrung sind die AGEs. Und hier spielt Zucker eine unrühmliche Rolle. Wie entstehen diese Altmacher, die Advanced Glycation End-Products (AGEs)? Durch Glykation, wie der Name schon sagt. Das heißt: Zuckermoleküle, die mit der Nahrung aufgenommen werden, vernetzen sich in einem langsamen, oft über Wochen und Monate dauernden Prozess mit körpereigenen Proteinen und Fetten, und diese Vernetzung ist irreversibel, unauflöslich – und damit wieder für die zelluläre Müllabfuhr ein großes Problem. Interessanterweise ist es vor allem die Fruktose, der Fruchtzucker, der hier für die Vernetzung und damit auf längere Sicht für die Erstarrung und Versteifung sorgt. Er ist in dieser Hinsicht zehnmal aktiver als die Glukose. Die Vernetzung der Proteine und Fette mit Fruktose läuft im Körper unkontrolliert ab, denn sie wird nicht über Enzyme gesteuert. Dieser Prozess heißt Glykation – im Gegensatz zur eleganten Glykolisierung, die über Enzyme kontrolliert wird und ein wichtiger Teil der Proteinsynthese ist.

Glykations-Endprodukte scheinen dagegen keinen biologischen Sinn zu ergeben. Sie sind Stoffwechselendprodukte, die alt machen, weil sie elastische Gewebe wie unsere Haut, aber auch die Blutgefäße so starr vernetzen, dass sie nicht nur Falten werfen, sondern den Blutdruck durch die Versteifung unserer Gefäße gefährlich in die Höhe schnellen lassen. Auch außerhalb unseres Körpers kommen wir permanent mit Glykation in Berührung – ja, viele genießen sie geradezu. Denn der Geschmacksstoff, der aus der unumkehrbaren Verbindung von Zuckern und Eiweißen entsteht, wird als sehr attraktiv empfunden und täglich millionenfach in den Küchen dieser Welt kunstvoll kreiert. Und zwar mithilfe der Maillard-Reaktion.

Der französische Biochemiker LOUIS MAILLARD untersuchte im Jahr 1912, weshalb sich Milch braun verfärbt, wenn sie anbrennt. Und er entdeckte den chemischen Prozess, der zu Bräunungsreaktionen von Lebensmitteln führt, wenn sie stark erhitzt werden und eiweißhaltig sind – also wie beim Braten von Fleisch oder Eiern – oder beim Überbacken von Aufläufen.

Brot erhält auf diese Weise seine braune Kruste, gebratene Hähnchen ihre braune Haut und Bier seine goldene Farbe. Die schmackhaften braunen Stoffe heißen Melanoidine und entstehen im Zuge der nach dem Biochemiker benannten Maillard-Reaktion. Es handelt sich um einen komplexen chemischen Prozess, der den Gehalt an Aminosäuren beispielsweise im Fleisch oder Ei um bis zu 20 Prozent verringert, was den Wert des Lebensmittels schmälert.

Allerdings verzögert er auch die Verderblichkeit, weil Melanoidine eine gewisse antibakterielle Wirkung haben. Es entstehen aber – bei einer Hitzeeinwirkung von mindestens 120 Grad – jede Menge AGEs, was uns jetzt besonders interessiert.
Zuvor noch etwas anderes: In stark stärkehaltigen Lebensmitteln wie Weizen findet sich auch Eiweiß. Dieses enthält die Aminosäure Asparagin. Bei Temperaturen über 120 Grad – also beim Herstellen von Pommes frites, Bratkartoffeln, Toast, beim Brotbacken – steigt der AGEs-Gehalt auch hier sprunghaft an. Aber noch schlimmer: Ab 170 Grad, also wenn Bratkartoffeln dunkel und der Toast schwarzbraun werden, dann bilden sich dabei stark krebsauslösende Acrylamide. Also weg damit!
Klar ist jedenfalls: Wir nehmen AGEs durchaus in größeren Mengen mit der Nahrung auf, besonders, wenn wir viel gebratenes Fleisch, Wurst oder Speck essen. Das beruht also auf exogener Glykation. Und jetzt kümmern wir uns um Glykation, die in unserem Körper abläuft, das heißt, endogen ist und alt macht. Was läuft denn da genau ab im Alter? Wieso lässt Zucker junge Menschen offenbar in Ruhe? Schauen wir uns nochmals die „Quellen" von AGEs an: Da sind zum einen zuckerhaltige Lebensmittel wie Getreide, Kuchen und Schokolade und zum anderen Lebensmittel, die aufgrund der Maillard-Reaktion bereits „fertige" AGEs enthalten, wie gebratenes Fleisch, Wurst, aber auch Käse. Die Zucker der kohlenhydratreichen Lebensmittel erleichtern offenbar die AGEs-Bildung im Körper, wenn große Mengen davon gegessen werden. Die „fertigen" AGEs kommen noch zu den AGEs dazu, die im Körper endogen besonders aus Fruktose gebildet werden. Sie machen den größten Teil der Altmacher in uns aus. Es handelt sich um einen über Wochen bis hin zu Monaten dauernden Prozess, deshalb betrifft er auch nur langlebigere Proteine und Zellen. Den größten Teil der AGEs, die in uns wirksam sind und uns altern lassen, produzieren typischerweise wir also selbst, das heißt, endogen.

DER GLYKATIONSPROZESS, DER UNS STARR UND STEIF MACHT

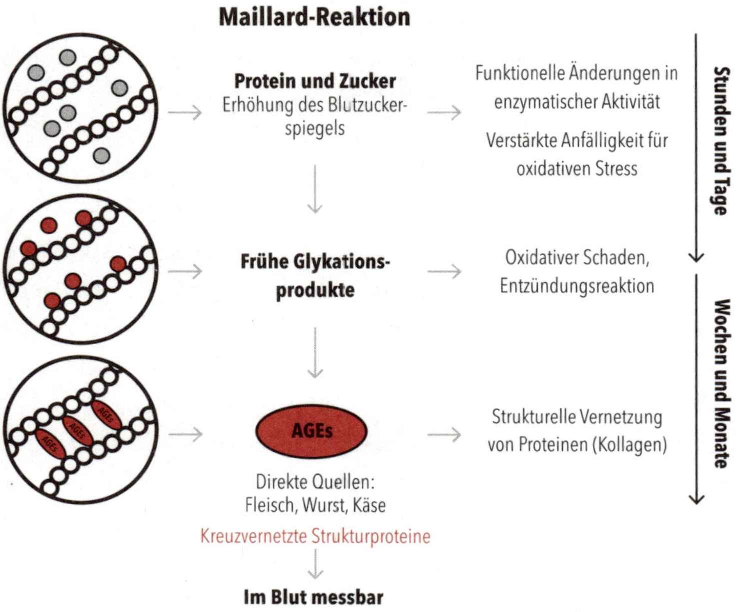

Zuckerhaltige Lebensmittel wie Getreide, Kuchen und Schokolade sowie Lebensmittel, die aufgrund der Maillard-Reaktion bereits „fertige" AGEs enthalten, wie gebratenes Fleisch, Wurst, aber auch Käse, dienen als AGE-Quellen.

Sämtliche Proteine unseres Körpers können von der AGEs-Bildung betroffen sein, zum Beispiel auch das sauerstofftransportierende Hämoglobin. Wenn Diabetiker schlecht „eingestellt" sind, wenn also der Blutzuckerspiegel hoch ist, dann entsteht viel HbA1c, und das ist nichts anderes als glykiertes Hämoglobin. Der HbA1c-Wert im Blut ist also ein wichtiger Wert für den behandelnden Arzt des Diabetikers, um die Therapie anzupassen.
Und es liegt nahe: Wenn der Blutzuckerspiegel bei einem Diabetiker dauerhaft erhöht ist, entstehen in seinem Körper deutlich mehr AGEs als bei einem Menschen mit gesundem Zuckerhaus-

halt. Welchen Einfluss haben AGEs denn nun auf das Altern? Leider offenbar einen großen. AGEs treten gehäuft auf bei Patienten mit:

- Alzheimer-Erkrankung
- Arthritis
- Atherosklerose
- Herzinsuffizienz
- Diabetes mellitus
- Herzinfarkt
- Peripherer Arterieller Verschlusskrankheit (PAVK)
- Schlaganfall
- Schuppenflechte
- Rheuma
- Grauem Star

Außerdem verzögern AGEs die Wundheilung. Bevor wir uns anschauen, was AGEs in diesen Geweben anrichten, betrachten wir kurz, wie unsere Zellen auf die Altmacher reagieren.
Hier spielen RAGE-Rezeptoren die entscheidende Rolle. Ihr Name, wer hätte das gedacht, setzt sich aus „AGE" und „R" für „Rezeptor" zusammen. Sie befinden sich offenbar auf den Membranen fast aller menschlichen Zelltypen. Sie sind es, die im Laufe der Jahre die Probleme verursachen. Es ist also die Kombination einer physikalischen Komponente der Vernetzung und einer Signalkomponente über RAGEs, die AGEs so gefährlich macht.
Wir haben auch noch andere AGE-Rezeptoren, und die sind wunderbar. AGE-R1 ist einer davon. Sie binden AGEs und vernichten sie. Und noch schöner: Je mehr AGEs zirkulieren, desto mehr AGE-R1-Rezeptoren werden gebildet. Sie lösen die eigene Neubildung bei Bedarf selbst aus.
Anders aber die RAGE-Rezeptoren. Sie funktionieren super, wenn nur wenig AGEs unterwegs sind. Sie versetzen nämlich die gesam-

te Zelle in einen Abwehr-Alarmzustand – und führen auch zu Entzündungsreaktionen. Anders als bei den AGE-R1-Rezeptoren zum Beispiel kennen sie aber kein Ende. Strömen immer weiter AGEs nach in den extrazellulären Raum nach, was im Alter offenbar der Fall ist, dann aktivieren die RAGE-Rezeptoren den Abwehrmechanismus über Tage und Wochen. Nicht nur das, sie kurbeln auch die eigene Neubildung an, und so können noch stärkere Reaktionen erfolgen – also ein Teufelskreis, der vor allem zu entzündlichen Reaktionen führt. So scheinen die RAGE-Rezeptoren eine Rolle zu spielen bei der erhöhten Entzündungsneigung im Alter und der Entstehung von chronischen entzündlichen Erkrankungen im Alter wie Rheuma und Arthritis oder entzündlichen Darmerkrankungen. Und sie führen letztlich durch chronische Überlastung zum Tod der Zellen, auf deren Membranen sie sitzen.

AGEs haben noch eine weitere ziemlich scheußliche Eigenschaft: Sie neigen zur Vernetzung, und diese Vernetzungen sind extrem widerstandsfähig. Kein Abfallsystem der Zellen kann ihnen etwas anhaben. Nur Makrophagen, die Riesenfresszellen des Immunsystems, haben eine Chance gegen sie. Wie sieht die teuflische Fähigkeit zur Versteifung und Vernetzung der AGEs aus? Besonders gut ist sie in ihrer Wirkung am Kollagen untersucht. Ungefähr ein Drittel aller Proteine unseres Körpers sind Kollagene! Nicht nur als Schönheitspolster unserer Haut, sie sind reichlich vorhanden in:

- Sehnen (also Fasern, die Knochen mit Muskeln verbinden)
- Bändern (Fasern, die Knochen an Gelenken mit Knochen verbinden)
- Faserigen Faszien um die Muskeln herum
- Im Knorpelmaterial
- Im Knochen
- In den Wänden der Arterien

AGE-REZEPTOREN

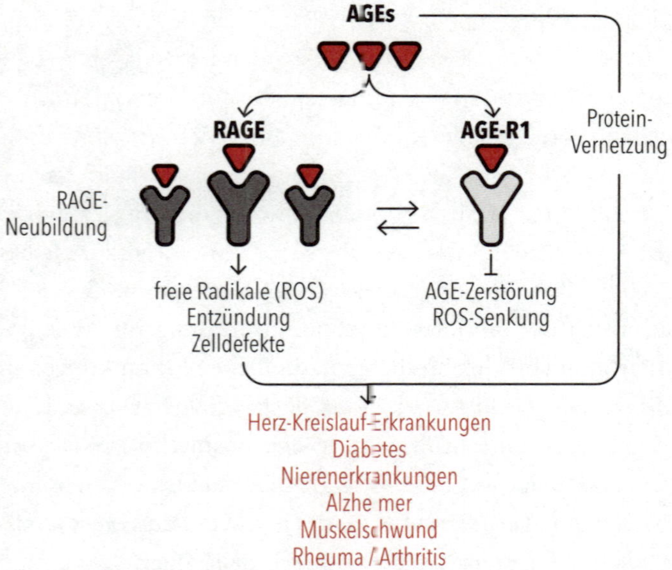

RAGE-Rezeptoren auf unseren Körperzellen lösen Entzündungen aus, wenn große Mengen an AGEs zirkulieren. Das ist leider im Alter der Fall. Die AGE-R1-Rezeptoren halten dagegen - sie zerstören AGEs, aber sie vermehren sich nicht, wenn der AGE-Angriff stärker wird.

Und, wichtig: Kollagen ist ein sehr langlebiges Molekül, also ideale Zielscheibe für AGEs. Die Kollagenfaser hat die Struktur eines elastischen und zugleich festen, verdrehten Seils und vernetzt sich aufgrund ihrer Struktur gerne mit benachbarten Fasern.
Kommen allerdings AGEs hinein und „verbacken" die Kollagenfasern, dann erstarrt das System. Die Vernetzungen nehmen mit dem Alter zu, und damit verlieren die Kollagenfasern ihre Elastizität. In der Haut bilden sich Falten. Die Blutgefäße können sich nicht mehr dem Pulsieren des Blutes und den Veränderungen der Pumptätigkeit des Herzens anpassen, weil sie versteifen. Bluthochdruck ist oft die Folge.

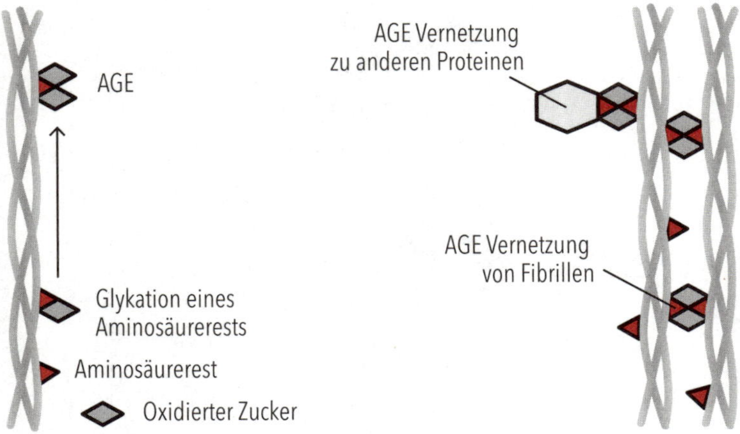

Die feinen Kollagenfasern sind extrem anfällig für die Vernetzung - und damit Versteifung - durch AGEs. Mit den Aminosäureresten des Kollagens können sich die oxidierten Zucker bestens verbinden und sich mit weiteren Proteinen der Umgebung verbinden. Ganze Gewebe wie Muskeln, Blutgefäße und Sehnen können versteifen. Das gilt auch für die Haut.

Auch in den Muskeln treiben AGEs ihr Unwesen. Hier sei nur eine viel beachtete Studie an Mäusen (wieder einmal!!) beschrieben. Forscher der Ann Arbor University, Michigan, haben die maximale Dehnbarkeit von einzelnen Muskelfasern junger und alter Mäuse verglichen. Das Ergebnis erstaunte: Beide Muskelfasern lassen sich gleich lang dehnen. Bei den Fasern alter Mäuse war allerdings das Doppelte an Kraft dafür nötig als bei denen junger Mäuse. Der Grund: Die große Menge an AGEs, die sich in die Kollagenfasern eingeschlichen und diese vernetzt hatten.
An diesen Mausversuchen erkannten die Forscher auch, dass sich Mäusemuskeln nicht gut eignen, um Anti-AGEs-Medikamente für den Menschen zu entwickeln. Denn Mäuse leben viel kürzer und haben von Natur aus einen höheren Blutzuckerspiegel. Deshalb haben sie viel stärker vernetzte Kollagenfasern und sind daher mit dem Menschen nur wenig vergleichbar. Eins aber gilt für sie wie

für alle Säugetiere: AGEs sind eine Plage und sie sind für die zelluläre Müllabfuhr nicht erreichbar.

Gibt es andere Wege, um sie zu entsorgen? Mehr dazu im nächsten Kapitel. Natürlich kümmern wir uns dann um die gesamte zelluläre Müllabfuhr. Was können wir tun, um sie möglichst lange aktiv zu halten und zu unterstützen?

DIE ZELLULÄRE MÜLLABFUHR WIEDER AUF SPUR BEKOMMEN

„Zur Energie des Handelns gehört auch die Energie des Entsagens."

LUDWIG PURTSCHELLER

Nun geht es also darum, wie wir unsere Zellkompetenz Entgiftung unterstützen und stärken können. Wir haben in den letzten Kapiteln gelernt, welche Wunderwerke der Entgiftung rund um die Uhr in unseren Zellen aktiv sind, und auch, wie wieder andere Entsorgungssysteme vor der Haustür unserer Zellen, im Extrazellulärraum, für Entrümpelung sorgen. Leider kam nach der Begeisterung für die Intelligenz der Zellreinigungs-Organisation dann doch wieder die Enttäuschung. Auch hier brechen die Systeme früher oder später – aber auf jeden Fall im Alter – zusammen, es kommt zur Giftmüllkatastrophe und mit ihr zu all den Alterskrankheiten, die wir bis jetzt ja zur Genüge kennengelernt haben. Deshalb stellen wir uns nun natürlich die bange Frage: Können wir unseren Zellen beim Müllentsorgen helfen – vor der Zelle und auch drinnen?

Leider können wir Ihnen heute nicht sehr viel Hoffnung machen. Die Giftmüllentsorgung kriegen wir noch nicht richtig in den Griff. Was aber definitiv möglich ist: Die Giftmüllkatastrophe können wir zeitlich deutlich nach hinten verschieben!

DIE MÜLLENTSORGUNG IN DER ZELLE ANKURBELN

Die Müllentsorgung innerhalb der Zelle wird allergrößtenteils über den Prozess der Autophagie abgewickelt. Sie erinnern sich an die coolen Müllsammelstationen der Autophagosomen, oder? Fehlgefaltete Proteine, beschädigte Mitochondrienteile – alles, was im Zellgeschehen keinen Sinn macht, wird hier wie in einem biologischen Müllsack zusammengekehrt. An ihn dockt dann das Lysosom an und lässt seine rund 500 Enzyme zur Müllverwertung in diesen Müllsack sprudeln. Die wertvollen Einzelkomponenten werden dann ruckzuck vor Ort wiederverwendet.

In Geweben mit jungen Zellen, die wie zum Beispiel in der Darmschleimhaut immer wieder neu gebildet werden, läuft die Müllentsorgung denn auch ziemlich lange ziemlich problemfrei ab. In Zellen, die sich kaum oder gar nicht teilen, haben wir mit den Jahren sehr oft ein Problem. Dazu gehören nun mal die Nervenzellen, denn die meisten von ihnen sind so alt wie wir selbst.

Die naheliegendste Frage ist natürlich: Der zelluläre Müllsack scheint ja ziemlich robust zu sein – doch wie könnten wir die sensiblen, die hochkomplexen Magensaftsäckchen unterstützen, die Lysosomen?

Als Erstes fragen wir die Genetiker. Denn sie untersuchen solche Fragen nicht an uns Menschen, sondern an ihren Lieblingsorganismen, an Hefen und Fadenwürmern. Und siehe da: Regt man deren Gene für die Magensaftbildung an, mehr Enzyme als üblich zu produzieren, kann man das Leben der Hefen und Fadenwürmer auf geradezu biblisches Alter verlängern! Doch was heißt das für uns? Die Lysosomen durch Genmanipulation boosten? Hm.

Andere Wissenschaftler haben sich die Autophagosomen von Menschen angeschaut, denen wir alle nacheifern wollen, nämlich von außergewöhnlich gesunden Hundertjährigen. Und tatsächlich – die Spur, die wir nun verfolgen, scheint nicht so verkehrt zu sein. Die Zellen der untersuchten Hochbetagten hatten nämlich viele,

viele gute, schöne Autophagosomen, die zum allergrößten Teil gut funktionierten. Was also können wir denn tun, um – ohne Genmanipulation, wenn sie auch sicherlich irgendwann kommen wird – eine solch heile Autophagosomen-Welt in unseren Zellen möglich zu machen? Die Antwort mag Ihnen ein wenig langweilig vorkommen, weil schon bekannt. Auf der anderen Seite: Sie können mehrere Fliegen mit einer Klappe schlagen! Denn die wesentlichen Wegweiser zur gesunden Langlebigkeit führen bei allen drei Zellkompetenzen in dieselbe Richtung: gesunder Lebensstil, gesunde Ernährung und individuelle Nahrungsergänzung. In Zukunft werden noch andere, vielleicht hocheffiziente Therapien dazu kommen. Doch auch für das Hier und Jetzt können wir Ihnen durchaus Erfolgversprechendes anbieten.

Und das ist, wer hätte das gedacht, in erster Linie die Nahrungsreduktion, das Fasten, das Intervallfasten. Das ist gleich sechsfach bewiesen – nämlich an Hefen, Würmern, Fischen, Ratten, Mäusen und Primaten. Bei Ratten zum Beispiel wurde eindeutig nachgewiesen: Wenn sie 40 Prozent weniger Nahrung erhielten – oder nur jeden zweiten Tag normal gefüttert wurden, dann intensivierte sich in ihren Zellen die Autophagie sowohl von kleineren Zellbestandteilen als auch von größeren. Auch die Chaperon-vermittelte Autophagie (klar erinnern Sie sich ...), wurde angekurbelt. Wahrscheinlich hat das mit dem niedrigen Insulinspiegel während der Fastenphasen zu tun, denn durch Insulingaben verlangsamte sich die Müllentsorgung sofort.

Was ist dann noch weiter wichtig, auf der Skala des Lebensstils, um unsere Müllverbrennung zu aktivieren? Auch das ahnen Sie: Sport, Bewegung überhaupt. Und wenn Sie verstehen, was dann in Ihren Milliarden Zellen passiert, dann werden Sie Sport nie wieder als „mag sein oder nicht sein" etikettieren.

Aerobes Training – also Ausdauertraining, auch Intervalltraining, das nicht die Leistungsgrenze erreicht – führt natürlich recht schnell dazu, dass die Zellen ATP nachliefern müssen und dafür die Ausgangsstoffe brauchen. Unter anderem ist das der Blutzucker, die Glukose. Und über die Recyclingsysteme der Autosomen und Lysosomen wird alles Weitere geliefert, was die Mitochondrien für das körperliche Training brauchen – auch zu ihrer Teilung und Erneuerung. Also fährt das Müllrecycling und auch das System, das aktuell nicht benötigte Proteine zerlegt, deutlich nach oben. Nachgewiesen wurde dieser Zusammenhang in Zellen des Muskels, des Herzens, der Leber, der Bauchspeicheldrüse, im Fettgewebe und im Gehirn.

Also keine Frage: Kalorienreduzierung ohne Nährstoffmangel, Fasten, Intervallfasten und regelmäßige sportliche Betätigung sind der Kick für ein funktionierendes Müllrecycling in der Zelle!

Kommen wir zu dem, was die große Hoffnung für all die ist, die gerne essen und Sport nicht mögen: Nahrungsergänzungsmittel und Medikamente. Natürlich sind die auch großartige Add-ons für Sportfans und Ernährungsbewusste.

Auch hier sehen wir, dass die drei Zellkompetenzen nicht isoliert für sich wirken, sondern eng verzahnt agieren. Denn wir treffen auf alte Bekannte:

- Rapamycin, das ist der Stoff, der die Immunabwehr reduziert, zum Beispiel nach Organtransplantationen und in einem Bodenbakterium der Osterinseln entdeckt wurde. Es hemmt den mTOR-Komplex (da klingelt's bestimmt bei Ihnen) und verlängert so die Lebensdauer von Fliegen, Fadenwürmern, Hefen und Mäusen deutlich – auch weil es die Bildung von Autophagosomen, also der zellulären Müllsäcke, deutlich erhöht.
- Das Diabetesmedikament Metformin, das Sie aus dem Abschnitt Energieerzeugung ebenfalls bestens kennen, deaktiviert mTOR über einen anderen Weg – was auch zu einer Aktivierung der Lysosomen führt.

» Resveratrol, ein alter Bekannter für Sie: Der stark antioxidative Wirkstoff, der in 72 Pflanzenarten vorkommt, besonders aber in Rotwein. Es stimuliert nachweislich die Aktivität der Autophagosomen.
» Vitamin C: auch ein starkes Antioxidans – hier konnte man an bestimmten menschlichen Hirnzellen (in der Petrischale, also außerhalb des Gehirns) nachweisen, dass bei Zugabe von Vitamin C die Lysosomen deutlich mehr Proteine zerlegten.

Aus etlichen weiteren Studien ergibt sich ein recht klares Bild: Die Gesundheit und Aktivität der Lysosomen spielen offensichtlich eine entscheidende Rolle für die Kontrolle unserer Lebensdauer!
Ein weiteres Nahrungsergänzungsmittel müssen wir unbedingt noch vorstellen, das unsere Langlebigkeit offenbar deutlich beeinflussen kann. Es erhält hier eine Sonderstellung, weil Sie es noch nicht kennen: Spermidin. Es kommt nicht nur – wie der Name bereits nahelegt – in der männlichen Samenflüssigkeit in hohen Konzentrationen vor, sondern wird auch mit der Nahrung aufgenommen. Es handelt sich um ein Polyamin, das heißt, es enthält Stickstoffverbindungen. Verstärkt kommt es in wachsenden Zellen vor, also zum Beispiel in Zellen von Jugendlichen, von Schwangeren, aber auch in Muskelzellen, die sich nach starker Anstrengung regenerieren. Es spielt eine Rolle nach einem Blutverlust bei der Hämoglobin-Nachbildung oder nach einem Aufenthalt in großen Höhen und man findet erhöhte Werte bei entzündlichen Erkrankungen wie Rheuma, Darmentzündungen und Schuppenflechte. Wie genau Spermidin in der Zelle wirkt, ist noch nicht abschließend erforscht, doch eins ist klar: Es aktiviert Enzyme, die die Autophagie ankurbeln, wie es beim Fasten geschieht. Davon haben wir ja bereits mehrfach gehört. Somit gehört es zu den Kalorienrestriktions-Mimetika, also zu jenen Substanzen, die die positiven Effekte des Fastens auslösen.

LEBENSVERLÄNGERUNG DURCH SPERMIDIN?

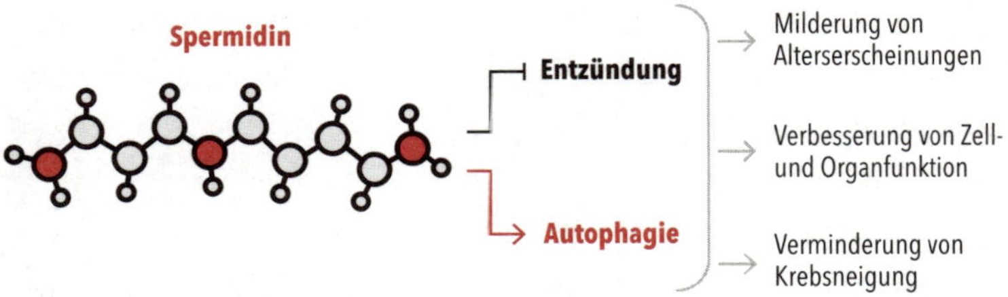

Aktuell gilt Spermidin als Hoffnungsträger: Es kurbelt die Entgiftung an, indem es die Autophagie mobilisiert und damit, laut ersten Studien, Demenz-Erkrankungen lindern hilft. Es scheint auch bei der Vorbeugung von Herz-Kreislauf-Erkrankungen zu unterstützen.

Nachdem sowohl bei Hefen als auch bei Mäusen eine lebensverlängernde Wirkung des Spermidins beobachtet werden konnte, haben zwei Langzeit-Studien auch beim Menschen frappierende Ergebnisse gebracht. Ein internationales Forscherteam unter Führung der Universität Innsbruck beobachtete über 20 Jahre lang (von 1995 bis 2015) 829 Personen im Südtiroler Bruneck. Die Probanden im Alter zwischen 49 und 79 Jahren füllten über diesen langen Zeitraum Fragebögen aus mit genauen Angaben zu ihrer Nahrungsaufnahme. Und hier betrachtete man die Mengen an Spermidin, die sie aufnahmen – und ihre Lebensspanne. Die Studie, die 2018 veröffentlicht wurde, brachte Erstaunliches zutage: Studienteilnehmer, die mindestens 11,6 Milligram Spermidin pro Tag zu sich genommen hatten, lebten rund fünf Jahre länger als solche, die weniger als 8,7 Milligramm pro Tag gegessen hatten. Es profitierten vor allem Herz und Gehirn – wo sich die langlebigen Zellen befinden. Weniger Herz-Kreislauf-Erkrankungen waren zu verzeichnen und auch weniger Demenz. Diese ersten Ergebnisse müssen allerdings noch durch weitere Studien erhärtet werden.
Eine weitere Studie ist die „SmartAger"-Studie an der Charité Berlin. Gesunde 60- bis 80-Jährige, die meinten, dass ihre Gedächt-

nisleistung lasse nach (solche Personen können tatsächlich ein erhöhtes Risiko für eine Alzheimer-Erkrankung haben) nahmen drei Monate lang unter klassischen Studienbedingungen spermidinreiche Pflanzenextrakte zu sich. Die kognitive Leistung der Studienteilnehmer mit Spermidineinnahme verbesserte sich nachweislich, die der Placebo-Kontrollgruppe nicht. Weitere Studien werden nun folgen. Sie sagen sich jetzt natürlich: Her mit dem Spermidin! Aber: Kann ich den verjüngenden Effekt nicht auch durch Fasten und gesunde, pflanzenreiche Kost erreichen? Durchaus.

Nahrungsmittel	Spermidin in mg/kg
Weizenkeime	243
Sojabohnen, getrocknet	207
Cheddarkäse, 1 Jahr gereift	199
Pilze	89
Reiskleie	50
Hühnerleber	48
Erbsen	46
Hackfleisch, Rind	37
Mais	32
Mango	30
Kichererbsen	29
Dill	29
Sellerie	27

Weizenkeime sind am wertvollsten für die Spermidinaufnahme, wie Sie an der Tabelle sehen. Das sollte Sie jetzt nicht dazu verleiten, möglichst viel Weißbrot auf Weizenbasis zu essen. Da ist nämlich gar kein Spermidin mehr drin. Es wird entfernt, weil es für das Ranzigwerden des Weizens verantwortlich ist. Dazu kommt, dass in ein- und demselben Lebensmittel (Erben oder Mais zum

Beispiel) je nach Region sehr unterschiedliche Mengen an Spermidin enthalten sein können. Und: Mit zunehmendem Alter nimmt die im Körper selbst produzierte Menge an Spermidin (die eh nicht sehr hoch ist) deutlich ab. Da Spermidin als Nahrungsergänzungsmittel in Kapselform sehr gut verträglich ist, dürfte eine Zufuhr mit zunehmendem Alter nicht verkehrt sein. Sie verstehen nun, warum der Appetit auf Spermidin weltweit zunimmt? Und der „Run" auf dieses „Wundermittel" ist nun in Zeiten der Coronakrise nochmals explodiert. Der Grund: Wissenschaftler des Instituts für Virologie an der Charité Berlin veröffentlichten im April 2020 ein Forschungsergebnis, das für Furore sorgte: Sie entdeckten eine „Achillesferse" der SARS-CoV-2-Viren – und damit einen Weg, sie möglicherweise schachmatt zu setzen.

An menschlichen Zellkulturen in Petrischalen konnten sie zunächst nachweisen, dass sich Coronaviren in diesen Zellen nur dann vermehren können, wenn deren Autophagie gedrosselt wird. Auch Viren und andere Keime kann die Zelle über Autophagie als „Abfallprodukte" erkennen und entsorgen. Deshalb verfügt das Coronavirus offenbar über die perfide Möglichkeit, über mehrere Signalwege die AMP-Protein-aktivierten Kinase (AMPK) zu hemmen. Diese sorgt im Normalbetrieb der Zelle dafür, dass die Energieproduktion auch in Hungerzeiten, zum Beispiel aufrechterhalten werden kann, indem sie die Glukose-, Fett- und Proteinneubildung hemmt und alles, was an Zellbestandteilen nicht unmittelbar benötigt wird, über die Autophagie der ATP-Produktion zugeführt wird. Das heißt, AMPK fördert die Autophagie und ist damit für das Coronavirus gefährlich. So kann dieses Virus nur deshalb die menschliche Zelle für seine hinterhältigen Zwecke „umpolen", weil es die AMPK und damit die Autophagie hemmt.

KANN SPERMIDIN DAS CORONAVIRUS SCHWÄCHEN?

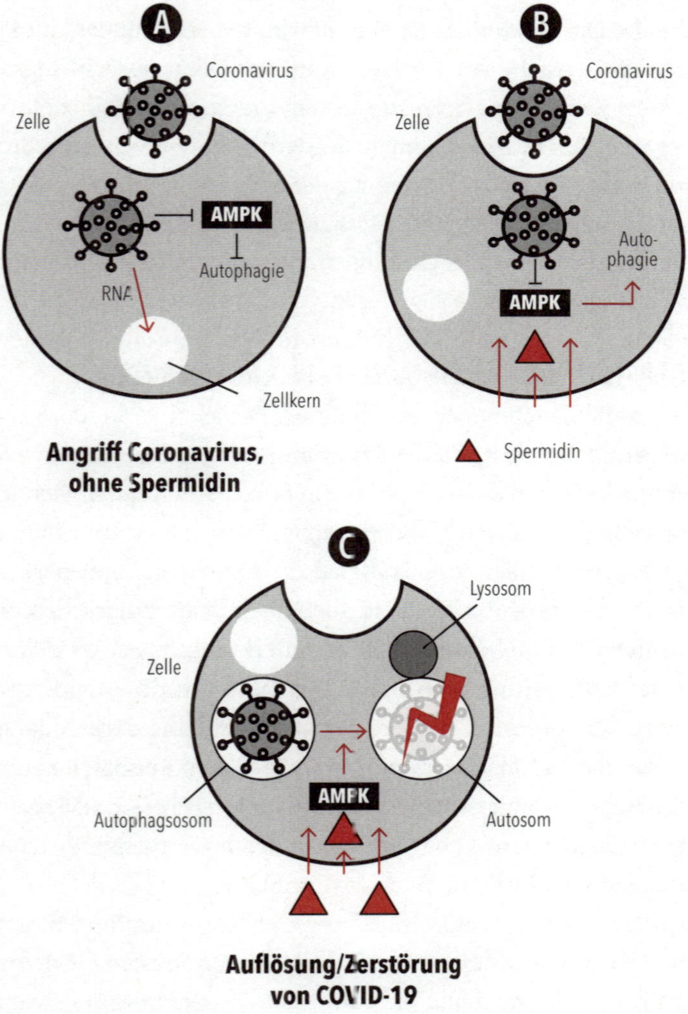

A Das Coronavirus ist in der Lage, seinen Feind, die Autophagie schachmatt zu setzen.
B Spermidin allerdings boostet die Autophagie.
C So können die Zellen Coronaviren per Autophagie vernichten.

Die Forscher gaben nun den infizierten Zellen in der Petrischale verschiedene Substanzen zu, die die Autophagie anregen – und siehe da: Das Spermidin ist eine davon, die – zumindest im Petrischalen-Versuch – in der Lage war, die Zellen tatsächlich zum „Fressen" der Coronaviren anzuregen, indem die Autophagie angeregt wurde. Die Virenvermehrung wurde um 85 Prozent gedrosselt! Und da Spermidin die einzige dieser Substanzen war, die als Nahrungsergänzungsmittel frei auf dem Markt verfügbar ist, ist dieser Wirkstoff nun noch interessanter geworden – und extrem begehrt.

UNTERSTÜTZUNG FÜR DIE MÜLLABFUHR VOR DER ZELLE

Doch nun zurück zur Plaquesbildung. Diese zu verhindern oder bereits bestehende Plaques aufzulösen – trotz milliardenschweren Investitionen der Pharmaindustrie in Forschung und Entwicklung gleicht dieses Feld nach wie vor einer Wüste. Weit und breit ist nichts in Sicht. Allerdings sind Pfade erkennbar, auf denen es sich lohnt, trotz immenser Verluste doch noch weiterzuforschen. Immerhin weiß man heute, dass jede der Erkrankungen des Gehirns mit der Überlastung eines speziellen Typs von Chaperonen verbunden ist. Also konzentriert sich die Forschung derzeit darauf, wie man die Bildung des jeweiligen Chaperons stimulieren könnte. Bei Alzheimer ginge es also um das Chaperon HSF-1, das die Rückfaltung des Beta-Amyloids oder auch dessen Entsorgung steuert. Vielleicht ist da Licht am Ende des Tunnels …

Auch eine aktuelle Veröffentlichung des Teams um Prof. BUKAU vom Zentrum für Molekulare Biologie der Universität Heidelberg steht für „Licht am Ende des Tunnels". Es konnte nachgewiesen werden, dass es Chaperone gibt, die die Form eines Donuts haben. Sie greifen sich hochspezialisiert freie Peptidschleifen von verklumpten Aggregationen, also Plaques, ziehen diese in ihren zentralen (Donut-)Tunnel und lösen sie heraus. Danach schwimmt sich die Peptidkette frei, kann sich wieder „normal“ zusammenfalten und „gesund“ agieren.

WIE CHAPERONE GEFÄHRLICHE PLAQUE ANGREIFEN

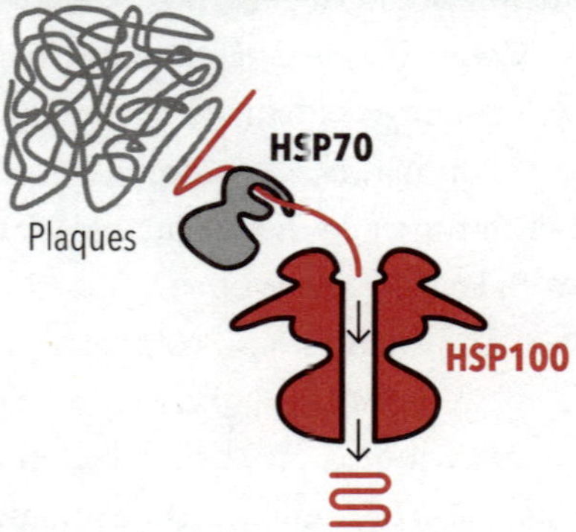

Das Chaperon HSP100 kann gemeinsam mit HSP70 Aggregate aufdröseln. Es konnte nachgewiesen werden, dass die beiden Chaperone sich freie Peptidschleifen von verklumpten Aggregationen, also Plaques, greifen und diese in ihren zentralen Tunnel ziehen, um sie herauszulösen. Danach schwimmt sich die Peptidkette frei, kann sich wieder „normal“ zusammenfalten und „gesund“ agieren.

Das Chaperon stammt aus der „Hitzeschockprotein100“-Familie mit dem Namen HSP100 und kann offenbar gemeinsam mit seinem Kumpel, dem HSP70, Aggregate aufdröseln, in dem es in mühevoller Kleinarbeit Peptidkette für Peptidkette aus dem Klumpen herauszieht, abschneidet und freigibt. Nach Prof. BUKAU ließe sich das damit vergleichen, eine verknäulte Spaghetti-Nudel dadurch zu entwirren, dass man sie durch den Mund saugt. Wie anschaulich! Allerdings: Das Chaperon HSP100 kommt zwar in Bakterien, Hefen, Pilzen und Pflanzen vor – nicht aber in Tieren und Menschen. Doch ein naher Verwandter, HSP110, wohnt in unseren Zellen! Und der kooperiert genauso gut mit HSP70. Hier tun sich ungeahnte Chancen für die Plaquesbekämpfung auf!

Ein kleiner Exkurs zu weiteren Ansätzen, wie Alzheimer bekämpft werden könnte, unabhängig von der „Mülltransport"-Thematik. Sie erinnern sich vielleicht – das toxische und verklumpende Beta-Amyloid entsteht aus einem ganz normalen Membranprotein mit Namen APP. Zwei Enzymscheren schneiden genau diesen bösen Beta-Amyloid-Teil aus dem APP heraus. Sie heißen Alpha-Sekretase und Gamma-Sekretase (siehe Seite 251). Viele, viele Beta-Amyloide verklumpen dann zu Plaques. Was gibt es nun für Denkansätze, diesen Prozess zu stoppen?
Zunächst natürlich: APP (Amyloid-Precursor-Protein), der Ausgangsstoff, sollte so wenig wie möglich vorhanden sein! Da das Gen für APP auf dem Chromosom 21 sitzt, haben Trisomie-21-Patienten (Down-Syndrom) besonders viel davon, nämlich ein Drittel mehr und entwickeln tatsächlich sehr oft in jungen Jahren Alzheimer. Also schaut man: Was passiert denn (in armen Mäusen!), wenn man das Gen für APP ausschaltet? Tatsächlich: keine Demenz. Entsprechend wird daran geforscht, die beiden Enzymscheren schachmatt zu setzen. Offenbar wäre das bei der Gammaschere mit weniger Nebenwirkungen verbunden als es bei der Alpha-Sekretase der Fall wäre.
Ein weiterer großer Hoffnungsträger für die Ankurbelung der extrazellulären Müllabfuhr bei Alzheimer – um die Plaques zu eliminieren – waren und sind monoklonale Antikörper. Dabei wird nicht die zelluläre Müllabfuhr der Nervenzellen aktiviert, sondern dem Immunsystem Hilfe geleistet. Antikörper werden als Abwehrreaktion auf Antigene gebildet, also unerwünschte Eindringlinge, die aussortiert werden müssen.
Monoklonale Antikörper gegen Beta-Amyloid zu entwickeln, wäre natürlich der Hit. Die zwei Pharmariesen Biogen (USA) und Esai (Japan) haben Unsummen in dieses Projekt investiert, einen brutalen Rückschlag erlitten und sind jetzt wieder auf der Spur. Der monoklonale Antikörper gegen Beta-Amyloid war das ers-

te Medikament seit 16 Jahren, das in der Phase III, also kurz vor der Zulassung war. Sein Name: Aducanumab. Millionen Alzheimer-Patienten und ihre Angehörigen erwarteten das Medikament sehnlichst. Doch plötzlich brachen Biogen und Eisai im März 2019 seine Entwicklung auf der Zielgeraden ab. Die Zwischenauswertungen der beiden großen Studien zur letzten Zulassungsphase waren enttäuschend. Die Betroffenen waren es noch mehr.

Hintergrund: Es zeichnete sich in zwei großen Studien mit Alzheimer-Patienten ab, dass man die Ziele, die man sich gesetzt hatte, nicht erreichen würde, nämlich die Verlangsamung des kognitiven Abbaus zu einem gewissen Grad. Also zog man die Reißleine, Hunderte Millionen Dollar Verlust drohten. Den Teilnehmern war es aber freigestellt, die monatliche Spritze Aducanumab bis zum eigentlich geplanten Ende der Studie weiter zu erhalten. Diese Chance nahmen zwei Drittel der Patienten wahr. Und siehe da: Bei denen, die eine hohe Dosis des Aducanumabs erhalten hatten, zeigte sich nach 78 Wochen eine signifikante Verbesserung der kognitiven Leistung, nämlich um 23 Prozent.

Deshalb haben die Unternehmen Biogen und Eisai nun eine Kehrtwende vollzogen: Seit Oktober 2019 läuft das Zulassungsverfahren, zunächst in den USA – Europa soll folgen.

Die wichtige Frage nach Nebenwirkungen? Ja, die gibt es: Hirnschwellung oder Hirnödem war die häufigste Nebenwirkung. Doch sie verlief bei den meisten Patienten ohne Symptome und bildete sich nach vier bis 16 Wochen ohne Folgeschäden zurück.

Entscheidend ist ein gesunder Lebensstil

Soweit der Kampf gegen Alzheimer mit den Waffen der Pharmazie. Doch es zeigt sich mehr und mehr, dass ein gesunder Lebensstil erheblich zur Eindämmung der Erkrankung beitragen kann, auch und besonders bei genetisch vorbelasteten Menschen. Auch hier der aktuelle Stand der Forschung. In neuerer Zeit hat sich die

Vermutung aufgrund von umfangreichen Studien bestätigt: Für rund 30 Prozent der Alzheimer-Demenzfälle in Deutschland kann der ungesunde Lebensstil verantwortlich gemacht werden. Laut einer Veröffentlichung der Universität Leipzig aus dem Jahr 2016 sind die sieben Lebensstilfaktoren, die Alzheimer begünstigen, Übergewicht und Bluthochdruck im mittleren Lebensalter, Bewegungsmangel, Rauchen, Depressionen, Diabetes mellitus und niedriger Bildungsgrad.

Den höchsten Einfluss hat mit 22 Prozent mangelnde körperliche Aktivität, gefolgt vom Rauchen mit 15 Prozent. Wichtig ist offenbar, so viele Lebensstilfaktoren wie möglich dauerhaft positiv zu berücksichtigen. Menschen, die sich über einen Zeitraum von sechs Jahren „gehirngesund" ernährten (dazu gleich mehr), regelmäßig Sport trieben (mindestens 150 Minuten pro Woche), nicht rauchten und sich geistig betätigten, hatten ein 60 Prozent geringeres Risiko, an Alzheimer zu erkranken als Menschen, die nur einen oder keinen dieser Lebensstilfaktor berücksichtigten, so Forscher der Rush-University in Chicago.

Aber es gibt doch Menschen mit genetischer Vorbelastung für Alzheimer, wenden Sie zurecht ein. Auch und gerade sie können durch bewussten Lebensstil das Risiko zu erkranken deutlich senken. Doch was heißt das denn eigentlich, „genetisch vorbelastet"? Das kann man heute recht klar definieren. Denn der größte (bislang) bekannte Risikofaktor ist das Gen für das Apolipoprotein-E (ApoE). Das „gesunde, natürliche" ApoE ist wichtig für die Gehirngesundheit. Es transportiert Cholesterin unter anderem zu den Neuronen, wo es für die Produktion der Nervenumhüllung notwendig ist. Nun gibt es in der Bevölkerung drei Varianten des ApoE-Gens. Die häufigste, „gesunde" Variante ist das ApoE3-Gen. Das ApoE4-Gen hingegen macht seinen Träger für Alzheimer anfällig. Da wir jedes Gen zweifach in uns tragen – eines vom Vater, eines von der Mutter, gibt es verschieden starke Ausprägungen dieses ApoE4-Gens. Entweder kommt ApoE4 nur von einem Elternteil, dann liegt auch das „gesunde“ ApoE3-Gen vor. Oder beide Elternteile haben ApoE4 weitergegeben, dann wird die Veranlagung für Alzheimer recht hoch sein, nämlich rund zehn Mal so hoch wie bei einem genetisch nicht vorbelasteten Menschen. Immerhin 20 Prozent der Deutschen haben zumindest von einem Elternteil das ungünstige ApoE4-Gen geerbt

ALZHEIMER ERKRANKUNG – ERBLICHE VORBELASTUNG

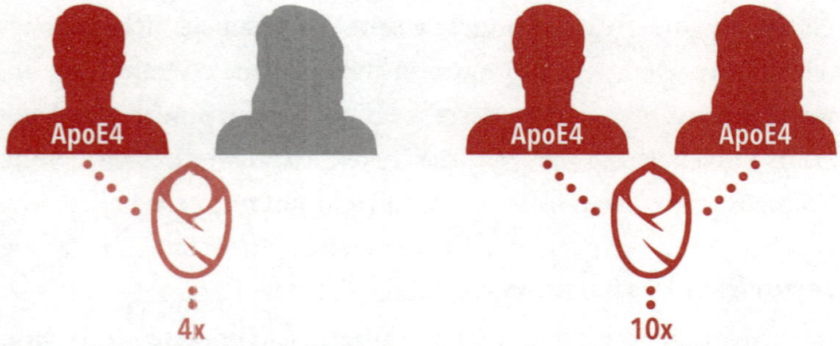

Wenn das ApoE4 lediglich von einem Elternteil kommt, ist die Wahrscheinlichkeit, an Alzheimer zu erkranken, etwa viermal so hoch wie für Menschen ohne dieses Gen. Wenn beide Elternteile Träger des Gens sind, ist die Veranlagung bereits zehnmal so hoch.

Wichtig zu wissen ist aber: Es gibt viele zweifache „ApoE4-Träger“, die nicht an Alzheimer erkranken und auch viele der doppelten „ApoE3-Träger“, die jedoch erkranken. Ein wesentlicher Faktor für das Risiko scheint der Lebensstil zu sein. Dazu sollten wir uns kurz genauer anschauen, was man heute über das ApoE-Protein weiß. ApoE4 scheint die Plaquesbildung unmittelbar zu befördern. Allerdings braucht es – laut jüngster Studien – das „schlechte“ LDL-Cholesterin dazu. Am schnellsten fortgeschritten war Alzheimer laut einer Studie des Teams um Prof. BRENNER vom Deutschen Krebsforschungszentrum Heidelberg mit 1434 Teilnehmer,

die älter als 70 Jahre waren, wenn neben zu hohen Cholesterinwerten auch noch eine Herz-Kreislauf-Erkrankung vorlag.
Das bedeutet in der logischen Folge: Wer etwas für sein Herz und seinen Kreislauf tut und dafür sorgt, dass seine LDL-Cholesterinwerte nicht entgleisen, der kann sich wesentlich vor Alzheimer schützen, selbst dann, wenn er oder sie genetisch vorbelastet ist. Dies scheint besonders bei Trägern des ApoE4-Risikofaktors entscheidend zu sein. Ungünstig dagegen ist, dass ApoE4-Träger nicht sehr gut auf Medikamente ansprechen, die das LDL-Cholesterin senken (Statine). Auf der anderen Seite sprechen sie offenbar besser auf körperliche Betätigung und gehirngesunde Ernährung an. Also: Auch wenn Sie nicht wissen, ob Sie zu dem Fünftel der deutschen Bevölkerung gehören, das vorbelastet ist: Gehirngesunde Ernährung und Sport sind auf jeden Fall richtig!

Gesundheit kann man essen

Jetzt wird's aber wirklich Zeit zu erläutern, was es denn bitte schön mit „gehirngesunder Ernährung" auf sich hat. Kann man Gehirngesundheit wirklich essen? Durchaus. Zumindest gibt es Hinweise darauf. Am Rush University Medical Center, Chicago hat das Team von MARTHA CLARE MORRIS genau daran intensiv gearbeitet und die MIND-Diät entwickelt. Die Wissenschaftler haben keinen Hehl daraus gemacht, dass sie auf anderen Diäten – die vor allem dem Bluthochdruck und Herz-Kreislauf-Krankheiten entgegenwirken sollen – aufgebaut haben. Doch die MIND-Diät soll laut neueren Untersuchungen besser auf die Gehirngesundheit wirken als die Vorbilder DASH- und Mittelmeerdiät.
Die Mittelmeerdiät haben wir bereits flüchtig kennengelernt. Sie beruht auf der Tatsache, dass Bewohner der Mittelmeerregionen deutlich seltener an Herz-Kreislauf-Erkrankungen leiden als Bewohner anderer Länder. Die Inselbewohner von Kreta wurden als leuchtendes Beispiel für herzgesunde Ernährung hingestellt, weil

die WHO 1980 ermittelte, dass in den USA rund 40-mal mehr Menschen an Herzinfarkten starben als auf Kreta. Allerdings hat die Ernährung auf Kreta nicht viel mit der idealisierten Mittelmeerdiät zu tun. Kein Mediziner, der die Mittelmeerdiät empfiehlt, würde seinem Patienten die dort übliche Menge an Frittiertem, Gebackenem, Fleisch, Weißbrot und Süßem empfehlen.

Die 15 Komponenten der MIND-Diät	
10 gesunde Lebensmittel	**5 ungesunde Lebensmittel**
» Grünes Blattgemüse (Grünkohl, Spinat, Kohlgemüse, Salat): mindestens 6 Portionen pro Woche » Nüsse (Mandeln, Cashewnüsse, Pistazien): mindestens 5 Portionen pro Woche » Beeren (Erdbeeren, Blaubeeren, Himbeeren, Brombeeren): mindestens 2 Portionen pro Woche » Bohnen (schwarze Bohnen, Pintobohnen, Kidneybohnen): mindestens 3 Portionen pro Woche » Vollkornprodukte (Quinoa, Haferflocken , brauner Reis, Vollkornnudeln und Brot): mindestens 3 Portionen pro Tag » Fisch (Lachs, Thunfisch, Forelle): mindestens 1 Portion pro Woche » Geflügel (Huhn, Truthahn): mindestens 2 Portionen pro Woche » Olivenöl, als Primäröl verwendet » Wein: nicht mehr als 1 Glas pro Tag	» Fleisch (Steak, Rinderhackfleisch, Schweinefleisch, Lammfleisch) » Butter und Margarine: nicht mehr als 1 Esslöffel täglich » Käse (Brie, Mozzarella oder Cheddar): nicht mehr als 1 Portion pro Woche » Süßigkeiten (Kuchen, Brownies, Eis) » Gebratenes oder Fast-Food (Pommes frites, Hühnchennuggets, Zwiebelringe, gebratenes Hähnchen, Hamburger)

Wie dem auch sei: Neben der Mittelmeerdiät mit ihrem Schwerpunkt auf frischem Gemüse, Salat, Obst, Fisch und Olivenöl wird auch die verwandte DASH-Diät sehr gelobt.
DASH steht für „DIETARY APPROACHES to STOP HYPERTENSION" – also „Ernährungsempfehlungen gegen Bluthochdruck" und wurde von Wissenschaftlern gemeinsam mit dem US-Gesundheitsministerium entwickelt. DASH setzt ebenfalls auf Gemüse, Obst und Fisch, außerdem auf Vollkornprodukte, mageres Fleisch und Geflügel, Nüsse und fettarme Milchprodukte. Von zuckerhaltigen Produkten, rotem Fleisch und Fettigem wird strikt abgeraten. Die Resultate als „blutdrucksenkende Diät" sind gut.
Wie unterscheidet sich nun die MIND-Diät von der Mittelmeer- und DASH-Diät? MIND stellt eine Abkürzung dar für „Mediterranean-DASH-Diet Intervention for Neurodegenerative Delay" (zu deutsch: Mediterrane-DASH-Ernährung zur Verzögerung des neurodegenerativen Verfalls).
Die Wissenschaftler des Rush Medical Centers hatten sich eine Diät zum Ziel gesetzt, die optimal gehirnschützend wirken soll, und setzten vor allem auf Lebensmittel, denen genau diesen Effekt zugesprochen wird, obwohl die Zusammenhänge noch nicht im Einzelnen nachgewiesen sind. Ihre Empfehlungen beruhen auf einer 2017 veröffentlichten Studie: 960 Menschen über 50 Jahre waren fünf Jahre lang nach ihren Ernährungsgewohnheiten befragt worden. Parallel wurden ihre kognitiven Fähigkeiten gemessen. Aus den erhaltenen langen Nahrungsmittellisten wurden einzelne Nahrungsmittel mit vermutlich positivem Einfluss auf die Gehirngesundheit identifiziert. Im Anschluss daran wurden dieselben Probanden darauf getestet, wie sich ihre kognitiven Fähigkeiten entwickelten, wenn sie sich nun gemäß der Mittelmeerdiät, der DASH-Diät und der MIND-Diät ernährten.
Das Ergebnis: Alle drei Diäten können im Ansatz vor Alzheimer schützen, wenn sie genau befolgt werden. Die MIND-Diät aller-

dings wirkte bei mittelschwerem Alzheimer besser und schien auch zielgenauer die gehirnschützende Funktion zu bestätigen. Jetzt geht es darum, die Wirkung der einzelnen Nahrungsmittelbestandteile im Gehirn nachzuweisen, um die MIND-Diät sowohl als breit wissenschaftlich fundiert als auch als „gehirnschützend" empfehlen zu können.

ANTI-AGES – DIE ZUKUNFT DES ANTI-AGING?

Advanced Glycation End-Products (AGEs) sind die heimlichen Allround-Altmacher und kaum jemand hat bisher von ihnen Kenntnis genommen. Zum einen ist es noch nicht sehr lange her, dass man ihre tückische Vielseitigkeit erkannte, zum anderen gibt es leider noch nicht so viel darüber zu berichten, wie man sie in die Schranken weisen könnte. Hier also ein kurzer Bericht des totalen Scheiterns – bislang! AGEs vernetzen auf perfide Weise, nämlich fest und fies, vor allem unsere langlebigen Proteine des Kollagens und Elastins (ihre Halbwertszeit beträgt 15 Jahre, genauso wie die der Fasern, deren Grundstoffe sie darstellen). Und je älter wir werden, desto stärker greifen sie zu. Kurze Wiederholung: AGEs versteifen Blutgefäße, Haut, Knorpel, Lungen und Muskeln. Sie führen zu Diabetes mellitus, schränken die Funktion der Niere und des Herzens ein, vermindern die Biegsamkeit der Augenlinse und anderer Gewebe und Organe. Zudem lösen sie Entzündungen aus und verursachen Krebs.

Kein Wunder, dass die Grundlagenforschung genauso wie die pharmazeutische Industrie nach Vernetzungsverbrechern fahnden. Begleiten Sie sie auf ihrer Suche!

Nach vielen enttäuschten Hoffnungen auf ein Medikament, das die AGEs-Vernetzungen brechen könnte, tauchte plötzlich Alagebrium auf. Dieses Molekül war der erste Kandidat, der klinisch getestet wurde, denn es schien eine wichtige Anforderung erfüllen zu können: Es zerstört nicht die Bindungen in den normalen, gesunden Kollagenketten, sondern nur abnorme – und hatte in älteren Ratten (schon wieder Tierversuche!) die AGEs-Menge in der linken Herzkammer verringern und deren durch AGEs verursachte Steifigkeit senken können. Vor allem, wenn körperliches Training dazu kam. Beim Menschen gilt es als Blutdrucksenker. Kurz gesagt, die Substanz Alagebrium schien der ideale Kandidat als Vernetzungsbrecher zu sein!

Also erklärte man Alagebrium zum „führenden AGE-Breaker" und setzte umfassende Studien an. NAOKI FUJIMOTO und seine Kollegen von der University of Texas, Southwestern Medical Center in Dallas gaben gesunden Senioren ein Jahr lang Alagebrium, und zusätzlich trainierten die Studienteilnehmer körperlich. Gemessen wurde die Steifigkeit des linken Herzkammermuskels. Die Studie ergab tatsächlich leichte Verbesserungen in Sachen Steifigkeit, allerdings nicht wirklich signifikante. Man erklärte sich das damit, dass Alagebrium zwar einige Bindungen der AGEs spalten kann, die Vernetzung des Glucosepans nicht. Glucosepan ist jedoch ausgerechnet das am weitesten verbreitete und wichtigste Vernetzungsmolekül beim Menschen – denn es kommt im menschlichen Gewebe bis zu 1000-mal häufiger vor als andere vernetzende AGEs.

In einer Studie machte man zum Beispiel in der Haut eines 90-Jährigen bei 50 Prozent der Vernetzungen Glucosepan verantwortlich. Seine Vernetzungspower gilt aber auch als extrem stabil. Die Bindungen, die es eingeht, sind irreversibel. Moleküle, die diese Bindung aufbrechen könnten, würden damit auch toxisch, also enorm schädlich für andere Moleküle im Körper sein. Die Hoffnung liegt nun darauf, Enzyme zu finden, die gefahrlos als Vernetzungsbrecher genutzt werden könnten. Die Pharmafirma jedenfalls, die die klinischen Studien zu Alagebrium durchführte, brach diese ab und hat unterdessen offenbar ihre Geschäftstätigkeit eingestellt.

ABFALLSTOFF METHYLGLYOXAL

Das war also nichts mit Alagebrium. Schade. Gäbe es denn sonst noch eine Chance, die extrazelluläre Müllabfuhr so auf Touren zu bringen, dass sie die gemeinen Vernetzungszucker einfach vor die Tür kehrt, raus damit? Es geht ja schließlich darum, die Elastizität von unter anderem Haut, Blutgefäßen, Gelenken und Augenlinsen zu erhalten – also ein enorm wichtiges Anliegen, um altersbedingte Erkrankungen zu vermeiden. Doch offenbar sind da nicht so viele Unternehmen unterwegs, um therapeutische Möglichkeiten zur Ausschleusung oder Zerstörung der „Vernetzer" zu finden. Die Aufgabe ist aber auch heroisch.

Schauen wir uns einen der wichtigsten Vorläufer der AGEs an, der gemeinerweise in großen Mengen als Abfallstoff im Körper anfällt, hauptsächlich als Nebenprodukt der Glykolyse. Hier wird der Einfachzucker Glukose zur Energiegewinnung (das heißt, zur ATP-Produktion) abgebaut, also milliardenfach und permanent in allen unseren Zellen. Leider entsteht dabei genauso milliardenfach ein äußerst unangenehmes Nebenprodukt namens Methylglyoxal (MGO), ein Zellgift, das – wer hätte das gedacht – durch ein hochprofessionelles Entgiftungssystem in wunderbar verwendbare Produkte umgewandelt wird: Das Glyoxylase-System macht einfache Milchsäure aus.

Und weshalb beschreiben wir Ihnen das an dieser Stelle? Klar. MGO ist der wichtigste Vorläufer der AGEs, also Vernetzungstreiber und Versteifungsbooster, weil die Entgiftungssysteme, die ihn entsorgen, leider mit dem Alter ebenfalls schwächer werden. Und dagegen kann man noch nichts tun? Bis heute leider nein. Eine gewisse Hoffnung birgt das Protein Glutathion, Sie erinnern sich vielleicht. Es ist ein starkes Antioxidans, wird im Körper gebildet oder mit der Nahrung aufgenommen und kann die Zellalterung hemmen. Dieses Glutathion ist enorm wichtig für das Entgiftungssystem Glyoxylase, es bestimmt nämlich seine Arbeitsgeschwindigkeit. Also wäre es doch absolut zu empfehlen, Glutathion als Nahrungsergänzungsmittel zu sich nehmen. Es ist auch überall erhältlich. Allerdings ist zu bedenken, dass das Tripeptid im Magen in seine drei Bausteine zerlegt wird. Ob es dann im Blut wieder zu seiner alten Schönheit zusammengesetzt wird, kann derzeit noch niemand sagen.

Was bleibt bislang? Gut, Antioxidantien könnten das MGO-Entgiftungssystem aktivieren – also könnten Glutathion, auch Liponsäuren, Vitamin E oder sekundäre Pflanzenstoffe wie Flavonoide hilfreich sein, um die AGEs-Bildung einzudämmen.

Außerdem wäre grundsätzlich eine zuckerarme und AGEs-arme Ernährung durchaus hilfreich. Sie erinnern sich: AGEs werden beim Frittieren und Backen in großer Hitze gebildet, finden sich aber auch in Käse und anderen Lebensmitteln. Doch hier ist die Forschungslage noch unklar. Es sieht ganz danach aus, als ob der Großteil der AGEs nicht mit der Nahrung aufgenommen, sondern im Körper gebildet wird – und die, die wir mit der Nahrung zu uns nehmen, spielen wohl keine so große Rolle (wobei große Mengen an gegrilltem Speck oder kross gebratenem Schweinefleisch sicherlich nicht gesundheitsfördernd sind). Hier fällt auch ein geradezu paradoxer Wert ins Auge: Vegane und fettarme Kost hat offenbar höhere AGEs-Werte im Blutplasma zur Folge, die man sich derzeit nicht erklären kann.

Ein vernetzungsförderndes Stimulans lässt sich übrigens ausschalten – vielleicht könnte diese Information für Raucher sogar den entscheidenden Kick zum Entwöhnen darstellen: Rauchen verklebt Ihr Gewebe! Denn im Tabakrauch befinden sich AGEs, die sich in den Blutgefäßwänden mit den dortigen Strukturproteinen vernetzen und ihnen die Elastizität nehmen können. Dasselbe richten sie im Kollagen der Haut und mit den elastischen Proteinen der Augenlinsen an. Also: Rauchen führt nicht nur zu Herzinfarkt, sondern zu Falten und zu Grauem Star!

Tja. Aber wie denn nun die Proteinglykation und damit die AGEs-Bildung verhindern? Wirkstoffe aus der Vitamin-B-Gruppe hatten recht gute Ergebnisse geliefert, allerdings noch nicht in Studien am Menschen: Das Pyridoxin zum Beispiel – das ist Vitamin B_6. Pyridoxin verringert zumindest im Rattenmodel die altersbedingte Versteifung der Aorta und den Gefäßwiderstand in Verbindung mit einer verringerten Kollagenglykation. Andere Daten zeigen, dass die Pyridoxin-Behandlung den Anstieg der AGEs-Spiegel im Blut verhindert und in einem Herzinfarkt-Rattenmodell den Kollagenspiegel verringert, was zu einer verbesserten Herzfunktion führt. Daher können Therapien, die auf die Bildung von AGEs abzielen, bei der Prävention und/oder Behandlung von Herz-Kreislauf-Erkrankungen von Vorteil sein.

Vitamin B_6 konnte bislang aber genauso wenig als Vernetzungsbrecher im Menschen seinen Durchbruch erzielen wie der Hoffnungsträger Vitamin B_1, also Thiamin. Es handelt sich um ein wichtiges Vitamin, das mit der Nahrung aufgenommen wird und wertvolle Funktionen besonders für unsere Nervenzellen ausübt. Ein Experiment bereits im Jahr 1996 machte Hoffnung. Damals wurden isolierte Nervenzellen in Petrischalen mit Glukose versetzt – mal mit, mal ohne Vitamin B_1. In den Petrischalen mit Vitamin B_1 wurde die AGE-Bildung deutlich reduziert, die Zellen lebten länger. Und dennoch: Bis heute hat man Vitamin B_1 noch nicht eindeutig die Power als Vernetzungsbrecher zuschreiben können.

Auch andere Wirkstoffe werden derzeit auf ihre mögliche Fähigkeit getestet, AGEs-Vernetzungen aufzubrechen. Dazu gehören zum Beispiel Curcumin aus der Gelbwurzel (ein Antioxidans, das allerdings im Magen-Darm-Trakt in seiner Struktur verändert wird), Carnosin (ein Antioxidans, das vor allem im Fleisch enthalten und in Hautcremes verwendet wird), G-Rutin (ein Pflanzenfarbstoff, der zum Beispiel im Stiefmütterchen vorkommt – ebenfalls ein Antioxidans, das eine heilende Wirkung auf Blutgefäße hat) und Genistin (ein Pflanzenöstrogen aus dem Rotklee und der Sojabohne).

Was ziehen wir nun für Schlüsse aus den Bemühungen der Wissenschaftler, herauszufinden, wie die Bildung von AGEs verringert werden kann, wie AGEs an ihrer Fähigkeit der Vernetzung gehindert werden und wie bereits entstandene AGEs im Körper abgebaut werden könnten?

Das Wundermittel ist definitiv noch nicht gefunden. Dazu sind AGEs in ihren Bindungen an Kollagen und Elastin offenbar einfach zu fest und kompakt. Die Wirkstoffe, die bisher getestet wurden, haben entweder zu geringe „Brechungskraft" – oder sie haben zu starke Nebenwirkungen. Die Hoffnung allerdings bleibt, einen starken „Brecher" ohne Nebenwirkungen aufzutun. Bis dann bleibt nur die Empfehlung: Gesunder Lebensstil! Und das heißt:

- Nicht rauchen
- Wenig Kohlenhydrate in der Nahrung
- AGEs in der Nahrung reduzieren (wenig Frittiertes, wenig bei hohen Temperaturen Gebackenes oder wenig gebratenes Fleisch),
- Möglichst viele Antioxidantien mit der Nahrung aufnehmen: Obst, Gemüse …
- Regelmäßige Bewegung

Es bleibt spannend – umso spannender, je mehr wir über die komplexe Funktionsweise der zellulären Müllabfuhr wissen: Was geschieht in der Zelle, um sie langlebig und funktionsfähig zu erhalten. Was geschieht außerhalb der Zellen? Und vor allem: Wie werden diese perfekten Kreisläufe im Alter lahmgelegt?

Etliches an Wissen darüber, wie wir auch heute bereits unsere zelluläre Entgiftung unterstützen können, haben wir zum Glück schon in der Hand. Nachfolgende Generationen werden noch ganz anders „putzen" können!

DIE ZUKUNFT DER ALTERSFORSCHUNG

„Die Zukunft soll man nicht voraussehen wollen, sondern möglich machen."
ANTOINE de SAINT-EXUPÉRY

„Jung bleiben mit der Kraft der drei Zellkompetenzen" lautet der Untertitel dieses Buches. Nun, am Ende angelangt, werden Sie mit großer Wahrscheinlichkeit kaum Einwände haben, wenn wir vom „Wunderwerk" der Zellbiologie sprechen. Sie werden vielmehr – so hoffen wir zumindest – die große Demut teilen, die wir empfinden, wenn wir das hochkomplexe, enorm flexible und hochintelligente Regelwerk betrachten, das billionenfach unseren Körper, unsere Fitness und damit unsere Gesamtheit bestimmt. Und wir sind uns zugleich bewusst, dass die Wissenschaft bis heute zwar sehr, sehr viel, aber dennoch nur einen Bruchteil dessen erkannt hat, was an hochkomplexen Abläufen Leben und Gesundheit in unseren Zellen garantiert.

Und wenn wir nun rückblickend betrachten, wie angreifbar dieses zelluläre „Wunderwerk" im Laufe der Jahre wird, an wie vielen Schnittstellen und Drehkreuzen der Steuerung der drei Kompetenzen Erneuerung, Energieversorgung und Entgiftung die komplexen Systeme entgleisen – da wird's uns ziemlich mulmig zumute. Um nicht zu sagen: Wir schwanken zwischen Faszination und Verzweiflung, oder? Doch bitte, bleiben Sie cool und optimistisch! Wenn Sie durch die vielen Kapitel zurückblättern, finden Sie jede Menge praktische Hinweise, wie Sie Ihre drei Zellkompetenzen stärken – teils wissenschaftlich absolut fundierte Tipps, teils auf Basis von Forschung, die noch ganz in den Kinderschuhen steckt. Eine Zusammenstellung aller wichtigen „Zellkompetenz-Stärkungsmittel" finden Sie im nächsten und damit auch letzten Kapitel ab Seite 334.

Zuvor wollen wir noch kurz in die Zukunft schauen – vielleicht auch mit einer Träne im Knopfloch: Auf welchen Gebieten wird denn derzeit geforscht – abgesehen von den vielfältigen Projekten, die wir Ihnen bereits vorgestellt haben? Es handelt sich also ein bisschen um Zukunftsmusik, noch ist nichts konkret Verwertbares dabei, doch hier könnten sich durchaus ganz neue Möglichkeiten für die Stärkung der Zellkompetenzen für gesundes Altern eröffnen. Deshalb besagte Träne. Wir, also die Generation von Nina Ruge und auch die von Dr. Duscher, werden davon mit großer Wahrscheinlichkeit noch nicht profitieren können. Aber die Generation nach uns. Vielleicht.

Wir möchten Ihnen unsere Top-3-Zukunfts-Forschungsfelder der Regenerativen Medizin vorstellen. Alle drei haben gutes Rüstzeug dafür, den Angstgegner mit Namen „Alter" irgendwann bezwingen zu können. Und der Höflichkeit halber präsentieren wir diese drei in Alphabetischer Reihenfolge.

EPIGENETIK – VOM ANSCHALTEN UND AUSSCHALTEN DER ZELLKOMPETENZ

Die Epigenetik, die uns schon kurz in der Einleitung des Buches begegnet ist, bringt Licht in den uralten Streit, wie stark denn nun die Gene ein Lebewesen programmieren. Und auch Licht in die Sache, ob, und wenn ja, wie die Umwelt prägend in seine Entwicklung eingreifen kann. Davon abgeleitet macht sie uns erklärbar, wieso im Alter viele Gene „entgleisen" und – damit verbunden – wie diese „Entgleisungen" eventuell vermieden werden können.

Unverkennbar: Das Thema Epigenetik wäre ein eigenes Buch wert. Wir können uns hier natürlich nur auf den Appetizer beschränken, der „Altersforschung" heißt. Ein unendlich spannendes Feld. Denn es zwingt uns zu erkennen, dass unsere 20.000 Gene ein großartiges Set an zellulären Möglichkeiten darstellen. Schön, dass wir sie in jeder unserer Zellen haben. Doch sie sind sozusagen nur die

Hardware, die Benutzeroberfläche auf dem PC. Welche der unendlich vielen Möglichkeiten denn nun genutzt werden, also ob eine Powerpoint-Präsentation, Excel-Tabelle oder eine schlichte E-Mail produziert werden, darüber entscheidet die Software, die Epigenetik. Nomen est omen, denn das griechische „epi" bedeutet „über". Es geht also um die Steuerung, die eine Etage *über* der genetischen Ausstattung liegt. Die Epigenetik ist also ein System (und dabei nicht das einzige!), das unsere Gene ein- und ausschaltet.

Auf diese Weise steuert sie auch, welcher Zelltyp sich aus einer Stammzelle entwickelt. In einer Muskelzelle wird ein ganz anderes Set von Genen dauerhaft aktiviert als in einer Sehzelle oder in einer Speicheldrüsenzelle. Und dieses Programm wird auch von Zelle zu Zelle weitergegeben – ohne dass es in der DNA, im genetischen Code gespeichert ist! Wie das geht? Mit kleinen, feinen chemischen Schaltern, nämlich Methylgruppen. Die werden massenhaft und wäscheklammerartig an die DNA angehängt und bestimmen, welche Gene nicht abgelesen werden. Sie sind sozusagen die „Stillhalter" der Gene. Wo keine Methylierungen sind, dort wird das Gen abgelesen, entsprechende Proteine werden produziert usw.

Und so können wir uns auch erklären, wie uns Umweltfaktoren körperlich und auch mental prägen, sei es unter anderem Stress, Sport, Rauchen oder Ernährung. Bei eineiigen Zwillingen fand man im Alter von drei Jahren noch ein fast völlig identisches Muster an Methylierungen der DNA, im Alter von 80 Jahren aber unterschieden sich die Muster bis zum Zweieinhalbfachen, wenn die Zwillinge in sehr unterschiedlichen Umgebungen gelebt hatten. Das genetische Programm selbst blieb aber bei beiden identisch! Je ähnlicher Zwillinge leben, desto ähnlicher ihr Methylierungsmuster. Ganz klar: Die Lebensbedingungen prägen die Methylierung und damit das Ein- und Ausschalten Tausender Gene – und damit die äußere und innere Entwicklung eines Individuums. Solche Methylierungsmuster werden sogar vererbt. So kann man sich heute erklären, weshalb manche Veränderungen aufgrund von Umwelteinflüssen wie Hunger oder Kriegsstress sogar über mehrere Generationen weitergegeben werden, obwohl sich das genetische Programm nicht geändert hat. Diese Erkenntnisse sind relativ neu – und haben das Dogma der Genetik endgültig zerbröselt, dass die Eigenschaften eines Organismus durch die Gene bestimmt werden. Das bitte schön ein für alle Mal. Dem ist nicht so.

Funktionsweise der Gene

Wie geht dieses Ein- und Ausschalten von Genen nun genau vonstatten? Die Abbildung auf Seite 322 macht das klar: Methylgruppen sorgen für eine dreidimensionale Auffaltung der DNA, sodass „ihr" Gen für das System nicht ablesbar wird, das das spezifische Protein produziert. Wird nun durch Umwelteinflüsse, UV-Strahlung oder psychischen Stress zum Beispiel die Methylierung durch einen entsprechenden Faktor aufgehoben, dann liegt der DNA-Abschnitt frei. Die genetische Information für die Proteinproduktion kann nun abgelesen werden.

Und was hat das nun mit dem Alterungsprozess zu tun? Sehr viel. Denn die epigenetischen Prozesse, also die vielen, vielen Ein- und Ausschalter für die Proteinproduktion, arbeiten immer schludriger im Laufe der Jahre. So wird zum Beispiel immer weniger an lebensrettenden DNA-Reparaturenzymen produziert, die Mutationsrate steigt, das Krebsrisiko damit auch. Also lernen wir: Die DNA-Reparatur steht gleichfalls unter epigenetischer Kontrolle.

Auch die Länge der Telomere untersteht diesem epigenetischen System. Sie erinnern sich? Telomere sind die Kappen an den Enden der Chromosomen, die sich im Laufe der Zeit verkürzen, wodurch die Zelle damit irgendwann ihre Funktionsfähigkeit verliert – oder sogar entartet. Auch diesen Prozess steuern die Markierungen, die Methylierungen – unter anderem. Und im Alter läuft diese Steuerung halt nicht mehr exakt.

WIE GENE DURCH UMWELTEINFLÜSSE – UND IM ALTER – EIN- UND AUSGESCHALTET WERDEN

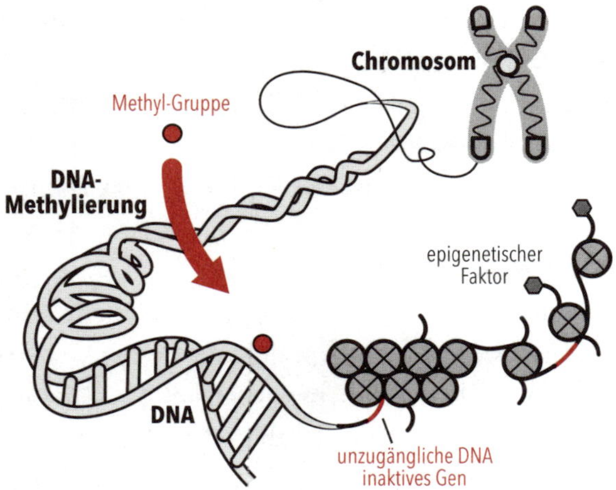

Methylgruppen, das sind chemische Schalter, werden massenhaft und wäscheklammerartig an die DNA angehängt und bestimmen, welche Gene nicht abgelesen werden. Wo keine Methylierungen zu finden sind, wird das Gen abgelesen und entsprechende Proteine werden produziert.

Die Horvath-Altersuhr

Das Muster der Methylierungen im Erbgut von Zellen lässt überraschend genau das Alter ihres Besitzers bestimmen! STEVE HORVATH, geboren in Frankfurt, heute Professor für Humangenetik und Biostatistik an der University of Los Angeles, hat daraus seine berühmte Horvath-Altersuhr entwickelt. Mithilfe von Algorithmen gelingt es ihm, aus weißen Blutkörperchen zum Beispiel das exakte Alter des Menschen zu bestimmen. Wohlgemerkt: Weiße Blutkörperchen haben eine kurze Lebensspanne, nur wenige Tage oder maximal Wochen. Und trotzdem kann man aufgrund des Methylierungsmusters ihrer DNA das Alter ihres Trägers bestimmen. Weil sich das Methylierungsmuster mit den Jahren typisch verändert und von Zelle zu Zelle weitergegeben wird.

In jungen Jahren ist ein Großteil der DNA eines Menschen methyliert, es werden exakt nur diejenigen Genabschnitte genutzt, die für den jeweiligen Zelltyp wesentlich sind. Im Alter ändert sich das. Die Methylierungen lassen nach. Und viele Gene, die eigentlich stillgelegt sein sollten, funken plötzlich und produzieren Proteine – und zwar meist solche, die nicht guttun.
Hochinteressant: Man fand zum Beispiel heraus, dass das epigenetische Alter von Brust-, Nieren-, Lungen- und Hautkrebszellen durchschnittlich 40 Prozent höher als das reale, chronologische Alter des jeweiligen Patienten waren. Also kann die „horvathsche Altersuhr" bei der Tumorerkennung helfen.
Für uns hier ist aber vor allem eines relevant: Wie kann man das Nachlassen der altersbedingten epigenetischen Methylierungen umkehren? Das heißt also, wie kann man die altersbedingte Verringerung der Methylierung aufhalten? Da dieser Effekt erst vor Kurzem entdeckt wurde, steckt die Forschung dazu noch in den Kinderschuhen. Immerhin könnte ein Nahrungsergänzungsmittel schon einmal einen Weg weisen, denn Folsäure zum Beispiel scheint die Methylierung zu fördern. Doch ob diese Methylierung dann bei älteren Menschen tatsächlich an den richtigen DNA-Abschnitten für das Abschalten von „ungünstigen" Genen stattfindet, das ist noch längst nicht klar. Also – ein großartiges Feld für Forschung!

EXTRAZELLULÄRE VESIKEL – UNTERSCHÄTZTE WUNDERBLÄSCHEN

In dem Kapitel „Entgiftung" haben wir diese winzig kleinen „Undercover"-Informanten nur am Rande vorstellen können, denn ihre Funktion als Miniaturmülltransporter ist nur eine von sehr vielen. Lange Zeit wurden die Extrazellulären Vesikel (von lateinisch „vesicula" für Bläschen) als tumbe Ausstülpungen der Zellmembran betrachtet, um Abfallstoffe zu entfernen. Damit wurden sie schändlich unterschätzt. Doch seit Kurzem weiß man sehr viel mehr über diese geheimnisvollen Mikrobläschen und das lässt uns ehrfürchtig völlig neue Dimensionen der Diagnostik und Therapie erahnen. Seit einigen Jahren explodiert die Forschung an ihnen.

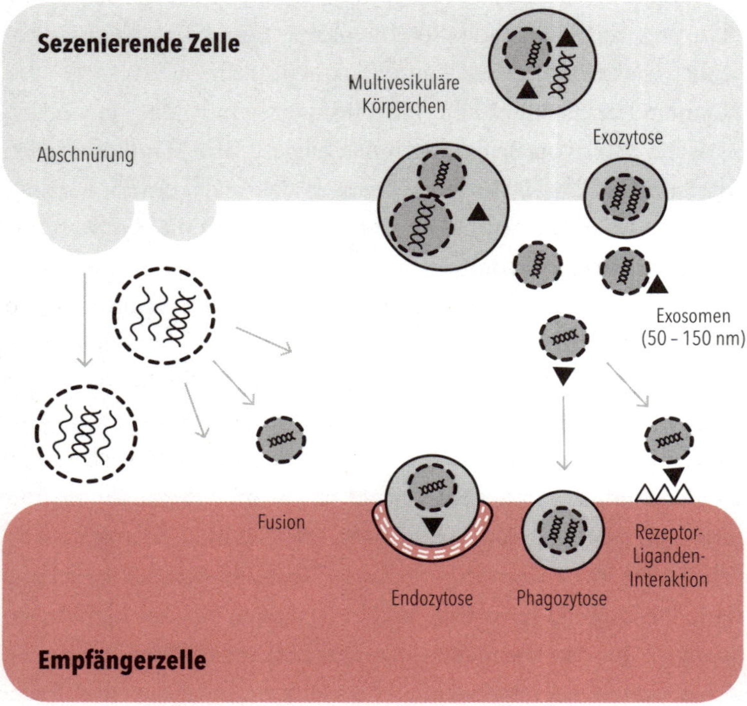

Sehr kleine extrazelluläre Vesikel heißen Mikrovesikel, etwas größere Exosomen. Da sie von Zellmembran umschlossen sind, können sie beim Auftreffen auf andere Zellen mit der Zellmembran verschmelzen. Sie können durch Endozytose – also durch Einstülpen der Zellmembran der Zielzelle – ihren Inhalt los werden und sie können durch Phagozytose komplett aufgenommen und abgebaut werden. Zusätzlich können sie an Rezeptoren binden und dadurch als Signalgeber fungieren.

Extrazelluläre Vesikel (EV) sind nämlich in ihrer Vielfalt an Größe, Inhalt und Aufgaben bislang kaum zu überschätzen. Jede Zelle spuckt EVs aus, je nach Funktionszustand und Zelltyp andere. Ganz kleine heißen Mikrovesikel, etwas größere Exosomen, es gibt aber noch mehr. Da sie von Zellmembran umschlossen sind, können sie beim Auftreffen auf andere Zellen mit deren Zellmembran verschmelzen und ihren Inhalt ins Innere der Nachbarzelle kippen, sie können durch Endozytose – also durch Einstülpen der Zellmembran der Zielzelle – ihren Inhalt loswerden, sie können durch Phagozytose von der anderen Zelle aber auch komplett aufgenommen und abgebaut werden. Und sie können sich als Signalgeber an Rezeptoren von Oberflächen an Zielzellen binden und treffsicher dort bestimmte Reaktionen auslösen. Von besonderer Bedeutung ist zudem, dass sie so klein sind, dass sie die strenge Security am Gehirn, die Blut-Hirn-Schranke, mühelos durchschwimmen können. Sie können also Gutes bewirken im Gehirn, allerdings auch Schreckliches. Allein die Tatsache, dass je nach momentanen Zustand der Zelle unterschiedliche Mengen an EVs abgeschnürt werden, macht diese als Marker für Krankheit und Gesundheit unendlich wertvoll. Eine erkrankte Zelle kann Tausende EV ins umliegende Gewebe sprudeln lassen, und weil jeder Zelltyp seine eigenen EV-Typen produziert, können sie damit Frühindikatoren für verschiedene Krankheiten dienen. So entwickelt ein Forscherteam an der Universitätsklinik Heidelberg gerade eine Methode der Früherkennung für die Krebsart mit der höchsten Sterblichkeitsrate – nämlich für Bauchspeicheldrüsenkrebs. Sie bedienen sich dabei der Analyse der Extrazellulären Vesikel im Patientenblut. Und sie gehen noch weiter: Diese Vesikel, die aus dem Gewebe der Bauchspeicheldrüse entstammen, könnten in Zukunft mit Killerstoffen beladen und direkt zum Tumor zurückgeführt werden, um ihn zu zerstören.

Ich (Dominik) habe die besonderen Potenziale der EV aus purer Not heraus zu schätzen gelernt. In Deutschland sind ja Stammzellentherapien – auf die nicht nur ich große Hoffnungen setze – äußerst streng reguliert, eine Anwendung am Patienten ist schwierig. Doch auch Stammzellen setzen Extrazelluläre Vesikel frei! Und so untersuchte ich die Wirkung von Extrazellulären Vesikeln aus Bindegewebsstammzellen auf die Wundheilung. Allein die Injektion von EVs in Wunden verbesserte die Wundheilung deutlich. Unsere Daten legen also nahe, dass sie die Funktionen der Zellen stimulieren können. Damit zeigen sie ein fantastisches therapeutisches Potenzial, das neue Wege zur Stimulation der Wundheilung eröffnen kann – und das ganz ohne den direkten Einsatz von Stammzellen. Wir testeten auch die Wirkung von EVs aus Bindegewebsstammzellen auf die Regeneration von Nervenzellen. Auch dieses Ergebnis macht Mut: Offenbar sind EVs in der Lage, die Genaktivität in verletzten Nervenzellen zu aktivieren – und damit die Regeneration anzuregen. Auch diese neue therapeutische Strategie für die Regenerative Medizin im Nervengewebe wird natürlich mit großer Spannung weiterverfolgt.

Doch freuen Sie sich nicht zu früh. Extrazelluläre Vesikel haben zwar durchaus das Zeug zum Heilsbringer – doch leider auch genauso zum Überträger des Unheils. Denn sie haben zwei Gesichter: Sie übertragen unter anderem auch genetisches Material, sie senden gezielt Signale an andere Zellen – und können auf diese Weise zur Metastasierung von Tumoren führen. Auf der anderen Seite wurde auch eine Antitumorwirkung beobachtet. Zudem können sie die „Infektion" von Nervenzellen im Gehirn mit so toxischen Substanzen wie Beta-Amyloid weitertragen und damit Alzheimer verstärken (siehe Seite 278). Und andererseits helfen sie genau bei der Beseitigung dieser Giftstoffe.

Sie ahnen: Extrazelluläre Vesikel können Einschleuser von Antitumor-Impfstoffen werden, sie können eingesetzt werden, um die Alzheimer-Toxine aus dem Gehirn zu entfernen, sie können Früherkennung von Krebs und anderen Krankheiten ermöglichen – man wird jedoch dafür sorgen müssen, dass ihr „zweites Gesicht" nicht zur Wirkung kommt. Auch diese Thematik liefert genügend

Stoff für einen spannenden Wissenschaftskrimi und ist damit ein großartiges Feld der Forschung!

DAS MIKROBIOM - DIE WOHNGEMEINSCHAFT IM DARM

Dieser Forschungsbereich ist so spannend, dass ihm künftig sicher so einige weitere Bücher gewidmet sein werden: das Mikrobiom (von griechisch „mikros" für klein und „bios" für Leben). Dieses „kleine Leben" im Darm ist zwar tatsächlich winzig, weil aus Bakterien und Pilzen bestehend, aber es ist uferlos! Die Zahl dieser Mikroorganismen in einem einzigen Menschen – man mag es kaum glauben – wird auf größer als die Zahl unserer Körperzellen geschätzt: auf 39 Billionen! Zur Wiederholung: An Körperzellen verfügt ein „Durchschnittsmensch" über rund 30 Billionen. Um es gleich vorweg zu sagen: Es ist ein Segen, dass sich diese Massen an Mitbewohnern in unserem Darm, auf unserer Haut und auf allen Schleimhäuten tummeln, wie uns die Abbildung auf Seite 328 zeigt. Denn im Normalfall tun diese uns alle nur Gutes: Sie besiedeln die Darmoberfläche so dicht, das krankmachende Erreger rein physisch keinen Platz finden. Sie trainieren unser Immunsystem. So besitzen Mäuse, die komplett ohne Darmflora aufwachsen, also komplett „keimfrei" sind, ein enorm unterentwickeltes Immunsystem. Darmbakterien fördern die Aufnahme von Nährstoffen ins Blut, sie bauen Ballaststoffe zu wichtigen kurzkettigen Fettsäuren wie Buttersäure ab und machen Giftstoffe und Krankheitserreger unschädlich. Sie produzieren darüber hinaus viele lebenswichtige Vitamine wie B_1, B_2, B_6, B_{12} und K. Dafür bieten wir ihnen aber auch einen sehr komfortablen, geschützten Wohnort: Es ist dauerhaft angenehm warm und feucht. Auch von Nährstoffen werden sie in Hülle und Fülle umspült. Eine perfekte Symbiose.

Bislang sind rund 60 Prozent unserer Darmbakterien noch gar nicht identifiziert, dabei boomt die Forschung am Mikrobiom seit gut zehn Jahren. Die Medien haben an unserer inneren Massenbesiedlung geradezu einen Narren gefressen. So soll so gut wie jede unserer Zivilisationskrankheiten, von Diabetes mellitus über Darmkrebs, Übergewicht, Allergien und Nierensteinen bis hin zu Depressionen und Angstneurosen, auf das Konto dieses komplexen Ökosystems des Darms gehen.

DAS MIKROBIOM IM KÖRPER

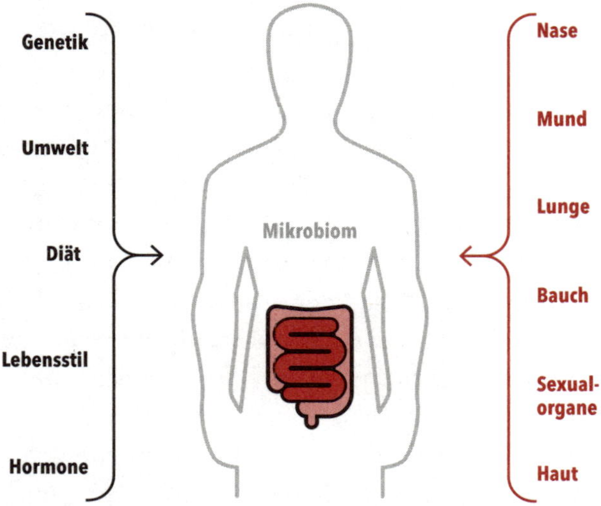

Das prominenteste Mikrobiom befindet sich im Magen-Darm-Trakt, aber auch in der Nase, im Mund, in den Lungen, den Geschlechtsorganen und der Haut befinden sich Ökosysteme von Mikroorganismen. Auf diese wichtigen Mitbewohner haben diverse Faktoren Einfluss, wie zum Beispiel Genetik, Umwelt, Ernährung, Lebensstil und Hormone.

Erwiesen ist noch nicht viel, die Forschung steckt hier noch in den Kinderschuhen, doch spannende Hinweise gibt es bereits viele. Zunächst einmal: Was ein gesundes Mikrobiom ist, kann derzeit noch niemand definieren. Jäger-und-Sammler-Kulturen in Afrika oder Südamerika haben ein völlig anderes Mikrobiom als Menschen in Industrieländern. Sie leiden nicht zuletzt deshalb deutlich weniger an Zivilisationskrankheiten.

Das Mikrobiom entwickelt sich im Laufe unseres Lebens, zusammen mit uns und ganz ähnlich wie wir selbst. Dr. PARAG KUNDU von der Nanyang Technogy University in Singapur beschreibt seinen Werdegang so: Zunächst, im Embryonalstadium, ist es recht schlicht zusammengesetzt. Es besteht ausschließlich aus Bakterien, die über die Nabelschnur noch im Mutterbauch in das Ungeborene einwandern. Bei der Geburt gehen weitere Bakterien auf das Baby über und daran schließt sich eine weitere Besiedlung mit der Muttermilch an. Kinder, die nicht gestillt werden, haben eine völlig andere Darmbakterienbesiedlung wie gestillte Babys. Wenn das Kind auf feste Nahrung umgestellt wird, verändert sich das Mikrobiom massiv – und zugleich entwickelt sich das Immunsystem. Während der Pubertät verändern die Hormone nochmals die Komplexität der Darmbesiedlung. Mit zunehmendem Alter wird das Mikrobiom stabiler und artenreicher, bis schließlich irgendwann (ab etwa 65 Jahren) mehr und mehr „Terroristen" einwandern, nämlich Erreger, die für Entzündungen und Übergewicht sorgen. Dann nimmt auch die Vielfalt der Arten im Ökosystem des Darms wieder ab, zugleich wird die Zusammensetzung immer individueller. Darmkrebs zum Beispiel führt zu einem sehr speziellen Muster an Bakterienarten. Diese Kenntnis könnte als neues Diagnoseinstrument dienen, was natürlich überaus wertvoll wäre.

Die Hinweise verdichten sich, dass eine „ungesunde" Veränderung des Mikrobioms für das Entstehen von chronisch entzündlichen Darmerkrankungen, Reizdarm und Darmkrebs, ja sogar Diabetes Typ 1 mitverantwortlich sein könnte.

In Form des Mikrobioms entwickelt sich im Laufe des Lebens also eine sehr individuellen Partnerschaft zwischen dem Menschen und riesigen Schar von Bakterien, die seinen Darm besiedeln. Auf welchem Kontinent wir leben, spielt dabei eine große Rolle, ebenso wie hygienisch die Bedingungen sind, in denen wir aufwachsen, wie wir uns ernähren, welche Krankheiten wir durchmachten und welche Medikamente wir erhielten. Antibiotika zerstören bekanntlich nicht nur die bösen, sondern auch die guten Bakterien. Die Bakterienbesiedlung unseres Darms ändert sich nach einer Antibiotikatherapie dramatisch und es dauert oft bis zu einem halben Jahr, bis die alte Gemeinschaft im Darm wieder zusammengefunden hat. Jeder hat sein eigenes Muster, und doch nehmen bestimmte, ungünstige Arten im Laufe des Lebens zu.

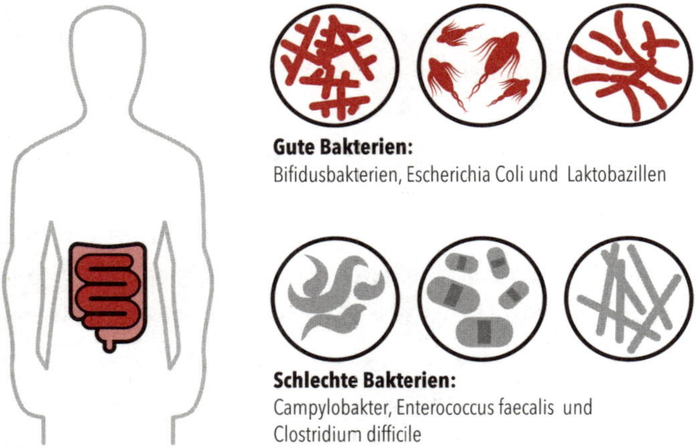

Die bakterielle Flora kann helfen, aber auch schaden. Klassische „gute" Bakterien unserer Darmflora sind Bifidusbakterien, Escherichia coli und Laktobazillen. Typische Vertreter „schlechter" Bakterien sind Campylobakter, Enterococcus faecalis und Clostridium difficile. Nehmen sie überhand, sind Durchfälle und teilweise schwere Magen-Darm-Erkrankungen die Folge.

Ob ein älterer Mensch zu Hause lebt oder in einem Heim und wie er sich ernährt, das spiegelt sich nach einer Studie um den Forscher Dr. MARCUS CLAESSON vom University College Cork in seinem Mikrobiom wider. Die Vielfalt der Keimbesiedlung war bei Heimbewohnern geringer als bei anderen, die in ihren eigenen Wohnungen lebten. Und je geringer die Diversität des Mikrobioms, desto größer die Gebrechlichkeit des Menschen. Die Menge an Proteinen und Ballaststoffen, die die Senioren zu sich nahmen, schien für die Vielfalt der Darmbesiedlung eine große Rolle zu spielen. Was die Ursache sein könnte, möchten wir hier anhand einer tollen experimentellen Studie erklären. Dr. DARIO RICCARDO VALENZANO vom Kölner Max-Planck-Institut für Altersforschung hat den Einfluss der Darmflora auf das Altern und die Lebensspanne an einem „Modellorganismus" untersucht, und zwar am afrikanischen Türkisen Killifisch. Die Darmflora des Türkisen Killifisches ähnelt der des Menschen. Auch bei ihm nimmt die Vielfalt der Mikroorganismen mit zunehmendem Alter (und das sind nur Monate) ab, krankmachende Bakterien nehmen zu. Das Team von Dr. VALENZANO tötete im Versuch bei mittelalten Killifischen (neun Wochen alt) die Darmflora mit Antibiotika ab und setzte diese Fische zusammen mit jungen Killifischen (sechs Wochen alt) in ein Becken. Im Laufe der folgenden Tage nahmen die mittelalten Fische Kotreste und damit auch Darmbakterien der jüngeren Fische auf. So siedelten sich die Bakterien der jungen Fische im Darm der älteren Fische an. Nicht nur, dass die älteren Fische nun rund 40 Prozent länger lebten, sie waren später auch im greisen Alter von 16 Wochen genauso aktiv wie die sechswöchigen Artgenossen. Die Wissenschaftler nehmen an, dass die Darmflora von jungen Organismen das Immunsystem unterstützt und Entzündungen blockiert – und damit den altersbedingten Ausfallerscheinungen entgegenwirkt. Im Detail nachgewiesen ist das noch nicht. Na ja, denken wir Älteren uns. Wie kommen wir jetzt bloß an die Darmflora von Jüngeren ran?

Butyrat

Doch halt! Bevor Sie sich intensiver mit diesem appetitlichen Thema beschäftigen, betrachten wir eine interessante Alternative. Es

gibt nämlich eine Substanz, die die Bakterien in den Darm ausschütten – und von der wir wissen, dass sie die immunologischen Abwehrkräfte des Darms stimuliert und auch Hauptenergiequelle der Darmzellen ist: die Buttersäure bzw. in wässriger Lösung ihre Salze, die Butyrate. Ein chronischer Buttersäure-Mangel wird unter anderem mit Fettleibigkeit, Herz-Kreislauf-Erkrankungen und Diabetes mellitus in Verbindung gebracht. Forscher des Helmholtz-Zentrums für Infektionsforschung in Braunschweig um Dr. MARIUS VITAL haben vor Kurzem über 20 verschiedene butyratbildende Darmbakterien identifiziert. Die große Anzahl der Arten stellt wohl sicher, dass auch bei stark variierender Ernährung immer noch Buttersäure produziert werden kann, was sogar bei Antibiotikabehandlung gilt. Und wieder haben wir einen Hinweis darauf: Altersbedingte Zivilisationskrankheiten lassen sich zumindest in gewissem Umfang durch die richtige Ernährung eindämmen: Buttersäure bilden die Darmbakterien vor allem aus Ballaststoffen aus Vollwertkost und viel frischem Obst und Gemüse.
Ende 2019 hat nun das Team um Prof. SVEN PETTERSSON von der Nanyang Technological University, Singapur, eine aufsehenerregende Studie zur Buttersäureproduktion von Darmzellen und Alterungsprozessen veröffentlicht. Man wusste, dass mit zunehmendem Alter die Zellen des Dünndarms instabil werden, weil sie weniger Schleim produzieren und damit schneller schadhaft werden. Übertrug man keimfreien – also mit Antibiotika behandelten – jungen Mäusen (sechs Wochen alt) Darmbakterien von alten Mäusen (24 Monate alt). Eigentlich hätte man ja erwarten müssen, dass die jungen Mäuse daraufhin typische altersbedingte Krankheiten entwickeln. Doch das Gegenteil war der Fall! Zur Überraschung der Forscher bildeten die jungen Mäuse nach Erhalt der alten Darmbakterien längere Darmzotten aus, und der Darm wuchs in die Länge, was für die Tiere eine bessere Verdauung bedeutete. Und nicht nur das: Diese jungen Mäuse entwickelten auch

neues Nervengewebe im Hippocampus des Gehirns. Ausgelöst wurde diese „Verjüngung“ offenbar durch die Buttersäure aus der Darmflora der alten Mäuse! Was genau macht also Buttersäure – und wieso haben ältere Mäuse mehr davon, obwohl die Darmflora ja in ihrer Vielfalt deutlich nachlässt? Butyrat ist für die Bildung des Hormons FGF21 verantwortlich. Das hat sehr schöne Eigenschaften: Es hemmt Entzündungen und stimuliert das Nervenwachstum, indem es (Achtung, das kennen Sie bereits!) den AMPK- und SIRT-1 Signalweg aktiviert und den mTOR-Weg hemmt. Was für ein spektakuläres Ergebnis! Die Darmflora älterer Mäuse kann also positiv auf jüngere wirken! Aber wieso denn nun? Anscheinend sind hier die buttersäureproduzierenden Bakterien ganz besonders großartige Retter in der Not. Mit der nachlassenden Funktion der Darmzellen vermehren sie sich offenbar, arbeiten noch intensiver und produzieren mehr und mehr wertvolle Buttersäure.
Die Forscher um Prof. SVEN PETTERSSON konnten schließlich sogar noch zeigen, dass auch Buttersäure allein, ohne Darmbakterien von alten Mäusen, bei jungen Mäusen das Wachstum der Nerven anregte. Aktuell wird also geforscht, ob vielleicht schon eine butyrathaltige Ernährung das Altern verlangsamen könnte. Und ob Buttersäure wegen ihrer Fähigkeit, das Nervenwachstum zu stimulieren, bei der Therapie von Schlaganfall, Querschnittslähmung oder vielleicht sogar Demenz eingesetzt werden könnte. Buttersäure! Durch Darmbakterien aus Ballaststoffen in jedem Darm hergestellt! Von heute an stellen Sie Ihre Ernährung aber nun wirklich um, oder?
So viel also – natürlich nur als kleiner Appetitanreger gedacht – zu den Forschungsgebieten der Zukunft, die gesundes Altern zum Ziel haben. Die Wissenschaft öffnet täglich neue Türen – und zugleich werden wir uns täglich unserer eigenen Verantwortung bewusst: Ein gesunder Lebensstil mag nicht immer Spaß machen – aber noch nie war er so wertvoll wie heute!

DIE HEILMITTEL DES ALTERNS

Das war eine spannende Reise durch das Universum der drei Zellkompetenzen – auch wenn diese Reise in weiten Teilen eine recht anspruchsvolle Bildungsreise war, oder? Lassen Sie uns also zusammenfassen, was die Wissenschaft aktuell an „Heilmitteln" anbieten kann, die Sie problemlos sofort anwenden können.

STÄRKUNG DER ZELLKOMPETENZ ERNEUERUNG

- Wir motivieren die Sirtuin-Enzyme, unsere DNA zu reparieren (besonders die unserer Stammzellen!) und die Zellentgiftung anzukurbeln, mit Resveratrol des Rotweins und mit Pterostilben, dem Inhaltsstoff einiger Früchte. Letzteres wirkt offenbar um ein Vielfaches intensiver im Körper – in der nötigen Dosis ist es jedoch nur in Nahrungsergänzungsmitteln verfügbar.
- Für die DNA-Reparatur sehr hilfreich ist das Glutathion. Frisches Obst und Gemüse liefern eine Menge. Wenn wir älter werden, gerne in Tablettenform ergänzen! Oder Sie setzen auf einen der Grundbausteine dieses Radikalfängers: Glycin.
- Die verjüngende Wirkung von „jungem Blutplasma" zeigt sich deutlich, die Booster scheinen bestimmte Plasmaproteine zu sein. Eines davon ist GDF11. Die optimale Konzentration ist jedoch noch nicht erforscht.
- Kleinstmolekulare Eisenfänger (bekannt als HSF-Moleküle, kurz für „HIF stärkende Faktoren") aktivieren HIF, das Protein, das bei der Heilung von chronischen Wunden (besonders bei Diabetikern), bei der Verjüngung der Haut und der Behandlung von erblich bedingtem Haarausfall zentral ist. Aktuell laufen Studien zum Einsatz dieser Eisenfänger gegen das Coronavirus.

STÄRKUNG DER ZELLKOMPETENZ ENERGIEERZEUGUNG

- Die Aminosäure Leucin ist ein wichtiges, stärkendes Elixier. Also im Alter ergänzen – gegen den Muskelschwund!

- Zentral sind zudem: Fasten, Intervallfasten, Diät! Ihr unverzichtbarer Assistent lautet tägliches Training! Und zwar: 1. Intervalltraining, 2. Krafttraining, 3. Ausdauertraining.
- Hinzu kommt der Kälte- und Hitzereiz als Mitochondrien-Booster: kalt duschen und Saunagänge!
- Schlafmangel schwächt die Mitochondrien – und in jedem Fall stärkt sie das wundervolle mittägliche Power-Napping.
- Bei den hochwirksamen Coenzymen ist Ubichinol besser bioverfügbar als das herkömmlich empfohlene Q10. Der Newcomer PQQ ist zudem in Kapselform ratsam. MitoQ hat offenbar eine besonders leberschützende Wirkung. Der Allrounder NAD^+ ist in seinen Vorstufen NR und NMN erhältlich.
- Ein Mitochondrien-Booster ist Kreatin. Es ist in Fleisch enthalten, aber hitzeempfindlich. Im Alter gilt: Nahrungsergänzung!

STÄRKUNG DER ZELLKOMPETENZ ENTGIFTUNG

- Hoffnungsträger ist Spermidin. Es ist in pflanzlicher Kost enthalten. Um die lebensverlängernde Entgiftungsleistung zu erhalten, braucht es im Alter Nahrungsergänzungsmittel. Auch ist es in der Coronavirus-Bekämpfung ein heißer Kandidat!
- Sport (mindestens 150 Minuten pro Woche), nicht rauchen, sich geistig fit halten und eine spezielle gehirngesunde Ernährung (MIND-Diät, siehe Seite 308) können das Risiko, an Alzheimer zu erkranken, immerhin um 60 Prozent senken!
- Als letztes die AGEs, die unsere Gewebe, Blutgefäße und Organe versteifen. Die Vitamine der B-Gruppe scheinen einiges an „Weichmacher"-Wirkung zu entfalten. Darüber hinaus? Wenig AGEs essen (Frittiertes, gebratenes Fleisch, Zucker).

Wer dieses Buch aufmerksam gelesen hat, der wird sich mit einem neuen, tiefen Wissen um sich selbst kümmern. Wir werden länger gesund leben. Und wir haben es schon jetzt in der Hand.

QUELLEN

EINLEITUNG

Allen ND, Baird DM (2009) Telomere length maintenance in stem cell populations. Biochim Biophys Acta;1792(4):324-328.

Ames BN, Shigenaga MK, Hagen TM (1993) Oxidants, antioxidants, and the degenerative diseases of aging. Proc Natl Acad Sci U S A;90(17):7915-22.

Andersen AC, Rosenblatt LS (1969) The effect of whole-body x-irradiation on the median lifespan of female dogs (beagles). Radiat Res;39(1):177-200.

Bansal A, Zhu LJ, Yen K et al. (2015) Uncoupling lifespan and healthspan in Caenorhabditis elegans longevity mutants. Proc Natl Acad Sci U S A;112(3):E277-286.

Beach A, Burstein MT, Richard VR et al. (2012) Integration of peroxisomes into an endomembrane system that governs cellular aging. Front Physiol;3:283.

Bjorksten J (1968) The crosslinkage theory of aging. J Am Geriatr Soc;16(4):408-427.

Calado RT, Dumitriu B (2013) Telomere dynamics in mice and humans. Semin Hematol;50(2):165-174.

Chen X, Zhang J (2014) Yeast mutation accumulation experiment supports elevated mutation rates at highly transcribed sites. Proc Natl Acad Sci U S A;111(39):E4062.

Christensen BC, Houseman EA, Marsit CJ et al. (2009) Aging and environmental exposures alter tissue-specific DNA methylation dependent upon CpG island context. PLoS Genet;5(8):e1000602.

D'Aquila P, Bellizzi D, Passarino G (2015) Mitochondria in health, aging and diseases: the epigenetic perspective. Biogerontology;16(5):569-585.

De Cecco M, Criscione SW, Peckham EJ et al. (2013) Genomes of replicatively senescent cells undergo global epigenetic changes leading to gene silencing and activation of transposable elements. Aging cell;12(2):247-256.

De Cecco M, Criscione SW, Peterson AL et al. (2013) Transposable elements become active and mobile in the genomes of aging mammalian somatic tissues. Aging (Albany NY);5(12):867.

Decker ML, Chavez E, Vulto I et al. (2009) Telomere length in Hutchinson-Gilford progeria syndrome. Mech Ageing Dev;130(6):377-383.

Derham BK, Harding JJ (1997) Effect of aging on the chaperone-like function of human Alpha-crystallin assessed by three methods. Biochem J;328 (Pt 3):763-768.

Dixit E, Boulant S, Zhang Y et al. (2010) Peroxisomes are signaling platforms for antiviral innate immunity. Cell;141(4):668-681.

Elmenshawy AR, Machin DR, Tanaka H (2015) A rise in peak performance age in female athletes. Age (Dordr);37(3):9795.

Fedarko NS1 (2011) The biology of aging and frailty. Clin Geriatr Med;27(1):27-37.

Feng H, Ren M, Chen L et al. (2007) Properties, regulation, and in vivo functions of a novel protein kinase D: Caenorhabditis elegans DKF-2 links diacylglycerol second messenger to the regulation of stress responses and life span. J Biol Chem;282(43):31273-31288.

Fossel M (2003) The progerias. J Anti Aging Med;6(2):123-138.

Fulop T, Larbi A, Witkowski JM et al. (2013) Immunosenescence and cancer. Crit Rev Oncog;18(6):489-513.

Fulop T, McElhaney J, Pawelec G et al. (2015) Frailty, inflammation and immunosenescence. Frailty in Aging Vol 41:Karger Publishers:26-40.

Ghislain M, Talla E, Francois JM (2002) Identification and functional analysis of the Saccharomyces cerevisiae nicotinamidase gene, PNC1. Yeast (Chichester, England);19(3):215-224.

Giaimo S, d'Adda di Fagagna F (2012) Is cellular senescence an example of antagonistic pleiotropy? Aging cell;11(3):378-383.

Goldberg AA, Bourque SD, Kyryakov P et al. (2009) A novel function of lipid droplets in regulating longevity. Biochem Soc Trans;37(Pt 5):1050-1055.

Goldsmith TC (2010) The Evolution of Aging. 3. Ausgabe, Azinet

Gomes NM, Ryder OA, Houck ML et al. (2011) Comparative biology of mammalian telomeres: hypotheses on ancestral states and the roles of telomeres in longevity determination. Aging Cell;10(5):761-8.

Gonzalez-Freire M, de Cabo R, Bernier M et al. (2015) Reconsidering the Role of Mitochondria in Aging. J Gerontol A Biol Sci Med Sci;70(11):1334-1342.

Gray DA, Woulfe J (2005) Lipofuscin and aging: a matter of toxic waste. Sci Aging Knowledge Environ;2005(5):re1-re1.

Grist SA, McCarron M, Kutlaca A et al. (1992) In vivo human somatic mutation: frequency and spectrum with age. Mutat Res;266(2):189-196.

Guan JZ, Maeda T, Sugano M et al. (2007) Change in the telomere length distribution with age in the Japanese population. Mol Cell Biochem;304(1-2):353-360.

Gupta D, Morley JE (2014) Hypothalamic-pituitary-adrenal (HPA) axis and aging. Compr Physiol;4(4):1495-1510.

Hart GR, Ferguson AL (2015) Error catastrophe and phase transition in the empirical fitness landscape of HIV. Physical Review E;91(3):032705.

Hoopes L (2002) Error catastrophe in mutant mitochondria. Sci Aging Knowl Environ;45:-vp6-vp6.

Hornsby PJ (2007) Telomerase and the aging process. Exp Gerontol;42(7):575-581.

Jasienska G, Ellison PT, Galbarczyk A et al. (2015) Apolipoprotein E (ApoE) polymorphism is related to differences in potential fertility in women: a case of antagonistic pleiotropy? Proc Biol Sci;282(1803):20142395.

Jeong SY, Seol DW (2008) The role of mitochondria in apoptosis. BMB reports;41(1):11-22.

Johnson TE, McCaffrey G (1985) Programmed aging or error catastrophe? An examination by two-dimensional polyacrylamide gel electrophoresis. Mech Ageing Dev;30(3):285-297.

Jung M, Pfeifer GP (2015) Aging and DNA methylation. BMC biology;13:7.

Jungwirth H, Ring J, Mayer T et al. (2008) Loss of peroxisome function triggers necrosis. FEBS Lett;582(19):2882-2886.

Kaya A, Lobanov AV, Gladyshev VN (2015) Evidence that mutation accumulation does not cause aging in Saccharomyces cerevisiae. Aging cell;14(3):366-371.

Kim M, Kim C, Choi YS et al. (2012) Age-related alterations in mesenchymal stem cells related to shift in differentiation from osteogenic to adipogenic potential: implication to age-associated bone diseases and defects. Mech Ageing Dev;133(5):215-225.

Knuppertz L, Osiewacz HD (2016) Orchestrating the network of molecular pathways affecting aging: Role of nonselective autophagy and mitophagy. Mech Ageing Dev;153:30-40.

Li W, Prazak L, Chatterjee N et al. (2013) Activation of transposable elements during aging and neuronal decline in Drosophila. Nat Neurosci;16(5):529-531.

Lin CH, Chen J, Ziman B et al. (2014) Endostatin and kidney fibrosis in aging: a case for antagonistic pleiotropy? Am J Physiol Heart Circ Physiol;306(12):H1692-1699.

Lindop PJ, Rotblat J (1959) Shortening of lifespan of mice as a function of age at irradiation. Gerontologia;3:122-127.

Linton PJ, Thoman ML (2014) Immunosenescence in monocytes, macrophages, and dendritic cells: lessons learned from the lung and heart. Immunol Lett;162(1 Pt B):290-297.

Lopez-Otin C, Blasco MA, Partridge L et al. (2013) The hallmarks of aging. Cell;153(6):1194-1217.

Lord C, Jones RM (2012) Annual research review: re-thinking the classification of autism spectrum disorders. J Child Psychol Psychiatry;53(5):490-509.

Martorana A, Bulati M, Buffa S et al. (2012) Immunosenescence, inflammation and Alzheimer's disease. Longev Healthspan;1:8.

Matsumura H, Mohri Y, Binh NT et al. (2016) Hair follicle aging is driven by transepidermal elimination of stem cells via COL17A1 proteolysis. Science;351(6273):aad4395.

Medawar PB (1952) An unsolved problem of biology. College.

Mocchegiani E, Malavolta M (2004) NK and NKT cell functions in immunosenescence. Aging cell;3(4):177-184.

Pawelec G, Wagner W, Adibzadeh M et al. (1999) T cell immunosenescence in vitro and in vivo. Exp Gerontol;34(3):419-429.

Peterson CM, Johannsen DL, Ravussin E (2012) Skeletal muscle mitochondria and aging: a review. J Aging Res;2012:194821.

Prinzinger R (2005) Programmed ageing: the theory of maximal metabolic scope. How does the biological clock tick? EMBO Rep;6(Suppl 1):S14-19.

Pincheira J, Gallo C, Bravo M et al. (1993) G2 repair and aging: influence of donor age on chromosomal aberrations in human lymphocytes. Mutat Res;295(2):55-62.

Rawji KS, Mishra MK, Michaels NJ et al. (2016) Immunosenescence of microglia and macrophages: impact on the ageing central nervous system. Brain;139(Pt 3):653-661.

Ristow M, Zarse K, Oberbach A et al. (2009) Antioxidants prevent health-promoting effects of physical exercise in humans. Proc Natl Acad Sci U S A;106(21):8665-8670.

Rizzuto R (2003) Calcium mobilization from mitochondria in synaptic transmitter release. J Cell Biol;163(3):441-443.

Rossi DJ, Bryder D, Seita J et al. (2007) Deficiencies in DNA damage repair limit the function of haematopoietic stem cells with age. Nature;447(7145):725-729.

Sanz A, Stefanatos RK (2008) The mitochondrial free radical theory of aging: a critical view. Curr Aging Sci;1(1):10-21.

Sevini F, Giuliani C, Vianello D et al. mtDNA mutations in human aging and longevity: controversies and new perspectives opened by high-throughput technologies. Exp Gerontol;56:234-244.

Sherlock M, Toogood AA (2007) Aging and the growth hormone/insulin like growth factor-I axis. Pituitary;10(2):189-203.

Soares JP, Cortinhas A, Bento T et al. (2014) Aging and DNA damage in humans: a meta-analysis study. Aging (Albany NY);6(6):432.

Sole RV, Deisboeck TS (2004) An error catastrophe in cancer? J Theor Biol;228(1):47-54.

Summers J, Litwin S (2006) Examining the theory of error catastrophe. J Virol;80(1):20-26.

Takagi A, Kume S, Maegawa H et al. (2016) Emerging role of mammalian autophagy in ketogenesis to overcome starvation. Autophagy;12(4):709-710.

TeSlaa T, Setoguchi K, Teitell MA (2016) Mitochondria in human pluripotent stem cell apoptosis. Sem Cell Dev Biol;52:76-83.

Tikkinen KA, Leinonen JS, Guyatt GH et al. (2012) What is a disease? Perspectives of the public, health professionals and legislators. BMJ Open;2(6);pii: e001632.

Trainor KJ, Wigmore DJ, Chrysostomou A et al. (1984) Mutation frequency in human lymphocytes increases with age. Mech Ageing Dev;27(1):83-86.

Ventura S (2015) Protein misfolding diseases. Future Sci OA;1(2):Fso38.

Wanagat J, Cao Z, Pathare P et al. (2001) Mitochondrial DNA deletion mutations colocalize with segmental electron transport system abnormalities, muscle fiber atrophy, fiber splitting, and oxidative damage in sarcopenia. FASEB J;15(2):322-332.

Weng NP (2006) Aging of the immune system: how much can the adaptive immune system adapt? Immunity;24(5):495-499.

Wiley CD, Campisi J (2016) From Ancient Pathways to Aging Cells-Connecting Metabolism and Cellular Senescence. Cell Metab;23(6):1013-1021.

Williams GC (1957) Pleiotropy, natural selection, and the evolution of senescence. Evolution;11(4):398-411.

Wojda A, Zietkiewicz E, Mossakowska M et al. (2006) Correlation between the level of cytogenetic aberrations in cultured human lymphocytes and the age and gender of donors. J Gerontol A Biol Sci Med Sci;61(8):763-772.

Zhang J (2013) Autophagy and Mitophagy in Cellular Damage Control. Redox Biol;1(1):19-23.

I ERNEUERUNG

Acosta JC, O'Loghlen A, Banito A et al. (2008) Chemokine signaling via the CXCR2 receptor reinforces senescence. Cell;133(6):1006-1018.

Aitzetmüller MM, Machens HG, …, Duscher D (2018) [Comparison of the regenerative cytokine profile of adipose-derived stromal cells (ASCs) harvested via abdominoplasty, suction-assisted liposuction (SAL) and ultrasound-assisted liposuction (UAL)]. Handchir Mikrochir Plast Chir;50(2):74-82.

Alipui C, Ramos K, Tenner TE Jr. (1993) Alterations of rabbit aortic smooth muscle cell proliferation in diabetes mellitus. Cardiovasc Res;27(7):1229-1232.

Alves-Fernandes DK, Jasiulionis MG (2019) The Role of SIRT1 on DNA Damage Response and Epigenetic Alterations in Cancer. Int J Mol Sci;20(13);pii:3153.

American Diabetes Association (2013) Economic costs of diabetes in the U.S. in 2012. Diabetes Care;36(4): 1033-1046.

Ashcroft GS, Horan MA, Ferguson MW (1998) Aging alters the inflammatory and endothelial cell adhesion molecule profiles during human cutaneous wound healing. Journal of technical methods and pathology;78(1):47-58.

Baar MP, Brandt RMC, Putavet DA et al. (2017) Targeted Apoptosis of Senescent Cells Restores Tissue Homeostasis in Response to Chemotoxicity and Aging. Cell;169(1):132-147.

Bader HL, Hsu T (2012) Systemic VHL gene functions and the VHL disease. FEBS letters;586(11):1562-1569.

Baht GS, Silkstone D, Vi L et al. (2015) Exposure to a youthful circulation rejuvenates bone repair through modulation of beta-catenin. Nat Commun;6:7131.

Baker DJ, Childs BG, Durik M et al. (2016) Naturally occurring p16(Ink4a)-positive cells shorten healthy lifespan. Nature;530(7589):184-189.

Baker DJ, Perez-Terzic C, Jin F et al. (2008) Opposing roles for p16Ink4a and p19Arf in senescence and ageing caused by BubR1 insufficiency. Nat Cell Biol;10(7):825-836.

Baker DJ, Wijshake T, Tchkonia T et al. (2011) Clearance of p16Ink4a-positive senescent cells delays ageing-associated disorders. Nature;479(7372):232-236.

Baker LD, Barsness SM, Borson S et al. (2012) Effects of growth hormone-releasing hormone on cognitive function in adults with mild cog- nitive impairment and healthy older adults: results of a controlled trial. Arch Neurol;69:1420-1429.

Beckman JA, Creager MA, Libby P (2002) Diabetes and atherosclerosis: epidemiology, pathophysiology, and management. JAMA;287(19):2570-2581.

Behrens A, van Deursen JM, Rudolph KL et al. (2014) Impact of genomic damage and ageing on stem cell function. Nat Cell Biol;16(3):201-207.

Biran A, Zada L, Abou Karam P et al. (2017) Quantitative identification of senescent cells in aging and disease. Aging Cell;16(4):661-671.

Blainey PC, Quake SR (2014) Dissecting genomic diversity, one cell at a time. Nat Methods;11(1):19-21.

Boldrini M, Fulmore CA, Tartt AN et al. (2018) Human hippocampal neurogenesis persists throughout aging. Cell Stem Cell;22:589-599.e585.

Botusan IR, Sunkari VG, Savu O et al. (2008) Stabilization of HIF-1Alpha is critical to improve wound healing in diabetic mice. Proc Natl Acad Sci U S A;105(49):19426-19431.

Bouab M, Paliouras GN, Aumont A et al. (2011) Aging of the subventricular zone neural stem cell niche: evidence for quiescence-associated changes between early and mid-adulthood. Neuroscience;173:135-149.

Brack AS, Conboy MJ, Roy S et al. (2007) Increased Wnt signaling during aging alters muscle stem cell fate and increases fibrosis. Science;317:807-810.

Brem H, Tomic-Canic M (2007) Cellular and molecular basis of wound healing in diabetes. J Clin Invest;117(5):1219-1222.

Brett EA, Aitzetmüller MM, ..., Duscher D (2018) Breast cancer recurrence after reconstruction: know thine enemy. Oncotarget;9(45):27895-27906.

Brett E, Sauter M, …, Duscher D (2020) Oncogenic Linear Collagen VI of Invasive Breast Cancer Is Induced by CCL5. J Clin Med;9(4);pii:E991.

Brown MB, Martin GP, Jones SA et al. (2006) Dermal and transdermal drug delivery systems: current and future prospects. Drug Deliv;13(3):175-187.

Brownlee M (2001) Biochemistry and molecular cell biology of diabetic complications. Nature;414(6865):813-820.

Bursell SE, Clermont AC, Kinsley BT et al. (1996) Retinal blood flow changes in patients with insulin-dependent diabetes mellitus and no diabetic retinopathy. Invest Ophthalmol Vis Sci;37(5):886-897.

Carrera-Juliá S, Moreno ML, Barrios C et al. (2020) Antioxidant Alternatives in the Treatment of Amyotrophic Lateral Sclerosis: A Comprehensive Review. Front Physiol;11:63.

Castellano JM, Kirby ED, Wyss-Coray T (2015) Blood-borne revitalization of the aged brain. JAMA Neurol;72:1191-1194.

Castellano JM, Mosher KI, Abbey RJ et al. (2017) Human umbilical cord plasma proteins revitalize hippocampal function in aged mice. Nature;544:488-492.

Castellano JM, Palner M, Li SB et al. (2016) In vivo assessment of behavioral recovery and circulatory exchange in the peritoneal parabiosis model. Sci Rep;6:29015.

Catrina SB, Okamoto K, Pereira T et al. (2004) Hyperglycemia regulates hypoxia-inducible factor-1Alpha protein stability and function. Diabetes;53(12):3226-3232.

Ceradini DJ, Kulkarni AR, Callaghan MJ et al. (2004) Progenitor cell trafficking is regulated by hypoxic gradients through HIF-1 induction of SDF-1. Nat Med;10(8):858-864.

Cerny MK, Hopfner U, …, Duscher D et al. (2018) Occlusive dressing-induced secretomes influence the migration and proliferation of mesenchymal stem cells and fibroblasts differently. Eur J Med Res;23(1):60.

Chang AR, Ferrer CM, Mostoslavsky R (2020) SIRT6, a Mammalian Deacylase with Multitasking Abilities. Physiol Rev;1;100(1):145-169.

Chang EI, Loh SA, Ceradini DJ et al. (2007) Age decreases endothelial progenitor cell recruitment through decreases in hypoxia-inducible factor 1Alpha stabilization during ischemia. Circulation;116(24):2818-2829.

Chang J, Wang Y, Shao L et al. (2016) Clearance of senescent cells by ABT263 rejuvenates aged hematopoietic stem cells in mice. Nat Med;22(1):78-83.

Chavez JC, Almhanna K, Berti-Mattera LN (2005) Transient expression of hypoxia-inducible factor-1

Alpha and target genes in peripheral nerves from diabetic rats. Neurosci Lett;374(3):179-182.

Cieslik KA, Trial J, Crawford JR et al. (2014) Adverse fibrosis in the aging heart depends on signaling between myeloid and mesenchymal cells; role of inflammatory fibroblasts. J Mol Cell Cardiol;70C:56-63.

Conboy IM, Conboy MJ, Wagers AJ et al. (2005) Rejuvenation of aged progenitor cells by exposure to a young systemic environment. Nature;433:760-764.

Coppé JP, Patil CK, Rodier F et al. (2008) Senescence-associated secretory phenotypes reveal cell-nonautonomous functions of oncogenic RAS and the p53 tumor suppressor. PLoS Biol;6(12):2853-2868.

Crovetti G, Martinelli G, Issi M et al. (2004) Platelet gel for healing cutaneous chronic wounds. Transfus Apher Sci;30(2):145-151.

Cui X, Chopp M, Zacharek A et al. (2011) Angiopoietin/Tie2 pathway mediates type 2 diabetes induced vascular damage after cerebral stroke. Neurobiol Dis;43(1):285-292.

Dalerba P, Kalisky T, Sahoo D et al. (2011) Single-cell dissection of transcriptional heterogeneity in human colon tumors. Nat Biotechnol;29(12):1120-1127.

De Barros S, Dehez S, Arnaud E et al. (2013) Aging-related decrease of human ASC angiogenic potential is reversed by hypoxia preconditioning through ROS production. Mol Ther;21(2):399-408.

De Magalhaes JP, Stevens M, Thornton D (2017) The business of anti-aging science. Trends Biotechnol;35:1062-1073.

Demaria M, O'Leary MN, Chang J et al. (2017) Cellular Senescence Promotes Adverse Effects of Chemotherapy and Cancer Relapse. Cancer Discov;7(2):165-176.

Denet AR, Vanbever R, Preat V (2004) Skin electroporation for transdermal and topical delivery. Adv Drug Deliv Rev;56(5):659-674.

Dennis CV, Suh LS, Rodriguez ML et al. (2016) Human adult neurogenesis across the ages: an immunohistochemical study. Neuropathol Appl Neurobiol;42:621-638.

Despars G, Carbonneau CL, Bardeau P et al. (2013) Loss of the osteogenic differentiation potential during senescence is limited to bone progenitor cells and is dependent on p53. PLoS One;8(8):e73206.

Duffy SJ, Biegelsen ES, Holbrook M et al. (2001) Iron chelation improves endothelial function in patients with coronary artery disease. Circulation;103(23):2799-2804.

Dumville JC, Deshpande S, O'Meara S et al. (2011). Foam dressings for healing diabetic foot ulcers. Cochrane Database Syst Rev;(9):CD009111.

Dumville JC, Deshpande S, O'Meara S et al. (2013) Hydrocolloid dressings for healing diabetic foot ulcers. Cochrane Database Syst Rev;(8):CD009099.

Duscher D, Atashroo D, Maan ZN et al. (2016) Ultrasound-Assisted Liposuction Does Not Compromise the Regenerative Potential of Adipose-Derived Stem Cells. Stem Cells Transl Med;5(2):248-57.

Duscher D, Barrera J, Wong VW et al. (2016) Stem Cells in Wound Healing: The Future of Regenerative Medicine? A Mini-Review. Gerontology;62(2):216-225.

Duscher D, Januszyk M, Maan ZN et al. (2017) Comparison of the Hydroxylase Inhibitor Dimethyloxalylglycine and the Iron Chelator Deferoxamine in Diabetic and Aged Wound Healing. Plast Reconstr Surg;139(3):695e-706e.

Duscher D, Luan A, Rennert RC et al. (2016) Suction assisted liposuction does not impair the regenerative potential of adipose derived stem cells. J Transl Med;14(1):126.

Duscher D, Maan ZN, Hu MS et al. (2020) A single-center blinded randomized clinical trial to evaluate the anti-aging effects of a novel HSF™-based skin care formulation. J Cosmet Dermatol.

Duscher D, Maan ZN, Luan A et al. (2017) Ultrasound-assisted liposuction provides a source for functional adipose-derived stromal cells. Cytotherapy;19(12):1491-1500.

Duscher D, Maan ZN, Whittam AJ et al. (2015) Fibroblast-Specific Deletion of Hypoxia Inducible Factor-1 Critically Impairs Murine Cutaneous Neovascularization and Wound Healing. Plast Reconstr Surg;136(5):1004-1013.

Duscher D, Neofytou E, Wong VW et al. (2015) Transdermal deferoxamine prevents pressure-induced diabetic ulcers. Proc Natl Acad Sci U S A;112(1):94-99.

Duscher D, Rennert RC, Januszyk M et al. (2014) Aging disrupts cell subpopulation dynamics and diminishes the function of mesenchymal stem cells. Sci Rep;4:7144.

Duscher D, Trotsyuk AA, Maan ZN et al. (2019) Optimization of transdermal deferoxamine leads to enhanced efficacy in healing skin wounds. J Control Release;28;308:232-239.

Efimenko A, Starostina E, Kalinina N et al. (2011) Angiogenic properties of aged adipose derived mesenchymal stem cells after hypoxic conditioning. J Transl Med;9:10.

Egerman MA, Cadena SM, Gilbert JA et al. (2015) GDF11 increases with age and inhibits skeletal muscle regeneration. Cell Metab;22:164-174.

Eggel A, Wyss-Coray T (2014) A revival of parabiosis in biomedical research. Swiss Med Wkly;144;W13914.

Elabd C, Cousin W, Upadhyayula P et al. (2014) Oxytocin is an age-specific circulating hormone that is necessary for muscle maintenance and regeneration. Nat Commun;5:4082.

Falanga V. (2005) Wound healing and its impairment in the diabetic foot. Lancet;366(9498):1736-1743.

Fayyaz S, Attar R, Sabitaliyevich U et al. (2020) Realizing the Potential of Blueberry as Natural inhibitor of Metastasis and Powerful Apoptosis Inducer: Tapping the Treasure Trove for Effective Regulation of Cell Signaling Pathways. Anticancer Agents Med Chem.

Fernandez-Real JM, Lopez-Bermejo A, Ricart W (2002) Cross-talk between iron metabolism and diabetes. Diabetes;51(8):2348-2354.

Fisher GJ, Varani J, Voorhees JJ (2008) Looking older: Fibroblast Collapse and Therapeutic Implications. Arch Dermatol.;144(5):666-672.

Fuhrmann-Stroissnigg H, Ling YY, Zhao J et al. (2017) Identification of HSP90 inhibitors as a novel class of senolytics. Nat Commun;8(1):422.

Gao W, Ferguson G, Connell P et al. (2007) High glucose concentrations alter hypoxia-induced control of vascular smooth muscle cell growth via a HIF-1Alpha-dependent pathway. J Mol Cell Cardiol;42(3):609-619.

Garg RK, Rennert RC, Duscher D et al. (2014) Capillary force seeding of hydrogels for adipose-derived stem cell delivery in wounds. Stem Cells Transl Med;3(9):1079-1089.

Garza RM, Paik KJ, …, Duscher D et al. (2014) Studies in fat grafting: Part III. Fat grafting irradiated tissue–improved skin quality and decreased fat graft retention. Plast Reconstr Surg;134(2):249-257.

Garza RM, Rennert RC, …, Duscher D et al. (2015) Studies in fat grafting: Part IV. Adipose-derived stromal cell gene expression in cell-assisted lipotransfer. Plast Reconstr Surg;135(4):1045-1055.

Gesundheitsberichterstattung des Bundes (2018) www.gbe-bund.de (abgerufen am 01.09.2018).

Glickstein H, El RB, Shvartsman M et al. (2005) Intracellular labile iron pools as direct targets of iron chelators: a fluorescence study of chelator action in living cells. Blood;106(9):3242-3250.

Goichberg P, Kannappan R, Cimini M et al. (2013) Age-associated defects in EphA2 signaling impair the migration of human cardiac progenitor cells. Circulation;128(20):2211-2223.

Gould L, Abadir P, Brem H et al. (2014) Chronic wound repair and healing in older adults: Current status and future research. Wound Repair Regen. Official publication of the Wound Healing Society [and] the European Tissue Repair Society.

Graf T, Stadtfeld M (2008) Heterogeneity of embryonic and adult stem cells. Cell stem cell;3(5):480-483.

Gurtner GC, Werner S, Barrandon Y et al. (2008) Wound repair and regeneration. Nature;453(7193):314-321.

Habib A, Hou H, Mori T et al. (2018) Human umbilical cord blood serum-derived Alpha-secretase: functional testing in Alz- heimer's disease mouse models. Cell Trans- plant;27:438-455.

Harper SC, Brack A, MacDonnell S et al. (2016) Is growth differentiation factor 11 a realistic therapeutic for aging-dependent muscle defects? Circ Res;118:1143-1150;discussion 1150.

Hayflick L (2007) Biological Aging Is No Longer an Unsolved Problem. Annals of the New York Academy of Sciences;1100(1):1-13.

Herndon TO, Gonzalez S, Gowrishankar TR et al. (2004) Transdermal microconduits by microscission for drug delivery and sample acquisition. BMC Med;2:12.

Hershko C, Link G, Konijn AM et al. (2005) Objectives and mechanism of iron chelation therapy. Ann N Y Acad Sci;1054:124-135.

Holt DR, Kirk SJ, Regan MC et al. (1992) Effect of age on wound healing in healthy human beings. Surgery;112(2):293-297;discussion 297-298.

Hopfner U, Aitzetmueller MM, …, Duscher D (2018) Fibrin Glue Enhances Adipose-Derived Stromal Cell Cytokine Secretion and Survival Conferring Accelerated Diabetic Wound Healing. Stem Cells Int;2018:1353085

Hong WX, Hu MS, …, Duscher D et al. (2014) The Role of Hypoxia-Inducible Factor in Wound Healing. Adv Wound Care (New Rochelle);3(5):390-399.

Houschyar KS, Borrelli MR, …, Duscher D (2020) Molecular Mechanisms of Hair Growth and Regeneration: Current Understanding and Novel Paradigms. Dermatology;12:1-10.

Houschyar KS, Chelliah MP, …, Duscher D et al. (2018) Role of Wnt signaling during inflammation and sepsis: A review of the literature. Int J Artif Organs;41(5):247-253.

Hu MS, Cheng J, …, Duscher D et al. (2018) An Improved Humanized Mouse Model for Excisional Wound Healing Using Double Transgenic Mice. Adv Wound Care (New Rochelle);7(1):11-17.

Hu MS, Leavitt T, …, Duscher D et al. (2015) Stem Cell-Based Therapeutics to Improve Wound Healing. Plast Surg Int;2015:383581.

Hu MS, Walmsley GG, …, Duscher D et al. (2017) Delivery of monocyte lineage cells in a biomimetic scaffold enhances tissue repair. JCI Insight;2(19);pii:96260.

Huang Q, Ning Y, Liu D et al. (2018) A young blood environment decreases aging of senile mice kidneys. J Gerontol A Biol Sci Med Sci;73:421–428.

Ihnat PM, Vennerstrom JL, Robinson DH (2008) Synthesis and solution properties of deferoxamine amides. J Pharm Sci;89(12):1525-1536.

Imran Ahamad M, Prakash R, John AA et al. (2020) Induced osteoblast differentiation by amide derivatives of stilbene: The possible osteogenic agents. Bioorg Med Chem Lett;2020 Mar 25:127138.

Januszyk M, Gurtner GC (2013) High-Throughput Single-Cell Analysis for Wound Healing Applications. Adv Wound Care;2(9):457–469.

Januszyk M, Rennert RC, …, Duscher D et al. (2015) Evaluating the Effect of Cell Culture on Gene Expression in Primary Tissue Samples Using Microfluidic-Based Single Cell Transcriptional Analysis. Microarrays (Basel);4(4):540-550.

Januszyk M, Sorkin M, …, Duscher D, et al. (2014) Diabetes irreversibly depletes bone marrow-derived mesenchymal progenitor cell subpopulations. Diabetes;63(9):3047-3056.

Jeon OH, Kim C, Laberge RM et al. (2017) Local clearance of senescent cells attenuates the development of post-traumatic osteoarthritis and creates a pro-regenerative environment. Nat Med;23(6):775-781.

Kaiser J (2017) Blood from young people does little to reverse Alzheimer's in first test. Science.

Kalia YN, Naik A, Garrison J et al. (2004) Iontophoretic drug delivery. Adv Drug Deliv Rev;56(5):619-658.

Katsimpardi L, Litterman NK, Schein PA et al. (2014) Vascular and neurogenic rejuvenation of the aging mouse brain by young systemic factors. Science;344:630-634.

Kennedy BK, Berger SL, Brunet A et al. (2014) Geroscience: linking aging to chronic disease. Cell;159:709-713.

Keser H, Bozkurt Girit Ö, Majeed M et al. (2020) Pterostilbene administration improves the recovery potential of extremely low-frequency magnetic field in acute renal ischemia-reperfusion injury: an FTIR spectroscopic study. Turk J Biol;44(1):48-60.

Khong SML, Lee M, ..., Duscher D et al. (2019) Single-Cell Transcriptomics of Human Mesenchymal Stem Cells Reveal Age-Related Cellular Subpopulation Depletion and Impaired Regenerative Function. Stem Cells;37(2):240-246.

Khrimian L, Obri A, Ramos-Brossier M et al. (2017) Gpr158 mediates osteocalcin's regulation of cognition. J Exp Med;214:2859-2873.

Kim H, Seo KH, Yokoyama W (2020) Chemistry of Pterostilbene and Its Metabolic Effects. J Agric Food Chem.

Kirkland JL, Tchkonia T (2017) Cellular Senescence: A Translational Perspective. EBioMedicine;21:21-28.

Knowles EA, Armstrong DG, Hayat SA et al. (2002) Offloading diabetic foot wounds using the scotchcast boot: a retrospective study. Ostomy Wound Manage;48(9):50-53.

Kosaraju R, Rennert RC, …, Duscher D et al. (2016) Adipose-Derived Stem Cell-Seeded Hydrogels Increase Endogenous Progenitor Cell Recruitment and Neovascularization in Wounds. Tissue Eng Part A;22(3-4):295-305.

Kuilman T, Michaloglou C, Vredeveld LC et al. (2008) Oncogene-induced senescence relayed by an interleukin-dependent inflammatory network. Cell;133(6):1019-1031.

L'Episcopo F, Tirolo C, Testa N et al. (2014) Wnt/beta-catenin signaling is required to rescue midbrain dopaminergic progenitors and promote neurorepair in ageing mouse model of Parkinson's disease. Stem Cells;32(8):2147-2163.

Lacerda DDS, Turck P, Campos-Carraro C et al. (2020) Pterostilbene improves cardiac function in a rat model of right heart failure through modulation of calcium handling proteins and oxidative stress. Appl Physiol Nutr Metab.

Lee PJ, Hung PJ, Rao VM et al. (2006) Nanoliter scale microbioreactor array for quantitative cell biology. Biotechnol Bioeng;94(1):5-14.

Levenson AS (2020) Metastasis-associated protein 1-mediated antitumor and anticancer activity of dietary stilbenes for prostate cancer chemoprevention and therapy. Semin Cancer Biol;pii:S1044-579X(20)30045-6.

Levi B, Wan DC, Glotzbach JP et al. (2011) CD105 protein depletion enhances human adipose-derived stromal cell osteogenesis through reduction of transforming growth factor beta1 (TGF-beta1) signaling. J Biol Chem;286(45):39497-39509.

Levin G, Gershonowitz A, Sacks H et al. (2005) Transdermal delivery of human growth hormone through RF-microchannels. Pharm Res;22(4):550-555.

Li L, Wei X, Geng X et al. (2018) Impairment of chondrocyte proliferation after exposure of young murine cartilage to an aged systemic environment in a heterochronic parabiosis model. Swiss Med Wkly;148:w14607.

Lin WS, Leland JV, Ho CT et al. (2020) Occurrence, Bioavailability, Anti-inflammatory, and Anticancer Effects of Pterostilbene. J Agric Food Chem.

Lipsitz LA, Goldberger AL (1992) Loss of ‚complexity' and aging. Potential applications of fractals and chaos theory to senescence. JAMA;267(13):1806-1809.

Liu A, Guo E, Yang J et al. (2018) Young plasma reverses age-dependent alterations in hepatic function through the restoration of autophagy. Aging Cell;17.

Liu Y, Lang H, Zhou M et al. (2020) The Preventive Effects of Pterostilbene on the Exercise Intolerance and Circadian Misalignment of Mice Subjected to Sleep Restriction. Mol Nutr Food Res;2020 Apr 11:e1900991.

Loffredo FS, Steinhauser ML, Jay SM et al. (2013) Growth differentiation factor 11 is a circulating factor that reverses age-related cardiac hypertrophy. Cell;153:828-839.

Loh SA, Chang EI, Galvez MG et al. (2009) SDF-1 Alpha expression during wound healing in the aged is HIF dependent. Plast Reconstr Surg;123(2 Suppl):65S-75S.

Luan A, Duscher D, Whittam AJ et al. (2016) Cell-Assisted Lipotransfer Improves Volume Retention in Irradiated Recipient Sites and Rescues Radiation-Induced Skin Changes. Stem Cells;34(3):668-673.

Ludwig FC, Elashoff RM (1972) Mortality in syngeneic rat parabionts of different chronological age. Trans NY Acad Sci;34:582-587.

Ma K, Kwon SH, ..., Duscher D et al. (2018) Controlled Delivery of a Focal Adhesion Kinase Inhibitor Results in Accelerated Wound Closure with Decreased Scar Formation. J Invest Dermatol;138(11):2452-2460.

Machet L, Boucaud A (2002) Phonophoresis: efficiency, mechanisms and skin tolerance. Int J Pharm;243(1-2):1-15.

Manor B, Lipsitz LA (2013) Physiologic complexity and aging: implications for physical function and rehabilitation. Prog Neuropsychopharmacol Biol Psychiatry;45:287-293.

Mao Z1, Hine C, Tian X et al. (2011) SIRT6 promotes DNA repair under stress by activating PARP1. Science;17;332(6036):1443-1446.

Marschallinger J, Krampert M, Couillard-Despres S et al. (2014) Age-dependent and differential effects of Smad7DeltaEx1 on neural progenitor cell proliferation and on neurogenesis. Exp Gerontol;57:149-154.

Martin A, Komada MR, Sane DC (2003) Abnormal angiogenesis in diabetes mellitus. Med Res Rev;23(2):117-145.

Mattison JA, Colman RJ, Beasley TM et al. (2017) Caloric restriction improves health and survival of rhesus monkeys. Nat Commun;8:14063.

McCay CM, Pope F, Lunsford W et al. (1957) Parabiosis between old and young rats. Gerontologia;1:7-17.

Medina A, Scott PG, Ghahary A et al. (2005) Pathophysiology of chronic non-healing wounds. The Journal of Burn Care & Rehabilitation;26(4):306-319.

Middeldorp J, Lehallier B, Villeda SA et al. (2016) Pre-clinical assessment of young blood plasma for Alzheimer disease. JAMA Neurol;73:1325-1333.

Milton-Laskíbar I, Gómez-Zorita S, Arias N et al. (2020) Effects of resveratrol and its derivative pterostilbene on brown adipose tissue thermogenic activation and on white adipose tissue browning process. J Physiol Biochem.

Neufeld EJ (2006) Oral chelators deferasirox and deferiprone for transfusional iron overload in thalassemia major: new data, new questions. Blood;107(9):3436-3441.

Newrick PG, Wilson AJ, Jakubowski J et al. (1986) Sural nerve oxygen tension in diabetes. Br Med J (Clin Res Ed);293(6554):1053-1054.

Nitenberg A, Ledoux S, Valensi P et al. (2002) Coronary microvascular adaptation to myocardial metabolic demand can be restored by inhibition of iron-catalyzed formation of oxygen free radicals in type 2 diabetic patients. Diabetes;51(3):813-818.

Pagani A, Aitzetmüller MM, …, Duscher D (2018) Skin Rejuvenation through HIF-1α Modulation. Plast Reconstr Surg;141(4):600e-607e.

Paik KJ, Maan ZN, …, Duscher et al. (2016) Short Hairpin RNA Silencing of PHD-2 Improves Neovascularization and Functional Outcomes in Diabetic Wounds and Ischemic Limbs. PLoS One;11(3):e0150927.

Paik KJ, Zielins ER, …, Duscher D et al. (2015) Studies in Fat Grafting: Part V. Cell-Assisted Lipotransfer to Enhance Fat Graft Retention Is Dose Dependent. Plast Reconstr Surg;136(1):67-75.

Pandey AC, Semon JA, Kaushal D et al. (2011) MicroRNA profiling reveals age-dependent differential expression of nuclear factor kappaB and mitogen-activated protein kinase in adipose and bone marrow-derived human mesenchymal stem cells. Stem Cell Res Ther;2(6):49.

Peñalver P, Zodio S, Lucas R et al. (2020) Neuroprotective and Anti-inflammatory Effects of Pterostilbene Metabolites in Human Neuroblastoma SH-SY5Y and RAW 264.7 Macrophage Cells. J Agric Food Chem;68(6):1609-1620.

Pförringer D, Aitzetmüller MM, …, Duscher D (2018) Single-Cell Gene Expression Analysis and Evaluation of the Therapeutic Function of Murine Adipose-Derived Stromal Cells (ASCs) from the Subcutaneous and Visceral Compartment. Stem Cells Int;2018:2183736.

Pieper GM, Siebeneich W (1997) Diabetes-induced endothelial dysfunction is prevented by long-term treatment with the modified iron chelator, hydroxyethyl starch conjugated-deferoxamine. J Cardiovasc Pharmacol;30(6):734-738.

Pompella A, Visvikis A, Paolicchi A et al. (2003) The changing faces of glutathione, a cellular protagonist. Biochem Pharmacol;66(8):1499-1503.

Prakash R, Li W, Qu Z et al. (2013) Vascularization pattern after ischemic stroke is different in control versus diabetic rats: relevance to stroke recovery. Stroke;44(10):2875-2882.

Prausnitz MR, Langer R (2008) Transdermal drug delivery. Nat Biotechnol;26(11):1261-1268.

Prausnitz MR, Mitragotri S, Langer R (2004) Current status and future potential of transdermal drug delivery. Nat Rev Drug Discov;3(2):115-124.

Price PE, Fagervik-Morton H, Mudge EJ et al. (2008) Dressing-related pain in patients with chronic wounds: an international patient perspective. Int Wound J;5(2):159-171.

Quan T, Shao Y, He T et al. (2010) Reduced expression of connective tissue growth factor (CTGF/CCN2) mediates collagen loss in chronologically aged human skin. J Invest Dermatol;130(2):415-424.

Raaijmakers MH, Scadden DT (2008) Divided within: heterogeneity within adult stem cell pools. Cell;135(6):1006-1008.

Rebo J, Mehdipour M, Gathwala R et al. (2016) A single heterochronic blood exchange reveals rapid inhibition of multiple tissues by old blood. Nat Commun;7:13363.

Rennert RC, Januszyk M, ..., Duscher D et al. (2016) Microfluidic single-cell transcriptional analysis rationally identifies novel surface marker profiles to enhance cell-based therapies. Nat Commun;7:11945.

Rennert RC, Rodrigues M, …, Duscher D et al. (2013) Biological therapies for the treatment of cutaneous wounds: phase III and launched therapies. Expert Opin Biol Ther;13(11):1523-1541.

Rennert RC, Sorkin M, …, Duscher D et al. (2014) Diabetes impairs the angiogenic potential of adipose-derived stem cells by selectively depleting cellular subpopulations. Stem Cell Res Ther;5(3):79.

Rezvani HR, Ali N, Serrano-Sanchez M et al. (2011) Loss of epidermal hypoxia-inducible factor-1Alpha accelerates epidermal aging and affects re-epithelialization in human and mouse. J Cell Sci;124(Pt 24):4172-4183.

Rocic P (2012) Why is coronary collateral growth impaired in type II diabetes and the metabolic syndrome? Vascul Pharmacol;57(5-6):179-186.

Rodrigues M, Wong VW, Rennert RC et al. (2015) Progenitor cell dysfunctions underlie some diabetic complications. Am J Pathol.;185(10):2607-2618.

Ruckh JM, Zhao JW, Shadrach JL et al. (2012) Rejuvenation of regeneration in the aging central nervous system. Cell Stem Cell; 10:96-103.

Salpeter SJ, Khalaileh A, Weinberg-Corem N et al. (2013) Systemic regulation of the age-related decline of pancreatic beta-cell replication. Diabetes;62:2843-2848.

Santilli SM, Fiegel VD, Knighton DR (1993) Alloxan diabetes alters the rabbit transarterial wall oxygen gradient. J Vasc Surg;18(2):227-233.

Sarkar K, Fox-Talbot K, Steenbergen C et al. (2009) Adenoviral transfer of HIF-1Alpha enhances vascular responses to critical limb ischemia in diabetic mice. Proc Natl Acad Sci U S A;106(44):18769-18774.

Schafer MJ, White TA, Iijima K et al. (2017) Cellular senescence mediates fibrotic pulmonary disease. Nat Commun;8:14532.

Schofield CJ, Ratcliffe PJ (2004) Oxygen sensing by HIF hydroxylases. Nat Rev Mol Cell Biol;5(5):343-354.

Sekhar RV1, Patel SG, Guthikonda AP et al. (2011) Deficient synthesis of glutathione underlies oxidative stress in aging and can be corrected by dietary cysteine and glycine supplementation. Am J Clin Nutr;94(3):847-853.

Sen CK, Gordillo GM, Roy S et al. (2009) Human skin wounds: a major and snowballing threat to public health and the economy. Wound Repair Regen;17(6):763-771.

Senitz D, Reichenbach A, Smith TG Jr. (1995) Surface complexity of human neocortical astrocytic cells: changes with development, aging, and dementia. J Hirnforsch;36(4):531-537.

Sharpless NE, DePinho RA (2007) How stem cells age and why this makes us grow old. Nat Rev Mol Cell Biol;8(9):703-713.

Siddiqi S, Sussman MA (2013) Cardiac Hegemony of Senescence. Curr Transl Geriatr Exp Gerontol Rep;2(4):10.1007/s13670-013-0064-3.

Sinha M, Jang YC, Oh J et al. (2014) Restoring systemic GDF11 levels reverses age-related dysfunction in mouse skeletal muscle. Science;344:649-652.

Smith LK, He Y, Park JS et al. (2015) Beta2-microglobulin is a systemic pro-aging factor that impairs cognitive function and neurogenesis. Nat Med;21:932-937.

Smith LK, White CW 3rd, Villeda SA (2018) The systemic environment: at the interface of aging and adult neurogenesis. Cell Tissue Res;371:105-113.

Sorrells SF, Paredes MF, Cebrian-Silla A et al. (2018) Human hippocampal neurogenesis drops sharply in children to undetectable levels in adults. Nature;555:377-381.

Spalding KL, Bergmann O, Alkass K et al. (2013) Dynamics of hippocampal neurogenesis in adult humans. Cell;153:1219-1227.

Sun W, Araci Z, Inayathullah M et al. (2013) Polyvinylpyrrolidone microneedles enable delivery of intact proteins for diagnostic and therapeutic applications. Acta Biomater;9(8):7767-7774.

Tevlin R, Atashroo D, Duscher D et al. (2015) Impact of surgical innovation on tissue repair in the surgical patient. Br J Surg;102(2):e41-55.

Thangarajah H, Vial IN, Grogan RH et al. (2010) HIF-1Alpha dysfunction in diabetes. Cell Cycle;9(1):75-79.

Thangarajah H, Yao D, Chang EI et al. (2009) The molecular basis for impaired hypoxia-induced VEGF expression in diabetic tissues. Proc Natl Acad Sci U S A;106(32):13505-13510.

Thornton PL, Ingram RL, Sonntag WE (2000) Chronic (D-Ala2)-growth hormone-releasing hormone administration attenuates age-related deficits in spatial memory. J Gerontol A Biol Sci Med Sci;55:B106-B112.

Ting CH, Ho PJ, Yen BL (2014) Age-related decreases of serum-response factor levels in human mesenchymal stem cells are involved in skeletal muscle differentiation and engraftment capacity. Stem Cells Dev;23(11):1206-1216.

TLA Kawahara, E Michishita, AS Adler et al. (2009) SIRT6 links histone H3 lysine 9 deacetylation to NF-κB-dependent gene expression and organismal life span. Cell;9;136(1):62-74.

Toyota E, Matsunaga T, Chilian WM (2004) Myocardial angiogenesis. Mol. Cell Biochem;264(1-2):35-44.

Villeda SA, Luo J, Mosher KI et al. (2011) The ageing systemic milieu negatively regulates neurogenesis and cognitive function. Nature;477:90-94.

Villeda SA, Plambeck KE, Middeldorp J et al. (2014) Young blood reverses age-related impairments in cognitive function and synaptic plasticity in mice. Nat Me;20:659-663.

Vinores SA, Xiao WH, Aslam S et al. (2006) Implication of the hypoxia response element of the Vegf promoter in mouse models of retinal and choroidal neovascularization, but not retinal vascular development. J Cell Physiol;206(3):749-758.

Walker RG, Poggioli T, Katsimpardi L et al. (2016) Biochemistry and biology of GDF11 and myostatin: similarities, differences, and questions for future investigation. Circ Res;118:1125-1141;discussion 1142.

Walling MA, Shepard JR (2011) Cellular heterogeneity and live cell arrays. Chem Soc Rev;40(7):4049-4076.

Walmsley GG, Atashroo DA, …, Duscher D et al. (2015) High-Throughput Screening of Surface Marker Expression on Undifferentiated and Differentiated Human Adipose-Derived Stromal Cells. Tissue Eng Part A;21(15-16):2281-2291.

Walmsley GG, Maan ZN, …, Duscher D et al. (2016) Murine Dermal Fibroblast Isolation by FACS. J Vis Exp;(107):53430.

Walmsley GG, Maan ZN, …, Duscher D et al. (2015) Scarless wound healing: chasing the holy grail. Plast Reconstr Surg;135(3):907-917.

Walmsley GG, Senarath-Yapa K, …, Duscher D et al. (2016) Surveillance of Stem Cell Fate and Function: A System for Assessing Cell Survival and Collagen Expression In Situ. Tissue Eng Part A;22(1-2):31-40.

Warren L, Bryder D, Weissman IL et al. (2006) Transcription factor profiling in individual hematopoietic progenitors by digital RT-PCR. Proc Natl Acad Sci U S A;103(47):17807-17812.

Wei M, Brandhorst S, Shelehchi M et al. (2017) Fasting-mimicking diet and markers/risk factors for aging, diabetes, cancer, and cardiovascular disease. Sci Transl Med;9(377):pii:eaai8700.

Whitesides GM (2006) The origins and the future of microfluidics. Nature;442(7101):368-373.

Whittam AJ, Maan ZN, Duscher D et al. (2016) Challenges and Opportunities in Drug Delivery for Wound Healing. Adv Wound Care (New Rochelle);5(2):79-88.

Whittam AJ, Maan ZN, Duscher D et al. (2019) Small molecule inhibition of dipeptidyl peptidase-4 enhances bone marrow progenitor cell function and angiogenesis in diabetic wounds. Transl Res;205:51-63.

Williams AC, Barry BW (2012) Penetration enhancers. Adv Drug Deliv Rev;64:128-137.

Wong VW, Sorkin M, Gurtner GC (2013) Enabling stem cell therapies for tissue repair: current and future challenges. Biotechnol Adv;31(5):744-751.

Wyss-Coray T (2016) Ageing, neurodegeneration and brain rejuvenation. Nature;539:180-186.

Xi M, He W, Li B et al. (2020) Novel cyclophosphamide of natural products osalmide and pterostilbene induces cytotoxicity and cell cycle arrest in diffuse large B-cell lymphoma cells. Acta Biochim Biophys Sin (Shanghai);pii:gmaa00.

Xiang Y, Bu XL, Liu YH et al. (2015) Physiological amyloid-beta clearance in the periphery and its therapeutic potential for Alzheimer's disease. Acta Neuropathol;130:487-499.

Yosef R, Pilpel N, Tokarsky-Amiel R et al. (2016) Directed elimination of senescent cells by inhibition of BCL-W and BCL-XL. Nat Commun;7:11190.

Yousef H, Conboy MJ, Morgenthaler A et al. (2015) Systemic attenuation of the TGF-beta pathway by a single drug simultaneously rejuvenates hippocampal neurogenesis and myogenesis in the same old mammal. Oncotarget;6:11959-11978.

Zeng Q, Lian W, Wang G et al. (2020) Pterostilbene induces Nrf2/HO-1 and potentially regulates NF-κB and JNK-Akt/mTOR signaling in ischemic brain injury in neonatal rats. 3 Biotech;10(5):192.

Zhao Y, Ye D, Luo Q et al. (2020) Pterostilbene Inhibits Human Renal Cell Carcinoma Cells Growth and Induces DNA Damage. Biol Pharm Bull;43(2):258-265.

Zhu Y, Tchkonia T, Fuhrmann-Stroissnigg H et al. (2016) Identification of a novel senolytic agent, navitoclax, targeting the Bcl-2 family of anti-apoptotic factors. Aging Cell;15(3):428-435.

Zhu Y, Tchkonia T, Pirtskhalava T et al. (2015) The Achilles' heel of senescent cells: from transcriptome to senolytic drugs. Aging Cell;14(4):644-658.

Zielins ER, Atashroo DA, …, Duscher D et al. (2014) Wound healing: an update. Regen Med;9(6):817-830.

II ENERGIE-ERZEUGUNG

Akimoto T, Pohnert SC, Li P et al. (2005) Exercise stimulates Pgc-1a transcription in skeletal muscle through activation of the p38 MAPK pathway. J Biol Chem;280:19587-19593.

Alers S, Loffler AS, Wesselborg S et al. (2012) Role of AMPK-mTOR-Ulk1/2 in the regulation of autophagy: Cross talk, shortcuts, and feedbacks. Mol Cell Biol;32:2-11.

Andreux PA, Houtkooper RH, Auwerx J (2013) Pharmacological approaches to restore mitochondrial function. Nat Rev Drug Discov;12:465-483.

Arnould T, Michel S, Renard P (2015) Mitochondria retrograde signaling and the UPRmt: Where are we in mammals? Int J Mol Sci;16:18224-18251.

Asensi M, Sastre J, Pallardo FV et al. (1999) Ratio of reduced to oxidized glutathione as indicator of oxidative stress status and DNA damage. Methods Enzymol;299:267-276.

Bach D, Pich S, Soriano FX et al. (2003) Mitofusin-2 determines mitochondrial network architecture and mitochondrial metabolism. A novel regulatory mechanism altered in obesity. J Biol Chem;278:17190-17197.

Baker BM, Haynes CM (2011) Mitochondrial protein quality control during biogenesis and aging. Trends Biochem Sci;36:254-261.

Baker MJ, Palmer CS, Stojanovski D (2014) Mitochondrial protein quality control in health and disease. Br J Pharmacol;171:1870-1889.

Balaban RS, Nemoto S, Finkel T (2005) Mitochondria, oxidants, and aging. Cell;120:483-495.

Balch WE, Morimoto RI, Dillin A et al. (2008) Adapting proteostasis for disease intervention. Science;319:916-919.

Baur JA, Pearson KJ, Price NL et al. (2006) Resveratrol improves health and survival of mice on a high-calorie diet. Nature;444:337-342.

Benard G, Bellance N, James D et al. (2007) Mitochondrial bioenergetics and structural network organization. J Cell Sci;120:838-848.

Bender A, Krishnan KJ, Morris CM et al. (2006) High levels of mitochondrial DNA deletions in substantia nigra neurons in aging and Parkinson disease. Nat Genet;38:515-517.

Billia F, Hauck L, Konecny F et al. (2011) PTEN-inducible kinase 1 (PINK1)/Park6 is indispensable for normal heart function. Proc Natl Acad Sci U S A;108:9572-9577.

Bingol B, Tea JS, Phu L et al. (2014) The mitochondrial deubiquitinase USP30 opposes parkin-mediated mitophagy. Nature;510:370-375.

Bota DA, Davies KJ (2016) Mitochondrial Lon protease in human disease and aging: Including an etiologic classification of Lon-related diseases and disorders. Free Radic Biol Med;100:188-198.

Boutant M, Kulkarni SS, Joffraud M et al. (2017) Mfn2 is critical for brown adipose tissue thermogenic function. EMBO J;36:1543-1558.

Brand MD (2010) The sites and topology of mitochondrial superoxide production. Exp Gerontol;45:466-472

Bua E, Johnson J, Herbst A et al. (2006) Mitochondrial DNA-deletion mutations accumulate intracellularly to detrimental levels in aged human skeletal muscle fibers. Am J Hum Genet;79:469-480.

Buck MD, O'Sullivan D, Klein Geltink RI et al. (2016) Mitochondrial dynamics controls T cell fate through metabolic programming. Cell;166:63-76.

Burkewitz K, Weir HJ, Mair WB (2016) AMPK as a pro-longevity target. EXS;107:227-256.

Burman JL, Pickles S, Wang C et al. (2017) Mitochondrial fission facilitates the selective mitophagy of protein aggregates. J Cell Biol;216:3231-3247.

Burte F, Carelli V, Chinnery PF et al. (2015) Disturbed mitochondrial dynamics and neurodegenerative disorders. Nat Rev Neurol;11:11-24.

Butow RA, Avadhani NG (2004) Mitochondrial signaling: The retrograde response. Mol Cell;14:1-15.

Cannavino J, Brocca L, Sandri M et al. (2015) The role of alterations in mitochondrial dynamics and PGC-1 over-expression in fast muscle atrophy following hindlimb unloading. J Physiol;593:1981-1995.

Carnio S, LoVerso F, Baraibar MA et al. (2014) Autophagy impairment in muscle induces neuromuscular junction degeneration and precocious aging. Cell Rep;8:1509-1521.

Chan DC (2012) Fusion and fission: Interlinked processes critical for mitochondrial health. Annu Rev Genet;46:265-287.

Chang E, Paterno J, Duscher D et al. (2015) Exercise induces stromal cell-derived factor-1α-mediated release of endothelial progenitor cells with increased vasculogenic function. Plast Reconstr Surg;135(2):340e-50e.

Chen H, McCaffery JM, Chan DC (2007) Mitochondrial fusion protects against neurodegeneration in the cerebellum. Cell;130:548-562.

Chen H, Detmer SA, Ewald AJ et al. (2003) Mitofusins Mfn1 and Mfn2 coordinately regulate mitochondrial fusion and are essential for embryonic development. J Cell Biol;160:189-200.

Chen H, Vermulst M, Wang YE et al. (2010) Mitochondrial fusion is required for mtDNA stability in skeletal muscle and tolerance of mtDNA mutations. Cell;141:280-289.

Chen KH, Guo X, Ma D et al. (2004) Dysregulation of HSG triggers vascular proliferative disorders. Nat Cell Biol;6:872-883.

Chen L, Liu T, Tran A et al. (2012) OPA1 mutation and late-onset cardiomyopathy: Mitochondrial dysfunction and mtDNA instability. J Am Heart Assoc;1:e003012.

Chen Y, Dorn GW 2nd (2013) Pink1-phosphorylated mitofusin 2 is a Parkin receptor for culling damaged mitochondria. Science;340:471-475.

Chen Y, Liu Y, Dorn GW 2nd (2011) Mitochondrial fusion is essential for organelle function and cardiac homeostasis. Circ Res;109:1327-1331.

Cherra SJ 3rd Kulich SM, Uechi G et al. (2010) Regulation of the autophagy protein LC3 by phosphorylation. J Cell Biol;190:533-539.

Cho J, Hur JH, Walker DW (2011) The role of mitochondria in Drosophila aging. Exp Gerontol;46:331-334.

Chowanadisai W, Bauerly KA, Tchaparian E et al. (2010) Pyrroloquinoline quinone stimulatesmitochondrial biogenesis through cAMP response element-binding protein phosphorylation and increased PGC-1 expression. J Biol Chem;285:142-152.

Cortopassi GA, Arnheim N (1990) Detection of a specific mitochondrial DNA deletion in tissues of older humans. Nucleic Acids Res;18:6927-6933.

Cottrell DA, Blakely EL, Johnson MA. et al. (2001) Cytochrome-c-oxidase deficient cells accumulate in the hippocampus and choroid plexus with age. Neurobiol Aging;22:265-272.

Crane JD, Devries MC, Safdar A et al. (2010) The effect of aging on human skeletal muscle mitochondrial and intramyocellular lipid ultrastructure. J Gerontol A;65:119-128.

Cuervo AM (2011) Cell biology. Autophagy's top chef. Science;332:1392-1393.

Cui L, Jeong H, Borovecki F et al. (2006) Transcriptional repression of PGC-1 by mutant huntingtin leads to mitochondrial dysfunction and neurodegeneration. Cell;127:59-69.

D'Amico D, Sorrentino V, Auwerx J (2017) Cytosolic proteostasis networks of the mitochondrial stress response. Trends Biochem Sci;42:712-725.

Davies VJ, Hollins AJ, Piechota MJ et al. (2007) Opa1 deficiency in a mouse model of autosomal dominant optic atrophy impairs mitochondrial morphology, optic nerve structure and visual function. Hum Mol Genet;16:1307-1318.

Delettre C, Lenaers G, Griffoin JM et al. (2000) Nuclear gene OPA1, encoding a mitochondrial dynamin-related protein, is mutated in dominant optic atrophy. Nat Genet;26:207-210.

Deng H, Dodson MW, Huang H et al. (2008) The Parkinson's disease genes pink1 and parkin promote mitochondrial fission and/or inhibit fusion in Drosophila. Proc Natl Acad Sci U S A;105:14503-14508.

Dietrich MO, Liu ZW, Horvath TL (2013) Mitochondrial dynamics controlled by mitofusins regulate Agrp neuronal activity and diet-induced obesity. Cell;155:188-199.

DiMauro S, Schon EA (2003) Mitochondrial respiratory-chain diseases. N Engl J Med;348:2656-2668.

Disatnik MH, Ferreira JC, Campos JC et al. (2013) Acute inhibition of excessive mitochondrial fission after myocardial infarction prevents long-term cardiac dysfunction. J Am Heart Assoc;2:e000461.

Doonan R, McElwee JJ, Matthijssens F et al. (2008) Against the oxidative damage theory of aging: Superoxide dismutases protect against oxidative stress but have little or no effect on life span in Caenorhabditis elegans. Genes Dev;22:3236-3241.

Dufour E, Terzioglu M, Sterky FH et al. (2008) Age-associated mosaic respiratory chain deficiency causes trans-neuronal degeneration. Hum Mol Genet;17:1418-1426.

Durcan TM, Tang MY, Perusse JR et al. (2014) USP8 regulates mitophagy by removing K6-linked ubiquitin conjugates from parkin. EMBO J;33:2473-2491.

Durieux J, Wolff S, Dillin A (2011) The cell-non-autonomous nature of electron transport chain-mediated longevity. Cell;144:79-91.

Edgar D, Shabalina I, Camara Y et al. (2009) Random point mutations with major effects on protein-coding genes are the driving force behind premature aging in mtDNA mutator mice. Cell Metab;10:131-138.

Fang L, Moore XL, Gao XM et al. (2007) Down-regulation of mitofusin-2 expression in cardiac hypertrophy in vitro and in vivo. Life Sci;80:2154-2160.

Fraga CG, Shigenaga MK, Park JW et al. (1990) Oxidative damage to DNA during aging: 8-Hydroxy-2'-deoxyguanosine in rat organ DNA and urine. Proc Natl Acad Sci U S A;87:45334537.

Frank S, Gaume B, Bergmann-Leitner ES et al. (2001) The role of dynamin-related protein 1, a mediator of mitochondrial fission, in apoptosis. Dev Cell;1:515-525.

Fujita Y, Ito M, Kojima T et al. (2015) GDF15 is a novel biomarker to evaluate efficacy of pyruvate therapy for mitochondrial diseases. Mitochondrion;20:34-42.

Fujiwara T, Dohi T, …, Duscher D et al. (2019) Age-associated intracellular superoxide dismutase deficiency potentiates dermal fibroblast dysfunction during wound healing. Exp Dermatol;28(4):485-492.

Fujiwara T, Duscher D, Rustad KC et al. (2016) Extracellular superoxide dismutase deficiency impairs wound healing in advanced age by reducing neovascularization and fibroblast function. Exp Dermatol;25(3):206-11.

Galluzzi L, Pietrocola F, Levine B et al. (2014) Metabolic control of autophagy. Cell;159:1263-1276.

Gautier CA, Kitada T, Shen J (2008) Loss of PINK1 causes mitochondrial functional defects and increased sensitivity to oxidative stress. Proc Natl Acad Sci U S A;105:11364-11369.

Gegg ME, Cooper JM, Chau KY et al. (2010) Mitofusin 1 and mitofusin 2 are ubiquitinated in a PINK1/parkin-dependent manner upon induction of mitophagy. Hum Mol Genet;19:4861-4870.

Gomes AP, Price NL, Ling AJ et al. (2013) Declining NAD+ induces a pseudohypoxic state disrupting nuclear-mitochondrial communication during aging. Cell;155:1624-1638.

Gomes LC, Scorrano L (2013) Mitochondrial morphology in mitophagy and macroautophagy. Biochim Biophys Acta;1833:205-212.

Guo X, Disatnik MH, Monbureau M (2013) Inhibition of mitochondrial fragmentation diminishes Huntington's disease-associated neurodegeneration. J Clin Investig;123:5371-5388.

Hall AR, Burke N, Dongworth RK et al. (2016) Hearts deficient in both Mfn1 and Mfn2 are protected against acute myocardial infarction. Cell Death Dis;7:e2238.

Harman D (1956) Aging: A theory based on free radical and radiation chemistry. J Gerontol;11:298-300.

Harman D (1972) The biologic clock: The mitochondria? J Am Geriatr Soc;20:145-147.

Hepple RT, Baker DJ, McConkey M et al. (2006) Caloric restriction protects mitochondrial function with aging in skeletal and cardiac muscles. Rejuvenation Res;9:219-222.

Hiona A, Sanz A, Kujoth GC et al. (2010) Mitochondrial DNA mutations induce mitochondrial dysfunction, apoptosis and sarcopenia in skeletal muscle of mitochondrial DNA mutator mice. PLoS ONE;5:e11468.

Hirota Y, Yamashita S, Kurihara Y et al. (2015) Mitophagy is primarily due to alternative autophagy and requires the MAPK1 and MAPK14 signaling pathways. Autophagy;11:332-343.

Hoppins S, Nunnari J (2012) Cell biology. Mitochondrial dynamics and apoptosis – The ER connection. Science;337:1052-1054.

Ikeda Y, Shirakabe A, Maejima Y et al. (2015) Endogenous Drp1 mediates mitochondrial autophagy and protects the heart against energy stress. Circ Res;116:264-278.

Inoue K, Nakada K, Ogura A et al. (2000) Generation of mice with mitochondrial dysfunction by introducing mouse mtDNA carrying a deletion into zygotes. Nat Genet;26:176-181.

Ishihara N, Nomura M, Jofuku A et al. (2009) Mitochondrial fission factor Drp1 is essential for embryonic development and synapse formation in mice. Nat Cell Biol;11:958-966.

Itoh K, Weis S, Mehraein, P et al. (1996) Cytochrome c oxidase defects of the human substantia nigra in normal aging. Neurobiol Aging;17:843-848.

Jazwinski SM (2013) The retrograde response: When mitochondrial quality control is not enough. Biochim Biophys Acta;1833:400-409.

Jazwinski SM, Kriete A (2012) The yeast retrograde response as a model of intracellular signaling of mitochondrial dysfunction. Front Physiol;3:139.

Jheng HF, Tsai PJ, Guo SM et al. (2012) Mitochondrial fission contributes to mitochondrial dysfunction and insulin resistance in skeletal muscle. Mol Cell Biol;32:309-319.

Johnson SC, Rabinovitch PS, Kaeberlein M (2013) mTOR is a key modulator of ageing and age-related disease. Nature;493:338-345.

Joseph AM, Adhihetty PJ, Wawrzyniak NR et al. (2013) Dysregulation of mitochondrial quality control processes contribute to sarcopenia in a mouse model of premature aging. PLoS ONE;8:e69327.

Jovaisaite V, Auwerx J (2015) The mitochondrial unfolded protein response-synchronizing genomes. Curr Opin Cell Biol;33:74-81.

Kane LA, Lazarou M, Fogel AI et al. (2014) PINK1 phosphorylates ubiquitin to activate Parkin E3 ubiquitin ligase activity. J Cell Biol;205:143-153.

Kauppila TES Kauppila JHK, Larsson NG (2017) Mammalian mitochondria and aging: An update. Cell Metab;25:57-71.

Kennedy BK, Berger SL, Brunet A et al. (2014) Geroscience: Linking aging to chronic disease. Cell;159:709-713.

Kenyon CJ (2010) The genetics of ageing. Nature;464:504-512.

Khalil B, El Fissi N, Aouane A et al. (2015) PINK1-induced mitophagy promotes neuroprotection in huntington's disease. Cell Death Dis;6:e1617.

Khrapko K, Kraytsberg Y, de Grey AD et al. (2006) Does premature aging of the mtDNA mutator mouse prove that mtDNA mutations are involved in natural aging? Aging Cell;5:279-282.

Khrapko K, Vijg J (2007) Mitochondrial DNA mutations and aging: A case closed? Nat Genet;39:445-446.

Khrapko K, Vijg J (2009) Mitochondrial DNA mutations and aging: Devils in the details? Trends Genet;25:91-98.

Kitada T, Asakawa S, Hattori N et al. (1998) Mutations in the parkin gene cause autosomal recessive juvenile parkinsonism. Nature;392:605-608.

Koga H, Kaushik S, Cuervo AM (2011) Protein homeostasis and aging: The importance of exquisite quality control. Ageing Res Rev;10:205-215.

Komatsu M, Waguri S, Chiba T et al. (2006) Loss of autophagy in the central nervous system causes neurodegeneration in mice. Nature;441:880-884.

Koyano F, Okatsu K, Kosako H et al. (2014) Ubiquitin is phosphorylated by PINK1 to activate parkin. Nature;510:162-166.

Kraytsberg Y, Kudryavtseva E, McKee AC et al. (2006) Mitochondrial DNA deletions are abundant and cause functional impairment in aged human substantia nigra neurons. Nat Genet;38:518-520.

Kubli DA, Quinsay MN, Gustafsson AB (2013) Parkin deficiency results in accumulation of abnormal mitochondria in aging myocytes. Commun Integr Biol;6:e24511.

Kubli DA, Zhang X, Lee Y et al. (2013) Parkin protein deficiency exacerbates cardiac injury and reduces survival following myocardial infarction. J Biol Chem;288:915-926.

Kujoth GC, Hiona A, Pugh TD et al. (2005) Mitochondrial DNA mutations, oxidative stress, and apoptosis in mammalian aging. Science;309:481-484.

Kulkarni SS, Joffraud M, Boutant M et al. (2016) Mfn1 deficiency in the liver protects against diet-induced insulin resistance and enhances the hypoglycemic effect of metformin. Diabetes;65:3552-3560.

Lane RK, Hilsabeck T, Rea SL (2015) The role of mitochondrial dysfunction in age-related diseases. Biochim Biophys Acta;847:1387-1400.

Lapierre LR, Kumsta C, Sandri M et al. (2015) Transcriptional and epigenetic regulation of autophagy in aging. Autophagy;11:867-880.

LaRocca TJ, Gioscia-Ryan RA, Hearon CM et al. (2013) The autophagy enhancer spermidine reverses arterial aging. Mech Ageing Dev;134:314-320.

Lazarou M, Sliter DA, Kane LA et al. (2015) The ubiquitin kinase PINK1 recruits autophagy receptors to induce mitophagy. Nature;524:309-314.

Lee MS (2015) Effect of mitochondrial stress on systemic metabolism. Ann N Y Acad Sci;1350:61-65.

Lee YJ, Jeong SY, Karbowski M et al. (2004) Roles of the mammalian mitochondrial fission and fusion mediators Fis1, Drp1, and Opa1 in apoptosis. Mol Biol Cell;15:5001-5011.

Lemasters JJ (2005) Selective mitochondrial autophagy, or mitophagy, as a targeted defense against oxidative stress, mitochondrial dysfunction, and aging. Rejuvenation Res;8:3-5.

Lewis GD, Farrell L,Wood MJ et al. (2010) Metabolic signatures of exercise in human plasma. Sci Transl Med;2010:2.

Li QOY, Soro-Arnaiz I, Aragones J (2017) Age-dependent obesity and mitochondrial dysfunction. Adipocyte;6:161-166.

Liesa M, Shirihai OS (2013) Mitochondrial dynamics in the regulation of nutrient utilization and energy expenditure. Cell Metab;17:491-506.

Lim KS, Jeyaseelan K, Whiteman M (2005) Oxidative damage in mitochondrial DNA is not extensive. Ann N Y Acad Sci;1042:210-220.

Lin J, Handschin C, Spiegelman BM (2005) Metabolic control through the PGC-1 family of transcription coactivators. Cell Metab;1:361-370.

Linnane AW, Marzuki S, Ozawa T et al. (1989) Mitochondrial DNAmutations as an important contributor to ageing and degenerative diseases. Lancet;1:642-645.

Liu L, Feng D, Chen G et al. (2012) Mitochondrial outer-membrane protein FUNDC1 mediates hypoxia-induced mitophagy in mammalian cells. Nat Cell Biol;14:177-185.

Liu R, Jin P, Yu L et al. (2014) Impaired mitochondrial dynamics and bioenergetics in diabetic skeletal muscle. PLoS ONE;9:e92810.

Liu Z, Butow RA (2006) Mitochondrial retrograde signaling. Annu Rev Genet;40:159-185.

Lopez-Lluch G, Irusta PM, Navas P et al. (2008) Mitochondrial biogenesis and healthy aging. Exp Gerontol;43:813-819.

Lopez-Otin C, Blasco MA, Partridge L et al. (2013) The hallmarks of aging. Cell;153:1194-1217.

Lopez-Otin C, Galluzzi L, Freije JMP et al. (2016) Metabolic control of longevity. Cell;166:802-821.

Lowell BB, Shulman GI (2005) Mitochondrial dysfunction and type 2 diabetes. Science;307:384-387.

Madeo F, Tavernarakis N, Kroemer G (2010) Can autophagy promote longevity? Nat Cell Biol;12:842-846.

Madeo F, Zimmermann A, Maiuri MC et al. (2015) Essential role for autophagy in life span extension. J Clin Investig;125:85-93.

Mahdaviani K, Benador IY, Su S et al. (2017) Mfn2 deletion in brown adipose tissue protects from insulin resistance and impairs thermogenesis. EMBO Rep;18:1123-1138.

Maiuri MC, Zalckvar E, Kimchi A et al. (2007) Self-eating and self-killing: Crosstalk between autophagy and apoptosis. Nat Rev Mol Cell Biol;8:741-752.

Manczak M, Calkins MJ, Reddy PH (2011) Impaired mitochondrial dynamics and abnormal interaction of amyloid beta with mitochondrial protein Drp1 in neurons from patients with Alzheimer's disease: Implications for neuronal damage. Hum Mol Genet;20:2495-2509.

Marchi S, Giorgi C, Suski JM et al. (2012) Mitochondria-Ros crosstalk in the control of cell death and aging. J Signal Transduct;2012:329635.

Martin-Montalvo A, Mercken EM, Mitchell SJ et al. (2013) Metformin improves healthspan and lifespan in mice. Nat Commun;4:2192.

Martina JA, Chen Y, Gucek M et al. (2012) MTORC1 functions as a transcriptional regulator of autophagy by preventing nuclear transport of TFEB. Autophagy;8:903-914.

Marzetti E, Calvani R, Lorenzi M et al. (2016) Association between myocyte quality control signaling and sarcopenia in old hip-fractured patients: Results from the Sarcopenia in HIp FracTure (SHIFT) exploratory study. Exp Gerontol;80:1-5.

Menzies FM, Fleming A, Rubinsztein DC (2015) Compromised autophagy and neurodegenerative diseases. Nat Rev Neurosci;16:345-357.

Mesquita A, Weinberger M, Silva A et al. (2010) Caloric restriction or catalase inactivation extends yeast chronological lifespan by inducing H2O2 and superoxide dismutase activity. Proc Natl Acad Sci U S A;107:15123-15128.

Montessuit S, Somasekharan SP, Terrones O et al. (2010) Membrane remodeling induced by the dynamin-related protein Drp1 stimulates Bax oligomerization. Cell;142:889-901.

Moreira OC, Estebanez B, Martinez-Florez S et al. (2017) Mitochondrial function and mitophagy in the elderly: Effects of exercise. Oxid Med Cell Longev;2017:2012798.

Mourier A, Motori E, Brandt T et al. (2015) Mitofusin 2 is required to maintain mitochondrial coenzyme Q levels. J Cell Biol;208:429-442.

Muller-Hocker J (1989) Cytochrome-c-oxidase deficient cardiomyocytes in the human heart – An age-related phenomenon. A histochemical ultracytochemical study. Am J Pathol;134:1167-1173.

Muller-Hocker J (1990) Cytochrome-c-oxidase deficient fibres in the limb muscle and diaphragm of man without muscular disease: An age-related alteration. J Neurol Sci;100:14-21.

Munscher C, Muller-Hocker J, Kadenbach, B (1993) Human aging is associated with various point mutations in tRNA genes of mitochondrial DNA. Biol. Chem. Hoppe Seyler;374:1099-1104.

Murakawa T, Yamaguchi O, Hashimoto A et al. (2015) Bcl-2-like protein 13 is a mammalian Atg32 homologue that mediates mitophagy and mitochondrial fragmentation. Nat Commun;6:7527.

Nakada K, Inoue K, Ono T et al. (2001) Inter-mitochondrial complementation: Mitochondria-specific system preventing mice from expression of disease phenotypes by mutant mtDNA. Nat Med;7:934-940.

Nakai A, Yamaguchi O, Takeda T et al. (2007) The role of autophagy in cardiomyocytes in the basal state and in response to hemodynamic stress. Nat Med;13:619-624.

Narendra DP, Jin SM, Tanaka A et al. (2010) PINK1 is selectively stabilized on impaired mitochondria to activate parkin. PLoS Biol;8:e1000298.

Nicholls DG (2005) Mitochondria and calcium signaling. Cell Calcium;38:311-317.

Niki E (2009) Lipid peroxidation: Physiological levels and dual biological effects. Free Radic Biol Med;47:469-484.

Nilsson R, Schultz IJ, Pierce EL et al. (2009) Discovery of genes essential for heme biosynthesis through large-scale gene expression analysis. Cell Metab;10:119-130.

Ohsumi Y (2014) Historical landmarks of autophagy research. Cell Res;24:9-23.

Otera H, Ishihara N, Mihara K (2013) New insights into the function and regulation of mitochondrial fission. Biochim Biophys Acta;1833:1256-1268.

Palacino JJ, Sagi D, Goldberg MS et al. (2004) Mitochondrial dysfunction and oxidative damage in parkin-deficient mice. J Biol Chem;279:18614-18622.

Palikaras K, Daskalaki I, Markaki M et al. (2017) Mitophagy and age-related pathologies: Development of new therapeutics by targeting mitochondrial turnover. Pharmacol Ther;178:157-174.

Palikaras K, Lionaki E, Tavernarakis N (2015) Coordination of mitophagy and mitochondrial biogenesis during ageing in C. Elegans Nature;521:525-528.

Palikaras K, Lionaki E, Tavernarakis N (2015) Coupling mitogenesis and mitophagy for longevity. Autophagy;11:1428-1430.

Perez FA, Palmiter RD (2005) Parkin-deficient mice are not a robust model of parkinsonism. Proc Natl Acad Sci U S A;102:2174-2179.

Petersen KF, Befroy D, Dufour S et al. (2003) Mitochondrial dysfunction in the elderly: Possible role in insulin resistance. Science;300:1140-1142.

Pham AH, Meng S, Chu QN, Chan DC (2012) Loss of Mfn2 results in progressive, retrograde degeneration of dopaminergic neurons in the nigrostriatal circuit. Hum Mol Genet;21:4817-4826.

Picca A, Pesce V, Fracasso F et al. (2013) Aging and calorie restriction oppositely affect mitochondrial biogenesis through TFAM binding at both origins of mitochondrial DNA replication in rat liver. PLoS ONE;8:e74644.

Pickrell AM, Huang CH, Kennedy SR et al. (2015) Endogenous parkin preserves dopaminergic substantia nigral neurons following mitochondrial DNA mutagenic stress. Neuron;87:371-381.

Piko L, Hougham AJ, Bulpitt KJ (1988) Studies of sequence heterogeneity of mitochondrial DNA from rat and mouse tissues: Evidence for an increased frequency of deletions/additions with aging. Mech Ageing Dev;43:279-293.

Pisano A, Cerbelli B, Perli E et al. (20169 Impaired mitochondrial biogenesis is a common feature to myocardial hypertrophy and end-stage ischemic heart failure. Cardiovasc Pathol;25:103-112.

Ploumi C, Daskalaki I, Tavernarakis N (2017) Mitochondrial biogenesis and clearance: A balancing act. FEBS J;284:183-195.

Poole AC, Thomas RE, Yu S et al. (2010) The mitochondrial fusion-promoting factor mitofusin is a substrate of the PINK1/parkin pathway. PLoS ONE;5:e10054.

Powers ET, Morimoto RI, Dillin A et al. (2009) Biological and chemical approaches to diseases of proteostasis deficiency. Annu Rev Biochem;78:959-991.

Raffaello A, Rizzuto R (2011) Mitochondrial longevity pathways. Biochim Biophys Acta;1813:260-268.

Rambold AS, Kostelecky B, Elia N et al. (2011) Tubular network formation protects mitochondria from autophagosomal degradation during nutrient starvation. Proc Natl Acad Sci U S A;108:10190-10195.

Rana A, Rera M, Walker DW (2013) Parkin overexpression during aging reduces proteotoxicity, alters mitochondrial dynamics, and extends lifespan. Proc Natl Acad Sci U S A;110:8638-8643.

Ristow M, Schmeisser K (2014) Mitohormesis: Promoting health and lifespan by increased levels of reactive oxygen species (ROS). Dose Response;12:288-341.

Ristow M, Zarse K (2010) How increased oxidative stress promotes longevity and metabolic health: The concept of mitochondrial hormesis (mitohormesis). Exp Gerontol;45:410-418.

Rodgers JT, Lerin C, Haas W et al. (2005) Nutrient control of glucose homeostasis through a complex of PGC-1_ and SIRT1. Nature;434:113-118.

Romanello V, Guadagnin E, Gomes L et al. (2010) Mitochondrial fission and remodelling contributes to muscle atrophy. EMBO J;29:1774-1785.

Rose G, Santoro A, Salvioli S (2017) Mitochondria and mitochondria-induced signalling molecules as longevity determinants. Mech Ageing Dev;165:115-128.

Rossignol R, Faustin B, Rocher C et al. (2003) Mitochondrial threshold effects. Biochem J;370:751-762.

Rubinsztein DC, Marino G, Kroemer G (2011) Autophagy and aging. Cell;146:682-695.

Ryan BJ, Hoek S, Fon EA et al. (2015) Mitochondrial dysfunction and mitophagy in Parkinson's: From familial to sporadic disease. Trends Biochem Sci;40:200-210.

Ryu D, Mouchiroud L, Andreux PA et al. (2016) Urolithin A induces mitophagy and prolongs lifespan in C. Elegans and increases muscle function in rodents. Nat Med;22:879-888.

Sandoval H, Thiagarajan P, Dasgupta SK et al. (2008) Essential role for Nix in autophagic maturation of erythroid cells. Nature;454:232-235.

Saxton WM, Hollenbeck PJ (2012) The axonal transport of mitochondria. J Cell Sci;125:2095-2104.

Scarpulla RC (2008) Nuclear control of respiratory chain expression by nuclear respiratory factors and PGC-1-related coactivator. Ann N Y Acad Sci;1147:321-334.

Scarpulla RC, Vega RB, Kelly DP (2012) Transcriptional integration of mitochondrial biogenesis. Trends Endocrinol Metab;23:459-466.

Schmeisser S, Schmeisser K, Weimer S et al. (2013) Mitochondrial hormesis links low-dose arsenite exposure to lifespan extension. Aging Cell;12:508-517.

Schneeberger M, Dietrich MO, Sebastian D et al. (2013) Mitofusin 2 in POMC neurons connects ER stress with leptin resistance and energy imbalance. Cell;155:172-187.

Scott, I, Webster BR, Chan CK et al. (2014) GCN5-like protein 1 (GCN5L1) controls mitochondrial content through coordinated regulation of mitochondrial biogenesis and mitophagy. J Biol Chem;289:2864-2872.

Sebastian D, Hernandez-Alvarez MI, Segales J et al. (2012) Mitofusin 2 (Mfn2) links mitochondrial and endoplasmic reticulum function with insulin signaling and is essential for normal glucose homeostasis. Proc Natl Acad Sci U S A;109:5523-5528.

Sebastian D, Palacin M, Zorzano A (2017) Mitochondrial dynamics: Coupling mitochondrial fitness with healthy aging. Trends Mol Med;23:201-215.

Sebastian D, Sorianello E, Segales J et al. (2016) Mfn2 deficiency links age-related sarcopenia and impaired autophagy to activation of an adaptive mitophagy pathway. EMBO J;35:1677-1693.

Settembre C, Di Malta C, Polito VA et al. (2011) TFEB links autophagy to lysosomal biogenesis. Science;332:1429-1433.

Shen J, Tower J (2009) Programmed cell death and apoptosis in aging and life span regulation. Discov Med;8:223-226.

Shirakabe A, Zhai P, Ikeda Y et al. (2016) Drp1-dependent mitochondrial autophagy plays a protective role against pressure overload-induced mitochondrial dysfunction and heart failure. Circulation;133:1249-1263.

Shirendeb UP, Calkins MJ, Manczak M et al. (2012) Mutant Huntingtin's interaction with mitochondrial protein Drp1 impairs mitochondrial biogenesis and causes defective axonal transport and synaptic degeneration in Huntington's disease. Hum. Mol. Genet;21:406-420.

Smaili SS, Pereira GJ, Costa MM et al. (2013) The role of calcium stores in apoptosis and autophagy. Curr Mol Med;13:252-265.

Sohal RS, Sohal BH (1991) Hydrogen peroxide release by mitochondria increases during aging. Mech Ageing Dev;57:187-202.

Song W, Kwak HB, Lawler JM (2006) Exercise training attenuates age-induced changes in apoptotic signaling in rat skeletal muscle. Antioxid Redox Signal;8:517-528.

Song WH, Yi YJ, Sutovsky M et al. (2016) Autophagy and ubiquitin-proteasome system contribute to spermmitophagy aftermammalian fertilization. Proc Natl Acad Sci U S A;113:E5261-E5270.

Soong NW, Hinton DR, Cortopassi G et al. (1992) Mosaicism for a specific somatic mitochondrial DNA mutation in adult human brain. Nat Genet;2:318-323.

Srivastava S (2016) Emerging therapeutic roles for NAD+ metabolism in mitochondrial and age-related disorders. Clin Transl Med;5:25.

Srivastava S, Haigis MC (2011) Role of sirtuins and calorie restriction in neuroprotection: Implications in Alzheimer's and Parkinson's diseases. Curr Pharm Des;17:3418-3433.

Strappazzon F, Nazio F, Corrado M et al. (2015) AMBRA1 is able to induce mitophagy via LC3 binding, regardless of PARKIN and p62/SQSTM1. Cell Death Differ;22:419-432.

Suen DF, Norris KL, Youle RJ (2008) Mitochondrial dynamics and apoptosis. Genes Dev;22:1577-1590.

Sun N, Youle RJ, Finkel T (2016) The mitochondrial basis of aging. Mol Cell;61:654-666.

Sun N, Yun J, Liu J et al. (2015) Measuring in vivo mitophagy. Mol Cell;60:685-696.

Suwa M, Sakuma K (2013) The potential role of sirtuins regarding the effects of exercise on aging-related diseases. Curr Aging Sci;6:178-188.

Taylor RC, Dillin A (2011) Aging as an event of proteostasis collapse. Cold Spring Harb Perspect Biol;3.

Taylor RW, Barron MJ, Borthwick GM et al. (2003) Mitochondrial DNA mutations in human colonic crypt stem cells. J Clin Invest;112:1351-1360.

Tezil T, Basaga H (2014) Modulation of cell death in age-related diseases. Curr Pharm Des;20:3052-3067.

Tian W, Li W, Chen Y et al. (2015) Phosphorylation of ULK1 by AMPK regulates translocation of ULK1 to mitochondria and mitophagy. FEBS Lett;589:1847-1854.

Tocchi A, Quarles EK, Basisty N et al. (2015) Mitochondrial dysfunction in cardiac aging. Biochim Biophys Acta;1847:1424-1433.

Tower J (2015) Programmed cell death in aging. Ageing Res Rev;23:90-100.

Trifunovic A, Hansson A, Wredenberg A et al. (2005) Somatic mtDNA mutations cause aging phenotypes without affecting reactive oxygen species production. Proc Natl Acad Sci U S A;102:17993-17998.

Trifunovic A, Wredenberg A, Falkenberg M et al. (2004) Premature ageing in mice expressing defective mitochondrial DNA polymerase. Nature;429:417-423.

Trounce I, Byrne E, Marzuki S (1989) Decline in skeletal muscle mitochondrial respiratory chain function: Possible factor in ageing. Lancet;1:637-639.

Turrens JF (2003) Mitochondrial formation of reactive oxygen species. J Physiol;552:335-344.

Twig G, Elorza A, Molina AJ et al. (2008) Fission and selective fusion govern mitochondrial segregation and elimination by autophagy. EMBO J;27:433-446.

Ugarte N, Petropoulos I, Friguet B (2010) Oxidized mitochondrial protein degradation and repair in aging and oxidative stress. Antioxid Redox Signal;13:539-549.

Valente EM, Abou-Sleiman PM, Caputo V et al. (2004) Hereditary early-onset Parkinson's disease caused by mutations in PINK1. Science;304:1158-1160.

Van Remmen H, Ikeno Y, Hamilton M et al. (2003) Life-long reduction in MnSOD activity results in increased DNA damage and higher incidence of cancer but does not accelerate aging. Physiol Genom;16:29-37.

Varanita T, Soriano ME, Romanello V et al. (2015) The Opa1-dependent mitochondrial cristae remodeling pathway controls atrophic, apoptotic, and ischemic tissue damage. Cell Metab;21:834-844.

Vermulst M, Bielas JH, Kujoth GC et al. (2007) Mitochondrial point mutations do not limit the natural lifespan of mice. Nat Genet;39:540-543.

Viltard M, Durand S, Pérez-Lanzón M et al. (2019) The metabolomic signature of extreme longevity: naked mole rats versus mice. Aging (Albany NY);11(14):4783-4800.

Wai T, Garcia-Prieto J, Baker MJ et al. (2015) Imbalanced OPA1 processing and mitochondrial fragmentation cause heart failure in mice. Science;350:aad0116.

Wai T, Langer T (2016) Mitochondrial dynamics and metabolic regulation. Trends Endocrinol Metab;27:105-117.

Wallace DC (2012) Mitochondria and cancer. Nat Rev Cancer;12:685-698.

Wallace DC, Fan W, Procaccio V (2010) Mitochondrial energetics and therapeutics. Annu Rev Pathol;5:297-348.

Wanagat J, Cao Z, Pathare P et al. (2001) Mitochondrial DNA deletion mutations colocalize with segmental electron transport system abnormalities, muscle fiber atrophy, fiber splitting, and oxidative damage in sarcopenia. FASEB J;15:322-332.

Wang L, Ishihara T, Ibayashi Y et al. (2015) Disruption of mitochondrial fission in the liver protects mice from diet-induced obesity and metabolic deterioration. Diabetologia;58:2371-2380.

Waterham HR, Koster J, van Roermund CW et al. (2007) A lethal defect of mitochondrial and peroxisomal fission. N Engl J Med;356:1736-1741.

Weimer S, Priebs J, Kuhlow D et al. (2014) D-Glucosamine supplementation extends life span of nematodes and of ageing mice. Nat Commun;5:3563.

Yang X, Xue P, …, Duscher D et al. (2020) Denervation drives skeletal muscle atrophy and induces mitochondrial dysfunction, mitophagy and apoptosis via miR-142a-5p/MFN1 axis. Theranostics;10(3):1415-1432.

Ye X, Sun X, Starovoytov V et al. (2015) Parkin-mediated mitophagy in mutant hAPP neurons and Alzheimer's disease patient brains. Hum. Mol Genet;24:2938-2951.

Youle RJ, Narendra DP (2011) Mechanisms of mitophagy. Nat Rev Mol Cell Biol;12:9-14.

Zhang CS, Lin SC (2016) AMPK promotes autophagy by facilitating mitochondrial fission. Cell Metab;23:399-401.

Zhang Y, Ikeno Y, Qi W et al. (2009) Mice deficient in both Mn superoxide dismutase and glutathione peroxidase-1 have increased oxidative damage and a greater incidence of pathology but no reduction in longevity. J Gerontol A;64:1212-1220.

Zhao L, Zou X, Feng Z et al. (2014) Evidence for association of mitochondrial metabolism alteration with lipid accumulation in aging rats. Exp Gerontol;56:3-12.

Zuchner S, Mersiyanova IV, Muglia M et al. (2004) Mutations in the mitochondrial GTPase mitofusin 2 cause Charcot-Marie-Tooth neuropathy type 2A. Nat Genet;36:449-451.

III ENTGIFTUNG

Abedini A, Schmidt AM (2013) Mechanisms of islet amyloidosis toxicity in type 2 diabetes. FEBS Lett;587:1119-1127.

Ahmad S, Shahab U, Baig MH et al. (2013) Inhibitory effect of metformin and pyridoxamine in the formation of early, intermediate and advanced glycation end-products. PLoS One;8:e72128.

Ahmed MS, Ahmed N (2006) Antiglycation properties of aged garlic extract: possible role in pre-vention of diabetic complications. J Nutr;136:796S-799S.

Alderson NL, Chachich ME, Youssef NN et al. (2003) The AGE inhibitor pyridoxamine inhibits li-pemia and development of renal and vascular disease in Zucker obese rats. Kidney Int;63:2123-2133.

Alkhalaf A, Kleefstra N, Groenier KH et al. (2012) Effect of benfotiamine on advanced glycation end-products and markers of endothelial dysfunction and inflammation in diabetic nephropa-thy. PLoS One;7:e40427.

Almeida F, Santos-Silva D, Rodrigues T et al. (2013) Pyridoxamine reverts methylglyoxal-induced impairment of survival pathways during heart ischemia. Cardiovasc Ther;31:e79-e85.

Ambra R, Mocchegiani E, Giacconi R et al. (2004) Characterization of the hsp70 response in lym-phoblasts from aged and centenarian subjects and differential effects of in vitro zinc supplemen-tation. Exp Gerontol;39:1475-1484.

Angeloni C, Zambonin L, Hrelia S (2014) Role of methylglyoxal in Alzheimer's disease. Biomed Res Int;2014:238485.

Angoorania P, Ejtahedbc HS, Mirmiranad P et al. (2016) Dietary consumption of advanced gly-ca-tion end products and risk of metabolic syndrome. Int J Food Sci Nutr;67:170-176.

Arai M, Miyashita M, Kobori A et al. (2014) Carbonyl stress and schizophrenia. Psychiatry Clin Neurosci;68:655-665.

Araszkiewicz A, Naskret D, Niedzwiecki P et al. (2011) Increased accumulation of skin advanced glycation end products is associated with microvascular complications in type 1 diabe-tes. Diabetes Technol Ther;13:837-842.

Arrasate M, Mitra S, Schweitzer ES et al. (2004) Inclusion body formation reduces levels of mu-tant huntingtin and the risk of neuronal death. Nature;431:805-810.

Ash PE, Bieniek KF, Gendron TF et al. (2013) Unconventional translation of C9ORF72 GGGGCC expansion generates insoluble polypeptides specific to c9FTD/ALS. Neuron;77:639-646.

Assar SH, Moloney C, Lima M et al. (2009) Determination of N-(carboxymethyl) lysine in food systems by ultra performance liquid chromatography-mass spectrometry. Amino Acids;36:317-326.

Aubert CE, Michel PL, Gillery P et al. (2014) Association of peripheral neuropathy with circu-la-ting advanced glycation end products, soluble receptor for advanced glycation end products and other risk factors in patients with type 2 diabetes. Diabetes Metab Res Rev;30:679-685.

Auluck PK, Bonini NM (2002) Pharmacological prevention of Parkinson disease in Drosophila. Nat Med;8:1185-1186.

Awasthia S, Saraswathi NT (2015) Silybin, a flavonolignan from milk thistle seeds, restrains the early and advanced glycation end product modification of albumin. RSC Adv;5:87660-87666.

Baker HF, Ridley RM, Duchen LW et al. (1993) Evidence for the experimental transmission of cerebral beta-amyloidosis to primates. Int J Exp Pathol;74:441-454.

Bartling B, Fuchs C, Somoza V et al. (2007) Lung level of HMBG1 is elevated in response to ad-vanced glycation end product-enriched food in vivo. Mol Nutr Food Res;51:479-487.

Barzilay JI, Bůžková P, Zieman SJ et al. (2014) Circulating levels of carboxy-methyl-lysine (CML) are associated with hip fracture risk: the Cardiovascular Health Study. J Bone Miner Res;29:1061-1066.

Beisswenger PJ, Howell SK, Nelson RG et al. (2003) α-Oxoaldehyde metabolism and diabetic complications. Biochem Soc Trans;31:1358-1363.

Bence NF, Sampat RM, Kopito RR (2001) Impairment of the ubiquitin-proteasome system by pro-tein aggregation. Science;292:1552-1555.

Betsholtz C, Christmanson L, Engström U et al. (1990) Structure of cat islet amyloid polypeptide and identification of amino acid residues of potential significance for islet amyloid formation. Diabetes;39:118-122.

Birlouez-Aragon I, Locquet N, de St Louvent E et al. (2005) Evaluation of the Maillard reaction in infant formulas by means of front-face fluorescence. Ann N Y Acad Sci;1043:308-318.

Blanco LP, Evans ML, Smith DR et al. (2012) Diversity, biogenesis and function of microbial amy-loids. Trends Microbiol;20:66-73.

Bloemendal H, de Jong W, Jaenicke R et al. (2004) Ageing and vision: structure, stability and function of lens crystallins. Prog Biophys Mol Biol;86:407-485.

Bolton WK, Cattran DC, Williams ME et al. (2004) Randomized trial of an inhibitor of formati-on of advanced glycation end products in diabetic nephropathy. Am J Nephrol;24:32-40.

Bonifati V, Rizzu P, van Baren MJ et al. (2003) Mutations in the DJ-1 gene associated with auto-somal recessive early-onset Parkinsonism. Science;299:256-259.

Bourajjaj M, Stehouwer CD, Van Hinsbergh VW et al. (2003) Role of methylglyoxal adducts in the development of vascular complications in diabetes mellitus. Biochem Soc Trans;31:1400-1402.

Brehme M, Voisine C, Rolland T et al. (2014) A chaperome subnetwork safeguards proteostasis in aging and neurodegenerative disease. Cell Rep;9:1135-1150.

Brownlee M (1995) Advanced protein glycosylation in diabetes and aging. Annu Rev Med;46:223-234.

Bucciantini M, Nosi D, Forzan M et al. (2012) Toxic effects of amyloid fibrils on cell membranes: the importance of ganglioside GM1. FASEB J;26:818-831.

Bucciarelli LG, Wendt T, Rong L et al. (2002) RAGE is a multiligand receptor of the immunoglobu-lin superfamily: implications for homeostasis and chronic disease. Cell Mol Life Sci;59:1117-1128.

Budoff M (2006) Aged garlic extract retards progression of coronary artery calcification. J Nutr;136:741S-744S.

Budoff MJ, Ahmadi N, Gul KM et al. (2009) Aged garlic extract supplemented with B vitamins, folic acid and l-arginine retards the progression of subclinical atherosclerosis: a randomized cli-nical trial. Prev Med;49:101-107.

Budzeń S, Rymaszewska J (2013) The biological role of carnosine and its possible applications in medicine. Adv Clin Exp Med;22:739-744.

Burke KA, Janke AM, Rhine CL et al. (2015) Resi-due-by-residue view of in vitro FUS granules that bind the C-terminal domain of RNA polymerase II. Mol Cell;60:231-241.

Busch M, Franke S, Wolf G et al. (2006) The ad-vanced glycation end product N(epsilon)-carboxymethyllysine is not a predictor of cardiovascular events and renal outcomes in patients with type

2 diabetic kidney disease and hypertension. Am J Kidney Dis;48:571-579.

Cai W, Gao QD, Zhu L et al. (2002) Oxidative stress-inducing carbonyl compounds from common foods: novel mediators of cellular dysfunction. Mol Med;8:337-346.

Cai W, He JC, Zhu L et al. (2004) High levels of dietary advanced glycation end products trans-form low-density lipoprotein into a potent redox-sensitive mitogen-activated protein kinase stimulant in diabetic patients. Circulation;110:285-291.

Cai W, Ramdas M, Zhu L et al. (2012) Oral advanced glycation endproducts (AGEs) promote insu-lin resistance and diabetes by depleting the antioxidant defenses AGE receptor-1 and sirtuin 1. Proc Nat Acad Sci U S A;109:15888-15893.

Cameron NE, Cotter MA (2007) Erectile dysfunction and diabetes mellitus: mechanistic conside-rations from studies in experimental models Curr Diabetes Rev;3:149-158.

Campioni S, Mannini B, Zampagni M et al. (2010) A causative link between the structure of aber-rant protein oligomers and their toxicity. Nat Chem Biol;6:140-147.

Carnevale D, Mascio G, D'Andrea I et al. (2012) Hypertension induces brain β-amyloid accu-mula-tion, cognitive impairment, and memory deterioration through activation of receptor for advan-ced glycation end products in brain vasculature. Hypertension;60:188-197.

Cellek S, Cameron NE, Cotter MA et al. (2013) Pathophysiology of diabetic erectile dysfunction: potential contribution of vasa nervorum and advanced glycation end products. Int J Impot Res;25:1-6.

Cervantes-Laurean D, Schramm DD, Jacobson EL et al. (2006) Inhibition of advanced glycation end product formation on collagen by rutin and its metabolites. J Nutr Biochem;17:531-540.

Chandler D, Woldu A, Rahmadi A et al. (2010) Effects of plant-derived polyphenols on TNF-alpha and nitric oxide production induced by advanced glycation endproducts. Mol Nutr Food Res;54:S141-S150.

Chang PC, Tsai SC, Jheng YH et al. (2014) Soft-tissue wound healing by anti-advanced glycation end-products agents. J Dent Res;93:388-393.

Chappey O, Dosquet C, Wautier MP et al. (1997) Advanced glycation end products, oxidant stress and vascular lesions. Eur J Clin Invest;27:97-108.

Chauhan B, Kumar G, Kalam N et al. (2013) Current concepts and prospects of herbal nutra-ceuti-cal: a review. J Adv Pharm Technol Res;4:4-8.

Chartier-Harlin MC, Crawford F, Houlden H et al. (1991) Early-onset Alzheimer's disease caused by mutations at codon 717 of the beta-amyloid precursor protein gene. Nature;353:844-846.

Chartier-Harlin MC, Kachergus J, Roumier C et al. (2004) α-synuclein locus duplication as a cause of familial Parkinson's disease. Lancet;364:1167-1169.

Chaulagain CP, Comenzo RL (2013) New insights and modern treatment of AL amyloidosis. Curr Hematol Malig Rep;8:291-298.

Chen J, Ren S, Duscher D et al. (2019) Exosomes from human adipose-derived stem cells promo-te sciatic nerve regeneration via optimizing Schwann cell function. J Cell Physiol;234(12):23097-23110.

Chen M, Nagase M, Fujita T et al. (2001) Diabetes enhances lectin-like oxidized LDL receptor-1 (LOX-1) expression in the vascular endothelium: possible role of LOX-1 ligand and AGE. Biochem Biophys Res Commun;287:962-968.

Chen Y, Liu CP, Xu KF et al. (2008) Effect of taurine-conjugated ursodeoxycholic acid on end-op-lasmic reticulum stress and apoptosis induced by advanced glycation end products in cultured mouse podocytes. Am J Nephrol;28:1014-1022.

Chetyrkin SV, Zhang W, Hudson BG et al. (2008) Pyridoxamine protects proteins from functional damage by 3-deoxyglucosone: mechanism of acti-on of pyridoxamine. Biochemistry;7:997-1006.

Chiti F, Dobson CM (2006) Protein misfolding, functional amyloid, and human disease. Annu Rev Biochem;75:333-366.

Chiti F, Dobson CM (2009) Amyloid formation by globular proteins under native conditions. Nat Chem Biol;5:15-22.

Choi KM, Han KA, Ahn HJ et al. (2012) Effects of exercise on sRAGE levels and cardiometabolic risk factors in patients with type 2 diabetes: a randomized controlled trial. J Clin Endocrinol Me-tab;97:3751-3758.

Chondrogianni N, Georgila K, Kourtis N et al. (2015) 20S proteasome activation promotes life span extension and resistance to proteotoxicity in Caenorhabditis elegans. FASEB J;29:611-622.

Chondrogianni N, Petropoulos I, Franceschi C et al. (2000) Fibroblast cultures from healthy cen-tenarians have an active proteasome. Exp Gerontol;35:721-728.

Chong PA, Forman-Kay JD (2016) Liquid–liquid phase separation in cellular signaling systems. Curr. Opin. Struct. Biol;41:180-186.

Christakou C, Economou F, Livadas S et al. (2011) Strong and positive association of endothe-lin-1 with AGEs in PCOS: a causal relationship or a bystander? Hormones (Athens);10:292-297.

Chuyen NV, Utsunomiya N, Kato H (1991) Nutritional and physiological effects of casein modified by glucose under various conditions on growing and adults rats. Agric Biol Chem;55:657-664.

Ciechanover A. (2006) Intracellular protein degradation: from a vague idea thru the lysosome and the ubiquitin-proteosome system and onto human diseases and drug targeting. ASH Educ B;2006:1-12.

Ciechanover A, Kwon YT (2015) Degradation of misfolded proteins in neurodegenerative diseases: therapeutic targets and strategies. Exp Mol Med;47:e147.

Ciechanover A, Orian A, Schwartz AL (2000) Ubiquitin-mediated proteolysis: biological regulati-on via destruction. Bio Essays;22:442-451.

Cohen E, Paulsson JF, Blinder P et al. (2009) Reduced IGF-1 signaling delays age-associated pro-teotoxicity in mice. Cell;139:1157-1169.

Colaco CA, Ledesma MD, Harrington CR et al. (1996) The role of the Maillard reaction in other pathologies: Alzheimer's disease. Nephrol Dial Transplant;11:7-12.

Collinge J (2001) Prion diseases of humans and animals: their causes and molecular basis. Annu Rev;24:519-550.

Collinge J (2016) Mammalian prions and their wider relevance in neurodegenerative diseases. Nature;539:217-226.

Collinge J, Clarke AR (2007) A general model of prion strains and their pathogenicity. Sci-ence;318:930-936.

Comenzo RL (2006) Current and emerging views and treatments of systemic immunoglobulin light-chain (AL) amyloidosis. The Kidney in Plasma Cell Dyscrasias (Basel: KARGER);195-210.

Conway KA, Harper JD, Lansbury PT (1998) Accelerated in vitro fibril formation by a mutant al-pha-synuclein linked to early-onset Parkinson disease. Nat Med;4:1318-1320.

Conway KA, Harper JD, Lansbury PT (2000) Fibrils formed in vitro from α-synuclein and two mu-tant forms linked to Parkinson's disease are typical amyloid. Biochemistry;39:2552-2563.

Cooper AA, Gitler AD, Cashikar A et al. (2006) Alpha-synuclein blocks ER-Golgi traffic and Rab1 rescues neuron loss in Parkinson's models. Science;313:324-328.

Costal F, Oliveira E, Raposo A et al. (2013) Dual effect of advanced glycation end products in pan-creatic islet apoptosis. Diabetes Metab Res Rev;29:296-307.

Cuervo AM, Dice JF (2000) Age-related decline in chaperone-mediated autophagy. J Biol Chem;275:31505-31513.

Davies SW, Turmaine M, Cozens BA et al. (1997) Formation of neuronal intranuclear inclusions underlies the neurological dysfunction in mice transgenic for the HD mutation. Cell;90:537-548.

Davis KE, Prasad C, Vijayagopal P et al. (2015) Contribution of dietary advanced glycation end products (AGE) to circulating AGE: role of dietary fat. Br J Nutr;114:1797-1806.

De Baets G, Van Doorn L, Rousseau F et al. (2015) Increased aggregation is more frequently associated to human disease-associated mutations than to neutral polymorphisms. PLoS Comput Biol;11:e1004374.

De Courten B, de Courten MP, Soldatos G et al. (2016) Diet low in advanced glycation end pro-ducts increases insulin sensitivity in healthy over-weight individuals: a double-blind, randomized, crossover trial. Am J Clin Nutr;103:1426-1433.

De Vos LC, Mulder DJ, Smit AJ et al. (2014) Skin autofluorescence is associated with 5-year mor-ta-lity and cardiovascular events in patients with peripheral artery disease. Arterioscler Thromb Vasc Biol;34:933-938.

De Vos LC, Noordzij MJ, Mulder DJ et al. (2013) Skin autofluorescence as a measure of advanced glycation end products deposition is elevated in peripheral artery disease. Arterioscler Thromb Vasc Biol;33:131-138.

Dedmon MM, Christodoulou J, Wilson MR et al. (2005) Heat shock protein 70 inhibits alpha-syn-uclein fibril formation via preferential binding to prefibrillar species. J Biol Chem;280:14733-14740.

DeJesus-Hernandez M, Mackenzie IR, Boeve BF et al. (2011) Expanded GGGGCC hexanucleotide repeat in noncoding region of C9ORF72 causes chromosome 9p-linked FTD and ALS. Neu-ron;72:245-256.

Delgado-Andrade C, Rufian-Henares JA, Morales FJ (2006) Study on fluorescence of Maillard re-ac-tion components in breakfast cereals. Mol Nutr Food Res;50:799-804.

Delgado-Andrade C, Seiquer I, Navarro MP et al. (2007) Maillard reaction indicators in diets usu-ally consumed by the adolescent population. Mol Nutr Food Res;51:341-351.

Di Pasquale E, Fantini J, Chahinian H et al. (2010) Altered ion channel formation by the Parkin-son's-disease-linked E46K mutant of α-synuclein is corrected by GM3 but not by GM1 gangliosi-des. J Mol Biol;397:202-218.

Diamanti-Kandarakis E, Alexandraki K, Piperi C et al. (2007) Effect of metformin administration on plasma advanced glycation end product levels in women with polycystic ovary syndro-me. Metabolism;56:129-134.

Diamanti-Kandarakis E, Christakou C, Marinakis E (2012) Phenotypes and environmental factors: their influence in PCOS. Curr Pharm Des;18:270-282.

Diamanti-Kandarakis E, Piperi C, Kalofoutis A et al. (2005) Increased levels of serum advanced glyca-tion end-products in women with polycystic ovary syndrome. Clin Endocrinol (Oxf);62:37-43.

Donnelly CJ, Zhang PW, Pham JT et al. (2013) RNA toxicity from the ALS/FTD C9ORF72 expansion is mitigated by antisense intervention. Neuron;80:415-428.

Drinda S, Franke S, Eidner T et al. (2009) Decreased RAGE expression in peripheral blood mo-nonuclear cells of patients with rheumatoid arthritis. Clin Exp Rheumatol;27:483-490.

Drusch S, Faist V, Erbersdobler HF (1998) Determination of N-carboxymethyllysine in milk pro-ducts by a modified reversed phase HPLC method. Food Chem;65:547-553.]

Du X, Edelstein D, Brownlee M (2008) Oral benfotiamine plus alpha-lipoicacid normalises com-plication-causing pathways in type 1 diabetes. Diabetologia;51:1930-1932.

Duennwald ML, Lindquist S (2008) Impaired ERAD and ER stress are early and specific events in polyglutamine toxicity. Genes Dev;22:3308-3319.

Ehlermann P, Eggers K, Bierhaus A et al. (2006) Increased proinflammatory endothelial response to S100A8/A9 after preactivation through advanced glycation end products. Cardiovasc Diabe-tol;5:6.

Ellis J (1987) Proteins as molecular chaperones. Nature;328:378-379.

Ellis RJ, Hartl FU (1999) Principles of protein folding in the cellular environment. Curr Opin Struct Biol;9:102-110.

Escusa-Toret S, Vonk WI, Frydman J (2013) Spatial sequestration of misfolded proteins by a dy-namic chaperone pathway enhances cellular fitness during stress. Nat. Cell Biol;15:1231-1243.

Esteras-Chopo A, Serrano L, López de la Paz M (2005) The amyloid stretch hypothesis: recruiting proteins toward the dark side. Proc Natl Acad Sci U S A;102:16672-16677.

Estevez M (2011) Protein carbonyl in meat systems: a review. Meat Sci;89:259-279.

Falk RH, Comenzo RL, Skinner M (1997) The systemic amyloidoses. N Engl J Med;337:898-909.

Falsone SF, Meyer NH, Schrank E et al. (2012) SERF protein is a direct modifier of amyloid fiber assembly. Cell Rep;2:358-371.

Fargnoli J, Kunisada T, Fornace AJ Jr et al. (1990) Decreased expression of heat shock protein 70 mRNA and protein after heat treatment in cells of aged rats. Proc Natl Acad Sci U S A;87:846-850.

Fernandez-Escamilla AM, Rousseau F, Schymkowitz J et al. (2004) Prediction of sequence-dependent and mutational effects on the aggregation of peptides and proteins. Nat Biotech-nol;22:1302-1306.

Ferrington DA, Husom AD, Thompson LV (2005) Altered proteasome structure, function, and oxidation in aged muscle. FASEB J;19:644-646.

Finot PA, Furniss DE (1989) Metabolic transit and toxicity of Maillard reaction products. Prog Clin Biol Res;304:343-358.

Finot PA, Magnenat E (1981) Metabolic transit of early and advanced Maillard products. Prog Food Nutr Sci;5:193-198.

Fioriti L, Myers C, Huang YY et al. (2015) The persistence of hippocampal-based memory requi-res protein synthesis mediated by the prion-like protein CPEB3. Neuron;86:1433-1448.

Flower TR, Chesnokova LS, Froelich CA et al. (2005) Heat shock prevents alpha-synuclein-in-duced apoptosis in a yeast model of Parkinson's disease. J Mol Biol;351:1081-1100.

Forbes JM, Thomas MC, Thorpe SR et al. (2004) The effects of valsartan on the accumulation of circulating and renal advanced glycation end products in experimental diabetes. Kidney Int Suppl;92:S105-S107.

Forster A, Kuhne Y, Henle T (2005) Studies on absorption and elimination of dietary Maillard re-action products. Ann N Y Acad Sci;1043:474-481.

Foster D, Spruill L, Walter KR et al. (2014) AGE metabolites: a biomarker linked to cancer dispa-rity. Cancer Epidemiol Biomarkers Prev;23:2186-2191.

Fowler DM, Koulov AV, Balch WE et al. (2007) Functional amyloid – from bacteria to humans. Trends Biochem Sci;32:217-224.

Fowler SW, Chiang AC, Savjani RR et al. (2014) Genetic modulation of soluble Aα rescues cogni-ti-ve and synaptic impairment in a mouse model of Alzheimer's disease. J Neurosci;34:7871-7885.

Franke S, Dawczynski J, Strobel J et al. (2003) Increased levels of advanced glycation end pro-ducts in human cataractous lenses. J Cataract Refract Surg;29:998-1004.

Fraser H, Dickinson AG (1973) Scrapie in mice. Agent-strain differences in the distribution and intensity of grey matter vacuolation. J Comp Pathol;83:29-40.

Freedman BI, Wuerth JP, Cartwright K et al. (1999) Design and baseline characteristics for the Aminoguanidine Clinical Trial in Overt Type 2 Diabetic Nephropathy (ACTION II). Control Clin Trials;20:493-510.

Freibaum BD, Lu Y, Lopez-Gonzalez R et al. (2015) GGGGCC repeat expansion in C0ORF72 com-promises nucleocytoplasmic transport. Nature;525:129-133.

Fritz G (2011) RAGE a single receptor fits multip-le ligands. Trends Biochem Sci;36:625-632.

Frontzek K, Lutz MI, Aguzzi A et al. (2016) Amyloid-β pathology and cerebral amyloid angiopathy are frequent in iatrogenic Creutz-feldt-Jakob disease after dural grafting. Swiss Med Wkly;146:w14287.

Fu MX, Requena J, Jenkins A et al. (1996) The advanced glycation end product, εN-(car-boxymethyl)lysine, is a product of both lipid peroxidation and glycoxidation reactions. J Biol Chem;271:9982-9986.

Fukunaga S, Ueno H, Yamaguchi T et al. (2012) GM1 cluster mediates formation of toxic Aβ fibrils by providing hydrophobic environments. Biochemistry;51:8125-8131.

Gao X, Carroni M, Nussbaum-Krammer C et al. (2015) Human Hsp70 disaggregase reverses Parkin-son's-linked α-synuclein amyloid fibrils. Mol Cell;59:781-793.

Gennarino VA, Singh RK, White JJ et al. (2015) Pumilio1 haploinsufficiency leads to SCA1-like neurodegeneration by increasing wild-type Ataxin1 levels. Cell;160:1087-1098.

Gerhard A, Pavese N, Hotton G et al. (2006) In vivo imaging of microglial activation with [11C](R)-PK11195 PET in idiopathic Parkinson's disease. Neurobiol Dis;21:404-412.

Geronikaki A, Gavalas A, Dislian V et al. (2007) Inhibition of renin-angiotensin system and advan-ced glycation end products formation: a promising therapeutic approach targeting on car-diovas-cular diseases. Cardiovasc Hematol Agents Med Chem;5:249-264.

Gething MJ (1999) Role and regulation of the ER chaperone BiP. Semin. Cell Dev Biol;10:465-472.

Gidalevitz T, Ben-Zvi A, Ho KH et al. (2006) Progressive disruption of cellular protein folding in models of polyglutamine diseases. Scien-ce;311:1471-1474.

Gillis J, Schipper-Krom S, Juenemann K et al. (2013) The DNAJB6 and DNAJB8 protein chapero-nes prevent intracellular aggregation of polyglutamine peptides. J Biol Chem;288:17225-17237.

Glover JR, Lindquist S (1998) Hsp104, Hsp70, and Hsp40: a novel chaperone system that rescues previously aggregated proteins. Cell;94:73-82.

Goate A, Chartier-Harlin MC, Mullan M et al. (1991) Segregation of a missense mutation in the amyloid precursor protein gene with familial Alzheimer's disease. Nature;349:704-706.

Goedert M, Spillantini MG (2006) A century of Alzheimer's disease. Science;314:777-781.

Goldberg T, Cai W, Peppa M et al. (2004) Ad-vanced glycoxidation end products in commonly consumed foods. J Am Diet Assoc;104:1287-1291.

Goova MT, Li J, Kislinger T et al. (2001) Blockade of receptor for advanced glycation end-products restores effective wound healing in diabetic mice. Am J Pathol;159:513-525.

Gordon S, Taylor PR (2005) Monocyte and macrophage heterogeneity. Nat Rev Immu-nol;5:953-964.

Griciuc A, Serrano-Pozo A, Parrado AR et al. (2013) Alzheimer's disease risk gene CD33 inhibits microglial uptake of amyloid beta. Neuron;78:631-643.

Grossin N, Wautier MP, Picot J et al. (2009) Diffe-rential effect of plasma or erythrocyte AGE-ligands of RAGE on expression of transcripts for receptor isoforms. Diabetes Metab;35:410-417.

Guerreiro R, Wojtas A, Bras J et al. (2013) TREM2 variants in Alzheimer's disease. N Engl J Med;368:117-127.

Gugliucci A, Bendayan M (1996) Renal fate of circulating advanced glycated end products (AGE): evidence for reabsorption and catabolism of AGE-peptides by renal proximal tubular cells. Diabetologia;39:149-160.

Gupta A, Uribarri J (2016) Dietary advanced glycation end products and their potential role in cardiometabolic disease in children. Horm Res Paediatr;85:291-300.

Gutirrez RMP, Diaz SL, Reyes IC et al. (2010) Anti-glycation effect of spices and chilies uses in traditional Mexican cuisine. J Nat Prod;3:95-102.

Hageman J, Rujano MA, van Waarde MA et al. (2010) A DNAJB chaperone subfamily with HDAC-dependent activities suppresses toxic protein aggregation. Mol Cell;37:355-369.

Hall DM, Xu L, Drake VJ et al. (2000) Aging reduces adaptive capacity and stress protein expres-sion in the liver after heat stress. J Appl Physiol;89:749-759.

Halliday M, Mallucci GR (2015) Review: modulating the unfolded protein response to prevent neurodegeneration and enhance memory. Neuropathol Appl Neurobiol;41:414-427.

Halliday M, Radford H, Mallucci GR (2014) Prions: generation and spread versus neurotoxicity. J Biol Chem;289:19862-19868.

Han D, Yamamoto Y, Munesue S et al. (2013) Induction of receptor for advanced glycation end products by insufficient leptin action triggers pancreatic β-cell failure in type 2 diabetes. Genes Cells;18:302-314.

Han TW, Kato M, Xie S et al. (2012) Cell-free formation of RNA granules: bound RNAs identify features and components of cellular assemblies. Cell;149:768-779.

Hanisch UK, Kettenmann H (2007) Microglia: active sensor and versatile effector cells in the normal and pathologic brain. Nat Neuros-ci;10:1387-1394.

Hao M, Li SY, Sun CK et al. (2011) Amelioration effects of berberine on diabetic microendotheli-al injury model by the combination of high glucose and advanced glycation end products in vit-ro. Eur J Pharmacol;654:320-325.

Harsulkar A, Jagtap S, Narkhede A et al. (2012) In vitro antioxidant, Antiglycation and a-amylase inhibitory potential of Eulophiaochreata L. J Pharm Res;5:2532-2537.

Hartl FU, Bracher A, Hayer-Hartl M (2011) Molecular chaperones in protein folding and proteo-stasis. Nature;475:324-332.

Hartl FU, Hayer-Hartl M (2009) Converging concepts of protein folding in vitro and in vivo. Nat Struct Mol Biol;16:574-581.

Hartog JW, Willemsen S, van Veldhuisen DJ et al. (2011) Effects of alagebrium, an advanced gly-cati-on endproduct breaker, on exercise tolerance and cardiac function in patients with chronic heart failure. Eur J Heart Fail;13:899-908.

Haucke E, Navarrete Santos A, Simm A et al. (2014) Accumulation of advanced glycation end pro-ducts in the rabbit blastocyst under maternal diabetes. Reproduction;148:169-178.

Hegab Z, Gibbons S, Neyses L et al. (2012) Role of advanced glycation end products in cardiovas-cu-lar disease. World J Cardiol;4:90-102.

Hess NC, Carlson DJ, Inder JD et al. (2016) Clinically meaningful blood pressure reductions with low intensity isometric handgrip exercise. A randomized trial. Physiol Res;65:461-468.

Hetz C, Mollereau B (2014) Disturbance of endo-plasmic reticulum proteostasis in neurodegene-ra-tive diseases. Nat Rev Neurosci;15:233-249.

Higuchi S, Arai H, Matsushita S et al. (1998) Mutation in the alpha-synuclein gene and sporadic Parkinson's disease, Alzheimer's disease, and de-mentia with lewy bodies. Exp Neurol;153:164-166.

Hofmann T (1998) Acetylformoin – a chemical switch in the formation of colored Maillard reac-tion products from hexoses and primary and secondary amino acids. J Agric Food Chem;46:3918-3928.

Horiuchi S, Sakamoto Y, Sakai M (2003) Scaven-ger receptors for oxidized and glycated pro-teins. Amino Acids;25:283-292.

Huang JS, Guh JY, Chen HC et al. (2001) Role of receptor for advanced glycation end-product (RAGE) and the JAK/STAT signaling pathway in AGE-induced collagen production in NRK-49F cells. J Cell Biochem;81:102-113.

Hui YY, McAmis WC, Baynes JW et al. (2001) Effect of advanced glycation end products on oxida-tive stress in endothelial cells in culture: a warning on the use of cells studied in serum-free media. Diabetologia;44:1310-1317.

Hull GL, Woodside JV, Ames JM et al. (2012) N-carboxymethyl lysine content of foods com-monly consumed in a Western-style diet. Food Chem;131:170-174.

Huttunen HJ, Fages C, Rauvala H (1999) Receptor for advanced glycation end products (RAGE)-me-diated neurite outgrowth and activation of NF-kappaB require the cytoplasmic domain of the receptor but different downstream signaling pathways. J Biol Chem;274:19919-19924.

Hsu AL, Murphy CT, Kenyon C (2003) Regulati-on of aging and age-related disease by DAF-16 and heat-shock factor. Science;300:1142-1145.

Jang DS, Lee GY, Kim YS et al. (2007) Anthraquinones from the seeds of Cassia tora with inhi-bitory activity on protein glycation and aldose reductase. Biol Pharm Bull;30;2207-2210.

Jankowsky JL, Slunt HH, Gonzales V et al. (2005) Persistent amyloidosis following suppression of Abeta production in a transgenic model of Alzheimer disease. PLoS Med;2:e355.

Jariyapamornkoon N, Yibchok-Anun S, Adisakwattana S (2013) Inhibition of advanced glycation end products by red grape skin extract and its antioxidant activity. BMC Complement Altern Med;13:171.

Jaunmuktane Z, Mead S, Ellis M et al. (2015) Evidence for human transmission of amyloid-β pa-thology and cerebral amyloid angiopathy. Nature;525:247-250.

Jedsadayanmata A (2005) In vitro antiglycation activity of arbutin. Nasresuan Univ J;13:35-41.

Jiaan DB, Seftel AD, Fogarty J et al. (1995) Age-related increase in an advanced glycation end product in penile tissue. World J Urol;13:369-375.

Jiao L, Taylor PR, Weinstein SJ et al. (2011) Advanced glycation end products, soluble receptor for advanced glycation end products, and risk of colorectal cancer. Cancer Epidemiol Biomarkers Prev;20:1430-1438.

Johnston JA, Ward CL, Kopito RR (1998) Aggre-somes: a cellular response to misfolded proteins. J Cell Biol;143:1883-1898.

Jono T, Miyazaki A, Nagai R et al. (2002) Lec-tin-like oxidized low density lipoprotein receptor-1 (LOX-1) serves as an endothelial receptor for advanced glycation end products (AGE). FEBS Lett;511:170-174.

Jonsson T, Stefansson H, Steinberg S et al. (2013) Variant of TREM2 associated with the risk of Alzheimer's disease. N Engl J Med;368:107-116.

Jovičić A, Mertens J, Boeynaems S et al. (2015) Modifiers of C9orf72 dipeptide repeat toxicity connect nucleocytoplasmic transport defects to FTD/ALS. Nat Neurosci;18:1226-1229.

Kaganovich D, Kopito R, Frydman J (2008) Misfolded proteins partition between two distinct quality control compartments. Nature;454:1088-1095.

Kakkar V, Månsson C, de Mattos EP et al. (2016) The S/T-rich motif in the DNAJB6 chaperone delays polyglutamine aggregation and the onset of disease in a mouse model. Mol Cell;62:272-283.

Kakkar V, Meister-Broekema M, Minoia M et al. (2014) Barcoding heat shock proteins to human diseases: looking beyond the heat shock response. Dis Model Mech;7:421-434.

Kalapos MP (1999) Methylglyoxal in living orga-nisms – chemistry, biochemistry, toxicology and biological implications. Toxicol Lett;110:145-175.

Kalapos MP (2008) Methylglyoxal and glucose metabolism: a historical perspective and future avenues for research. Drug Metab Drug Interact;23:69-91.

Kalapos MP (2008) The tandem of free radicals and methylglyoxal. Chem Biol Inter-act;171:251-271.

Kalea AZ, Schmidt AM, Hudson BI (2011) Alternative splicing of RAGE: roles in biology and dise-ase. Front Biosci (Landmark Ed);16:2756-2770.

Kandaraki E, Chatzigeorgiou A, Piperi C et al. (2012) Reduced ovarian glyoxalase-I activity by dietary glycotoxins and androgen excess: a causative link to polycystic ovarian syndrome. Mol Med;18:1183-1189.

Kandarakis SA, Piperi C, Topouzis F et al. (2014) Emerging role of advanced glycation-end pro-ducts (AGEs) in the pathobiology of eye diseases. Prog Retin Eye Res;42:85-102.

Kang Z, Li H, Li G et al. (2006) Reaction of pyridoxamine with malondialdehyde: mechanism of inhibition of formation of advanced lipoxidation end-products. Amino Acids;30:55-61.

Kass DA, Shapiro EP, Kawaguchi M et al. (2001) Improved arterial compliance by a novel ad-van-ced glycation end-product crosslink breaker. Circulation;104:1464-1470.

Kato M, Han TW, Xie S et al. (2012) Cell-free formation of RNA granules: low complexity se-quence domains form dynamic fibers within hydrogels. Cell;149:753-767.

Kaushik S, Cuervo AM (2015) Proteostasis and aging. Nat Med 21:1406-1415.

Kazeem MI, Akanji MA, Hafizur RM et al. (2012) Antiglycation, antioxidant and toxicological po-tential of polyphenol extracts of alligator pepper, ginger and nutmeg from Nigeria. Asian Pac J Trop Biomed;2:727-732.

Keller JN, Huang FF, Markesbery WR (2000) Decreased levels of proteasome activity and protea-some expression in aging spinal cord. Neuroscience;98:149-156.

Kelleher DJ, Kreibich G, Gilmore R (1992) Oligosaccharyltransferase activity is associated with a protein complex composed of ribophorins I and II and a 48 kd protein. Cell;69:55-65.

Kerkeni M, Weiss IS, Jaisson S et al. (2014) Increased serum concentrations of pentosidine are related to presence and severity of coronary artery disease. Thromb Res;134:633-638.

Khan MR, Li L, Pérez-Sánchez C et al. (2015) Amyloidogenic oligomerization transforms drosophi-la Orb2 from a translation repressor to an activator. Cell;163:1468-1483.

Khazaei M, Karimi J, Sheikh N et al. (2016) Effects of resveratrol on receptor for advanced glyca-tion end products (RAGE) expression and oxidative stress in the liver of rats with type 2 diabe-tes. Phytother Res;3:66-71.

Kiechl S, Pechlaner R, Willeit P et al. (2018) Hig-her spermidine intake is linked to lower mortality: a prospective population-based study. Am J Clin Nutr;108(2):371-380.

Kiffin R, Christian C, Knecht E et al. (2004) Acti-vation of chaperone-mediated autophagy during oxidative stress. Mol Biol Cell;15:4829-4840.

Kim J, Jeong IH, Kim CS et al. (2011) Chlorogenic acid inhibits the formation of advanced glycati-on end products and associated protein cross-linking. Arch Pharm Res;34:495-500.

Kim M, Lee HS, LaForet G et al. (1999) Mutant huntingtin expression in clonal striatal cells: dis-sociation of inclusion formation and neuronal survival by caspase inhibition. J Neurosci;19:964-973.

Kim YE, Hipp MS, Bracher A et al. (2013) Mole-cular chaperone functions in protein folding and proteostasis. Annu Rev Biochem;82:323-355.

Kimiagar M, Lee TC, Chichester CO (1980) Long term feeding effects of browned egg albumin to rats. J Agric Food Chem;28:150-155.

Kitada T, Asakawa S, Hattori N et al. (1998) Muta-tions in the parkin gene cause autosomal reces-sive juvenile parkinsonism. Nature;392:605-608.

Klucken J, Shin Y, Masliah E et al. (2004) Hsp70 reduces alpha-synuclein aggregation and toxicity. J Biol Chem;279:25497-25502.

Knowles TP, Vendruscolo M, Dobson CM (2014) The amyloid state and its association with pro-tein misfolding diseases. Nat Rev Mol Cell Biol;15:384-396.

Koga H, Cuervo AM (2011) Chaperone-mediated autophagy dysfunction in the pathogenesis of neurodegeneration. Neurobiol Dis;43:29-37.

Koga H, Kaushik S, Cuervo AM (2011) Protein homeostasis and aging: the importance of exquisi-te quality control. Ageing Res Rev;10:205-215.

Kordower JH, Chu Y, Hauser RA et al. (2008) Lewy body-like pathology in long-term embryonic nigral transplants in Parkinson's disease. Nat Med;14:504-506.

Koschinsky T, He CJ, Mitsuhashi T et al. (1997) Orally absorbed reactive glycation products (gly-cotoxins): an environmental risk factor in diabetic nephropathy. Proc Natl Acad Sci U S A;94:6474-6479.

Kotani K, Kimura S, Komada I et al. (2011) Continuous positive air pressure treatment reduces serum advanced glycation end products in patients with obstructive sleep apnoea syndrome: a pilot study. Prim Care Respir J;20:336-337.

Kotania K, Caccavello R, Sakane N et al. (2011) Influence of physical activity intervention on cir-culating soluble receptor for advanced glycation end products in elderly subjects. J Clin Med Res;3:252-257.

Kousar S, Sheikh MA, Asghar M et al. (2008) Effect of onion (Allium cepa L.) extract on Maillard reaction under in vitro conditions. Pak J Agric Sci;45:103-106.

Koyama H, Shoji T, Yokoyama H et al. (2005) Plasma level of endogenous secretory RAGE is associated with components of the metabolic syndrome and atherosclerosis. Arterioscler Thromb Vasc Biol;25:2587-2593.

Krautwald M, Münch G (2010) Advanced glycati-on end products as biomarkers and gerontotoxins – a basis to explore methylglyoxal-lowering agents for Alzheimer's disease? Exp Gerontol;45:744-751.

Krieg UC, Johnson AE, Walter P (1989) Protein translocation across the endoplasmic reticulum membrane: identification by photocross-linking of a 39-kD integral membrane glycoprotein as part of a putative translocation tunnel. J Cell Biol;109:2033-2043.

Kwiatkowski TJ Jr., Bosco DA, Leclerc AL et al. (2009) Mutations in the FUS/TLS gene on chromo-some 16 cause familial amyotrophic lateral sclerosis. Science;323:1205-1208.

Labbadia J, Morimoto RI (2015) The biology of proteostasis in aging and disease. Annu Rev Bio-chem;84:435-464.

Lam JC, Tan KC, Lai AY et al. (2012) Increased serum levels of advanced glycation end-products is associated with severity of sleep disordered breathing but not insulin sensitivity in non-dia-betic men with obstructive sleep apnoea. Sleep Med;13:15-20.

Lander HM, Tauras JM, Ogiste JS et al. (1997) Activation of the receptor for advanced glycation end products triggers a p21(ras)-dependent mitogen-activated protein. J Biol Chem;272:17810-17814.

Lansbury PT, Lashuel HA (2006) A century-old debate on protein aggregation and neurodege-ne-ration enters the clinic. Nature;443:774-779.

Lashuel HA, Hartley DM, Balakhaneh D et al. (2002a) New class of inhibitors of amyloid-beta fibril formation. Implications for the mechanism of pathogenesis in Alzheimer's disease. J Biol Chem;277:42881-42890.

Lashuel HA, Hartley D, Petre BM et al. (2002b) Neurodegenerative disease: amyloid pores from pathogenic mutations. Nature;418:291-291.

Lashuel HA, Lansbury PT (2006) Are amyloid diseases caused by protein aggregates that mimic bacterial pore-forming toxins? Q Rev Biophys;39:167.

Lashuel HA, Petre BM, Wall J et al. (2002c) α-syn-uclein, especially the parkinson's disease-associa-ted mutants, forms pore-like annular and tubular protofibrils. J Mol Biol;322:1089-1102.

Levy-Lahad E, Wasco W, Poorkaj P et al. (1995) Candidate gene for the chromosome 1 familial Alzheimer's disease locus. Science;269:973-977.

Li JY, Englund E, Holton JL et al. (2008) Lewy bodies in grafted neurons in subjects with Parkin-son's disease suggest host-to-graft disease propagation. Nat Med;14:501-503.

Li X, Zheng T, Sang S et al. (2014) Quercetin inhibits advanced glycation end product formation by trapping methylglyoxal and glyoxal. J Agric Food Chem;62:12152-12158.

Lieuw-a-Fa ML, Schalkwijk CG, Engelse M et al. (2006) Interaction of Nepsi-lon(carboxymethyl) lysine- and methylglyoxal-modified albumin with endothelial cells and macrophages. Splice variants of RAGE may limit the responsiveness of human endothelial cells to AGEs. Thromb Haemost;95:320-328.

Lindberg I, Shorter J, Wiseman RL et al. (2015) Chaperones in neurodegeneration. J Neu-ro-sci;35:13853-13859.

Lindquist S, Craig EA (1988) The heat-shock proteins. Annu Rev Genet;22:631-677.

Little WC, Zile MR, Kitzman DW et al. (2005) The effect of alagebrium chloride (ALT-711), a novel glucose cross-link breaker, in the treatment of elderly patients with diastolic heart failure. J Card Fail;11:191-195.

López-Díez R, Rastrojo A, Villate O et al. (2013) Complex tissue-specific patterns and distribution of multiple RAGE splice variants in different mammals. Genome Biol Evol;5:2420-2435.

López-Otín C, Blasco MA, Partridge L et al. (2013) The hallmarks of aging. Cell;153:1194-1217.

Loughlin DT, Artlett CM (2010) Precursor of advanced glycation end products mediates ER-stress-induced caspase-3 activation of human dermal fibroblasts through NAD(P)H oxidase 4. PLoS O-ne;5:e11093.

Lu JX, Qiang W, Yau WM et al. (2013) Molecular structure of α-amyloid fibrils in Alzheimer's dise-ase brain tissue. Cell;154:1257-1268.

Luk KC, Kehm V, Carroll J et al. (2012a) Pathological α-synuclein transmission initiates Parkinson-like neurodegeneration in nontransge-nic mice. Science;338:949-954.

Luk KC, Kehm VM, Zhang B et al. (2012b) Intracerebral inoculation of pathological α-synuclein initiates a rapidly progressive neurodegenerative α-synucleinopathy in mice. J Exp Med;209:975-986.

Lunceford N, Gugliucci A (2005) Ilex para-guariensis extracts inhibit AGE formation more effi-ciently than green tea.Fitoterapia;76:419-427.

Lv L, Shao X, Chen H et al. (2011) Genistein inhibits advanced glycation end product formation by trapping methylglyoxal. Chem Res Toxicol;24:579-586.

Ma M, Hong CL, An SQ et al. (2003) Seasonal, spatial, and interspecific variation in quercetin in Apocynum venetum and Poacynum hendersonii, Chinese traditional herbal teas. J Agric Food Chem;51:2390-2393.

Madeo F, Carmona-Gutierrez D, Hofer SJ et al. (2019) Caloric Restriction Mimetics against Age-Associated Disease: Targets, Mechanisms, and Therapeutic Potential. Cell Metab;29(3):592-610.

Madeo F, Zimmermann A, Maiuri MC et al. (2015) Essential role for autophagy in life span exten-sion. J Clin Invest;125:85-93.

Maglione M, Kochlamazashvili G, Eisenberg T et al. (2019) Spermidine protects from age-related synaptic alterations at hippocampal mossy fiber-CA3 synapses. Sci Rep;9(1):19616.

Mahali S, Raviprakash N, Raghavendra PB et al. (2011) Advanced glycation end products (AGEs) induce apoptosis via a novel pathway: involvement of Ca2+ mediated by interleukin-8 protein. J Biol Chem;286:34903-34913.

Mahul-Mellier AL, Vercruysse F, Maco B et al. (2015) Fibril growth and seeding capacity play key roles in α-synuclein-mediated apoptotic cell death. Cell Death Differ;22:2107-2122.

Maillard LC (1912) Action des acides aminés sur les sucres: formation des mélanoïdines par voie méthodique. C R Acad Sci;154:66-68.

Maji SK, Perrin MH, Sawaya MR et al. (2009) Functional amyloids as natural storage of peptide hormones in pituitary secretory granules. Science;325:328-332.

Majumdar A, Cesario WC, White-Grindley E et al. (2012) Critical role of amyloid-like oligomers of Drosophila Orb2 in the persistence of memory. Cell;148:515-529.

Majumdar M, Parihar PS (2012) Antibacterial, antioxidant and antiglycation potential of Costus pictus from Southern region, India. Asian J Plant Sci Res;2:95-101.

Månsson C, Arosio P, Hussein R et al. (2014a) Interaction of the molecular chaperone DNAJB6 with growing amyloid-beta 42 (Aβ42) aggregates leads to sub-stoichiometric inhibition of amy-loid formation. J Biol Chem;289:31066-31076.

Månsson C, Kakkar V, Monsellier E et al. (2014b) DNAJB6 is a peptide-binding chaperone which can suppress amyloid fibrillation of polyglutamine peptides at substoichiometric molar ratios. Cell Stress Chaperones;19:227-239.

Marzban L, Trigo-Gonzalez G, Verchere CB (2005) Processing of pro-islet amyloid polypeptide in the constitutive and regulated secretory pathways of β Cells. Mol Endocrinol;19:2154-2163.

Masuda-Suzukake M, Nonaka T, Hosokawa M et al. (2013) Prion-like spreading of pathological α-synuclein in brain. Brain;136:1128-1138.

Maurer-Stroh S, Debulpaep M, Kuemmerer N et al. (2010) Exploring the sequence determinants of amyloid structure using position-specific scoring matrices. Nat. Methods;7:237-242.

Mazarati A, Maroso M, Iori V et al. (2011) High-mobility group box-1 impairs memory in mice through both toll-like receptor 4 and Receptor for advanced glycation end products. Exp Neu-rol;232:143-148.

McCarty MF (2005) The low-AGE content of low-fat vegan diets could benefit diabetics – though concurrent taurine supplementation may be needed to minimize endogenous AGE produc-tion. Med Hypotheses;64:394-398.

McGlinchey RP, Shewmaker F, McPhie P et al. (2009) The repeat domain of the melanosome fibril protein Pmel17 forms the amyloid core promoting melanin synthesis. Proc Natl Acad Sci U S A;106:13731-13736.

Meerwaldt R, Links TP, Graaff R et al. (2005) Increased accumulation of skin advanced glycation end-products precedes and correlates with clinical manifestation of diabetic neuro-pathy. Diabetologia;48:1637-1644.

Melloul D, Marshak S, Cerasi E (2002) Regulation of insulin gene transcripti-on. Diabetologia;45:309-326.

Merhi Z (2014) Advanced glycation end products and their relevance in female reproduc-tion. Hum Reprod;29:135-145.

Meyer-Luehmann M, Coomaraswamy J, Bolmont T et al. (2006) Exogenous induction of cerebral beta-amyloidogenesis is governed by agent and host. Science;313:1781-1784.

Mokhlesi B, Gozal D (2012) In the fight against advanced glycation end-products (AGEs), you should treat OSA, shouldn't you? Sleep Med;13:5-6.

Molliex A, Temirov J, Lee J et al. (2015) Phase separation by low complexity domains promotes stress granule assembly and drives pathological fibrillization. Cell;163:123-133.

Momma H, Niu K, Kobayashi Y et al. (2012) Skin advanced glycation end-product accumulation is negatively associated with calcaneal osteo-sono assessment index among non-diabetic adult Ja-panese men. Osteoporos Int;23:1673-1681.

Morimoto RI (2008) Proteotoxic stress and inducible chaperone networks in neurodegenerative disease and aging. Genes Dev;22:1427-1438.

Morley JF, Morimoto RI (2003) Regulation of longevity in Caenorhabditis elegans by heat shock factor and molecular chaperones. Mol Biol Cell;15:657-664.

Moschonas DP, Piperi C, Korkolopoulou P et al. (2014) Impact of diet-induced obesity in male mouse reproductive system: the role of advanced glycation end product-receptor for advanced glycation end product axis. Exp Biol Med (Maywood);239:937-947.

Mougenot AL, Nicot S, Bencsik A et al. (2012) Prion-like acceleration of a synucleinopathy in a transgenic mouse model. Neurobiol Aging;33:2225-2228.

Mukherjee S, Phatak D, Parikh J et al. (2012) Antiglycation and antioxidant activity of a rare me-dicinal orchid Dendrobium aqueum Lindl. Med Chem Drug Dis;2:46-54.

Murrell J, Farlow M, Ghetti B et al. (1991) A mutation in the amyloid precursor protein associa-ted with hereditary Alzheimer's disease. Science;254:97-99.

Münch G, Kuhla B, Lüth HJ et al. (2003) Anti-AGEing defences against Alzheimer's dise-ase. Biochem Soc Trans;31:1397-1399.

Münch G, Taneli Y, Schraven E et al. (1994) The cognition-enhancing drug tenilsetam is an inhi-bitor of protein crosslinking by advanced glycosylation. J Neural Transm Park Dis Dement Sect;8:193-208.

Nagaraj RH, Sarkar P, Mally A et al. (2002) Effect of pyridoxamine on chemical modification of proteins by carbonyls in diabetic rats: characte-rization of a major product from the reaction of pyridoxamine and methylglyoxal. Arch Biochem Biophys;402:110-119.

Nagasawa T, Tabata N, Ito Y et al. (2003) Dietary G-rutin suppresses glycation in tissue proteins of streptozotocin-induced diabetic rats. Mol Cell Biochem;252:141-147.

Nagasawa T, Tabata N, Ito Y et al. (2003) Inhibition of glycation reaction in tissue protein incuba-tions by water soluble rutin derivative. Mol Cell Biochem;249:3-10.

Nakajima Y, Inagaki Y, Kido JI et al. (2015) Advanced glycation end-products increase expression of S100A8 and A9 via RAGE-MAPK in rat dental pulp cells. Oral Dis;21:328-334.

Negrean M, Stirban A, Stratmann B et al. (2007) Effects of low- and high-advanced glycation end-product meals on macro- and microvascular endothelial function and oxidative stress in patients with type 2 diabetes mellitus. Am J Clin Nutr;85:1236-1243.

Neumann T, Lodes S, Kästner B et al. (2014) High serum pentosidine but not esRAGE is associa-ted with prevalent fractures in type 1 diabetes inde-pendent of bone mineral density and glyca-emic control. Osteoporos Int;25:1527-1533.

Ni J, Yuan X, Gu J et al. (2009) Plasma protein pentosidine and carboxymethyllysine, biomarkers for age-related macular degeneration. Mol Cell Proteomics;8:1921-1933.

Nicholl ID, Bucala R (1998) Advanced glycation endproducts and cigarette smoking. Cell Mol Bi-ol;44:1025-1033.

Nicholl D, Stitt AW, Moore JE et al. (1998) Increa-sed levels of advanced glycation endproducts in the lenses and blood vessels of cigarette smokers. Mol Med;4:594-601.

Nienhuis HL, de Leeuw K, Bijzet J et al. (2008) Skin autofluorescence is increased in systemic lupus erythematosus but is not reflected by elevated plasma levels of advanced glycation end products. Rheumatology (Oxford);47:1554-1558.

Nillegoda NB, Bukau B (2015) Metazoan Hsp70-based protein disaggregases: emergence and me-chanisms. Front Mol. Biosci;2:57.

Noordzij MJ, Lefrandt JD, Loeffen EAH et al. (2012) Skin autofluorescence is increased in patients with carotid artery stenosis and peripheral artery disease. Int J Cardiovasc Imaging;28:431-438.

O'Brien P, Carrasco-Pozo C, Speisky H (2006) Boldine and its antioxidant or health-promoting properties. Chem Biol Interact;159:1-17.

Oesch B, Westaway D, Wälchli M et al. (1985) A cellular gene encodes scrapie PrP 27-30 protein. Cell 40:735-746.

Ohtake H, Limprasert P, Fan Y et al. (2004) Beta-synuclein gene alterations in dementia with Lewy bodies. Neurology;63:805-811.

Oleniuc M, Schiller A, Secara I et al. (2012) Evaluation of advanced glycation end products accu-mulation, using skin autofluorescen-ce, in CKD and dialysis patients. Int Urol Nephrol;44:1441-1449.

Olzscha H, Schermann SM, Woerner AC et al. (2011) Amyloid-like aggregates sequester num-rous metastable proteins with essential cellular functions. Cell;144:67-78.

Opie EL (1901) The relation of diabetes mellitus to lesions of the pancreas. Hyaline degeneration of the islands of langerhans. J Exp Med;5:527-540.

Oropesa-Nuñez R, Seghezza S, Dante S et al. (2016) Interaction of toxic and non-toxic HypF-N oligomers with lipid bilayers investigated at high resolution with atomic force microscopy. On-cotarget;7:20-23.

Oste RE, Dahlqvist A, Sjostrom H et al. (1986) Effect of Maillard reaction products on protein digestion: in vitro studies. J Agric Food Chem;34:355-358.

Pahlavani MA, Harris MD, Moore SA et al. (1995) The expression of heat shock protein 70 de-creases with age in lymphocytes from rats and rhesus monkeys. Exp Cell Res;218:310-318.

Park SH, Kukushkin Y, Gupta R et al. (2013) PolyQ proteins interfere with nuclear degradation of cytosolic proteins by sequestering the Sis1p chaperone. Cell;154:134-145.

Patel A, Lee HO, Jawerth L et al. (2015) A liquid-to-solid phase transition of the ALS protein FUS accelerated by disease mutation. Cell;162:1066-1077.

Paz Gavilán M, Vela J, Castaño A et al. (2006) Cellular environment facilitates protein accu-mula-tion in aged rat hippocampus. Neurobiol Aging;27:973-982.

Pejnovic NN, Pantic JM, Jovanovic IP et al. (2013) Galectin-3 deficiency accelerates high-fat diet-induced obesity and amplifies inflammation in adipose tissue and pancreatic islets. Diabetes;62:1932-1944.

Peppa M, Raptis SA (2008) Advanced glycation end products and cardiovascular disease. Curr Diabetes Rev;4:92-100.

Peppa M, Raptis SA (2011) Glycoxidation and wound healing in diabetes: an interesting relati-onship. Curr Diabetes Rev;7:416-425.

Peppa M, Stavroulakis P, Raptis SA (2009) Advan-ced glycoxidation products and impaired diabe-tic wound healing. Wound Repair Regen;17:461-472.

Peppa M, Uribarri J, Vlassara H (2008) Aging and glycoxidant stress. Hormones (Athens);7:123-132.

Perng MD, Muchowski PJ, van Den IJssel P et al. (1999) The cardiomyopathy and lens cataract mutation in alphaB-crystallin alters its protein structure, chaperone activity, and interaction with intermediate filaments in vitro. J Biol Chem;274:33235-33243.

Perry VH, Nicoll JA, Holmes C (2010) Microglia in neurodegenerative disease. Nat Rev Neu-rol;6:193-201.

Pierce A, Podlutskaya N, Halloran JJ et al. (2013) Over-expression of heat shock factor 1 phe-nocopies the effect of chronic inhibition of TOR by rapamycin and is sufficient to ameliorate Alzheimer's-like deficits in mice modeling the disease. J Neurochem;124:880-893.

Pierce A, Wei R, Halade D et al. (2010) A Novel mouse model of enhanced proteostasis: full-length human heat shock factor 1 transgenic mice. Biochem Biophys Res Commun;402:59-65.

Pietrocola F, Castoldi F, Kepp O et al. (2019) Spermidine reduces cancer-related mortality in humans. Autophagy;15(2):362-365.

Piperi C, Adamopoulos C, Dalagiorgou G et al. (2012) Crosstalk between advanced glycation and endoplasmic reticulum stress: emerging therapeutic targeting for metabolic diseases. J Clin En-docrinol Metab;97:2231-2242.

Poitout V, Hagman D, Stein R et al. (2006) Regulation of the insulin gene by glucose and fatty acids. J Nutr;136:873-876.

Pokupec R, Kalauz M, Turk N et al. (2003) Advan-ced glycation endproducts in human diabetic and non-diabetic cataractous lenses. Graefes Arch Clin Exp Ophthalmol;241:378-384.

Polymeropoulos MH, Lavedan C, Leroy E et al. (1997) Mutation in the α-synuclein gene identifi-ed in families with Parkinson's disease. Science;276:2045-2047.

Poulsen MW, Hedegaard RV, Andersen JM et al. (2013) Advanced glycation end products in food and their effects on health. Food Chem Toxicol;60:10-37.

Prasad A, Bekker P, Tsimikas S. (2012) Advanced glycation end products and diabetic cardiovas-cu-lar disease. Cardiol Rev;20:177-183.

Puddu A, Sanguineti R, Durante A et al. (2013) Glucagon-like peptide-1 triggers protective pa-thways in pancreatic beta-cells exposed to glycated serum. Mediators Inflamm;2013:317120.

Puddu A, Sanguineti R, Durante A et al. (2012) Pioglitazone attenuates the detrimental effects of advanced glycation end-products in the pancreatic beta cell line HIT-T15. Regul Pept;177:79-84.

Quade-Lyssy P, Kanarek AM, Baiersdörfer M et al. (2013) Statins stimulate the production of a soluble form of the receptor for advanced glycation end products. J Lipid Res;54:3052-3061.

Radwan M, Wood RJ, Sui X et al. (2017) When proteostasis goes bad: protein aggregation in the cell. IUBMB Life;69:49-54.

Ramasamy R, Vannucci SJ, Yan SS et al. (2005) Advanced glycation end products and RAGE: a common thread in aging, diabetes, neurodegenera-tion, and inflammation. Glycobiology;15:16R-28R.

Ramasamy R, Yan SF, Schmidt AM (2012) Advanced glycation endproducts: from precursors to RAGE: round and round we go. Amino Acids;42:1151-1161.

Ramaswami M, Taylor JP, Parker R (2013) Altered ribostasis: RNA-protein granules in degenerati-ve disorders. Cell;154:727-736.

Rampelt H, Kirstein-Miles J, Nillegoda NB et al. (2012) Metazoan Hsp70 machines use Hsp110 to power protein disaggregation. EMBO J;31:4221-4235.

Rasheed Z, Akhtar N, Haqqi TM (2011) Advan-ced glycation end products induce the expression of interleukin-6 and interleukin-8 by receptor for advanced glycation end product-mediated activa-tion of mitogen-activated protein kinases and nuclear factor-κB in human osteoarthritis chond-rocytes. Rheumatology;50:838-851.

Raucci A, Cugusi S, Antonelli A et al. (2008) A soluble form of the receptor for advanced glycati-on endproducts (RAGE) is produced by proteolytic cleavage of the membrane-bound form by the sheddase a disintegrin and metalloprotease 10 (ADAM10). FASEB J;22:3716-3727.

Ren S, Chen J, Duscher D et al. (2019) Micro-vesicles from human adipose stem cells promote wound healing by optimizing cellular functions via AKT and ERK signaling pathways. Stem Cell Res Ther;10(1):47.

Renton AE, Majounie E, Waite A et al. (2011) A hexanucleotide repeat expansion in C9ORF72 is the cause of chromosome 9p21-linked ALS-FTD. Neuron;72:257-268.

Requena JR, Ahmed MU, Fountain CW et al. (1997) Carboxyethylethanolamine, a biomarker of phospholipids modification during the Maillard reaction in vivo. J Biol Chem;272:17453-17479.

Rhein V, Song X, Wiesner A et al. (2009) Amyloid-beta and tau synergistically impair the oxidati-ve phosphorylation system in triple transgenic Alzheimer's disease mice. Proc Natl Acad Sci U S A;106:20057-20062.

Ridley RM, Baker HF, Windle CP et al. (2006) Very long term studies of the seeding of beta-amyloidosis in primates. J Neural Transm;113:1243-1251.

Rodríguez JM, Balich LV, Concha MJ et al. (2015) Reduction of serum advanced glycation end-products with a low calorie Mediterranean diet. Nutr Hosp;31:2511-2517.

Roehrs M, Figueiredo CG, Zanchi MM et al. (2014) Bixin and Norbixin have opposite effects on glycemia, lipidemia, and oxidative stress in streptozotocin-induced diabetic rats. Int J Endocri-nol;2014:839095.

Rogaev EI (1995) Familial Alzheimer's disease in kindreds with missense mutations in a gene on chromosome 1 related to the Alzheimer's disease type 3 gene. Nature;376:775-778.

Roncero-Ramos I, Delgado-Andrade C, Haro A et al. (2013) Effects of dietary bread crust Maillard reaction products on calcium and bone metabo-lism in rats. Amino Acids;44:1409-1418.

Roncero-Ramos I, Delgado-Andrade C, Tessier FJ et al. (2013) Metabolic transit of N(ε)-carboxy-methyl-lysine after consumption of AGEs from bread crust. Food Funct;4:1032-1039.

Rosen DR, Siddique T, Patterson D et al. (1993) Mutations in Cu/Zn superoxide dismutase gene are associated with familial amyotrophic lateral sclerosis. Nature;362:59-62.

Rothenberg C, Srinivasan D, Mah L et al. (2010) Ubiquilin functions in autophagy and is degraded by chaperone-mediated autophagy. Hum Mol Genet;19:3219-3232.

Saisho Y, Maruyama T, Hirose H et al. (2007) Relationship between proinsulin-to-insulin ratio and advanced glycation endproducts in Japanese type 2 diabetic subjects. Diabetes Res Clin Pract;78:182-188.

Sajithlal GB, Chithra P, Chandrakasan G (1998) Effect of curcumin on the advanced glycation and cross-linking of collagen in diabetic rats. Biochem Pharmacol;56:1607-1614.

Sanders DW, Kaufman SK, DeVos SL et al. (2014) Distinct tau prion strains propagate in cells and mice and define different tauopathies. Neuron;82:1271-1288.

Santilli F, Vazzana N, Iodice P et al. (2013) Effects of high-amount-high-intensity exercise on in vivo platelet activation: modulation by lipid peroxidation and AGE/RAGE axis. Thromb Ha-emost;110:1232-1240.

Sasaki N, Fukatsu R, Tsuzuki K et al. (1998) Advanced glycation end products in Alzheimer's dise-ase and other neurodegenerative diseases. Am J Pathol;153:1149-1155.

Schaumburg H, Kaplan J, Windebank A et al. (1983) Sensory neuropathy from pyridoxine abuse – a new megavitamin syndrome. N Engl J Med;309:445-448.

Scheper W, Hoozemans JJ (2015) The unfolded protein response in neurodegenerative diseases: a neuropathological perspective. Acta Neuropa-thol;130:315-331.

Scherzinger E, Sittler A, Schweiger K et al. (1999) Self-assembly of polyglutamine-containing huntingtin fragments into amyloid-like fibrils: implications for Huntington's disease pathology. Proc Natl Acad Sci U S A;96:4604-4609.

Schmidt AM (2014) Skin autofluorescence, 5-year mortality, and cardiovascular events in peri-pheral arterial disease: all that glitters is surely not gold. Arterioscler Thromb Vasc Biol;34:697-699.

Schupp N, Dette EM, Schmid U et al. (2008) Benfotiamine reduces genomic damage in peri-pheral lymphocytes of hemodialysis patients. Naunyn Schmiedebergs Arch Pharmacol;378:283-291.

Sebeková K, Faist V, Hofmann T et al. (2003) Effects of a diet rich in advanced glycation end pro-ducts in the rat remnant kidney model. Am J Kidney Dis;41:S48-S51.

Sebeková K, Hofmann T, Boor P et al. (2005) Renal effects of oral Maillard reaction product load in the form of bread crusts in healthy and subtotally nephrectomized rats. Ann N Y Acad Sci;1043:482-491.

Sebeková K, Saavedra G, Zumpe C et al. (2008) Plasma concentration and urinary excretion of N-epsilon-(carboxymethyl)lysine in breast milk- and formula-fed infants. Ann N Y Acad Sci;1126:177-180.

Seftel AD, Vaziri ND, Ni Z et al. (1997) Advanced glycation end products in human penis: elevati-on in diabetic tissue, site of deposition, and possible effect through iNOS or e-NOS. Urology;50:1016-1026.

Semba RD, Bandinelli S, Sun K et al. (2009) Plasma carboxymethyl-lysine, and advanced glycation end product, and all-cause and cardiovascular disease mortality in older community-dwelling adults. J Am Geriatr Soc;57:1874-1880.

Semba RD, Bandinelli S, Sun K et al. (2010) Relationship of an advanced glycation end product, plasma carboxymethyl-lysine, with slow walking speed in older adults: the InCHIANTI study. Eur J Appl Physiol;108:191-195.

Semba RD, Cotch MF, Gudnason V et al. (2014) Serum carboxymethyllysine, an advanced glycati-on end product, and age-related macular degeneration: the Age, Gene/Environment Susceptibi-lity-Reykjavik Study. JAMA Ophthal-mol;132:464-470.

Semba RD, Ferrucci L, Sun K et al. (2009) Elevated serum advanced glycation end products and their circulating receptors are associated with anaemia in older community-dwelling wo-men. Age Ageing;38:283-289.
Semba RD, Fink JC, Sun K et al. (2010) Serum carboxymethyl-lysine, a dominant advanced glyca-tion end product, is associated with chronic kidney disease: the Baltimore longitudinal study of aging. J Ren Nutr;20:74-81.
Semba RD, Gebauer SK, Baer DJ et al. (2014) Dietary intake of advanced glycation end products did not affect endothelial function and inflammation in healthy adults in a randomized control-led trial. J Nutr;144:1037-1042.
Shamsi FA, Partal A, Sady C et al. (1998) Immunological evidence for methylglyoxal-derived mo-difications in vivo. Determination of antigenic epitopes. J Biol Chem;273:6928-6936.
Sharma SK, Priya S (2016) Expanding role of molecular chaperones in regulating α-synuclein mis-folding; implications in Parkinson's disease. Cell Mol Life Sci;74:617-629.
Shelkovnikova TA, Robinson HK, Southcombe JA et al. (2014) Multistep process of FUS aggrega-ti-on in the cell cytoplasm involves RNA-dependent and RNA-independent mechanisms. Hum Mol Genet;23:5211-5226.
Sherrington R, Rogaev EI, Liang Y et al. (1995) Cloning of a gene bearing missense mutations in early-onset familial Alzheimer's disease. Nature;375:754-760.
Shi L, Chen H, Yu X, Wu X (2013) Advanced glycation end products delay corneal epithelial wound healing through reactive oxygen species generation. Mol Cell Biochem;383:253-259.
Shin JY, Fang ZH, Yu ZX (2005) Expression of mutant huntingtin in glial cells contributes to neu-ronal excitotoxicity. J Cell Biol;171:1001-1012.
Shorter J (2011) The mammalian disaggregase machinery: Hsp110 synergizes with Hsp70 and Hsp40 to catalyze protein disaggregation and reactivation in a cell-free system. PLoS O-NE;6:e26319.
Singh R, Kølvraa S, Bross P et al. (2006) Reduced heat shock response in human mononuclear cells during aging and its association with polymorphisms in HSP70 genes. Cell Stress Chapero-nes;11:208-215.
Singleton AB, Farrer M, Johnson J et al. (2003) alpha-Synuclein locus triplication causes Parkin-son's disease. Science;302:841.
Sipe JD, Cohen AS (2000) Review: history of the amyloid fibril. J Struct Biol;130:88-98.
Sokolowski F, Modler AJ, Masuch R et al. (2003) Formation of critical oligomers is a key event during conformational transition of recombinant syrian hamster prion protein. J Biol Chem;278:40481-40492.
Somoza V, Lindenmeier M, Hofmann T et al. (2005) Dietary bread crust advanced glycation end products bind to the receptor for AGEs in HEK-293 kidney cells but are rapidly excreted after oral administration to healthy and subtotally nephrec-tomized rats. Ann N Y Acad Sci;1043:492-500.
Somoza V, Wenzel E, Lindenmeier M et al. (2005) Influence of feeding malt, bread crust, and a pronylated protein on the activity of chemopreventive enzymes and antioxidative defense parameters in vivo. J Agric Food Chem;53:8176-8182.
Song YM, Song SO, You YH et al. (2013) Glycated albumin causes pancreatic β-cells dysfunction through autophagy dysfunction. Endocrinolo-gy;154:2626-2639.
Sontag EM, Vonk WI, Frydman J (2014) Sorting out the trash: the spatial nature of eukaryotic protein quality control. Curr Opin Cell Biol;26:139-146.
Specht S, Miller SB, Mogk A et al. (2011) Hsp42 is required for sequestration of protein aggregates into deposition sites in Saccharomyces cerevisiae. J Cell Biol;195:617-629.
Stefani M, Dobson CM (2003) Protein aggregation and aggregate toxicity: new insights into pro-tein folding, misfolding diseases and biological evolution. J Mol Med;81:678-699.
Stekovic S, Hofer SJ, Tripolt N et al. (2020) Alternate Day Fasting Improves Physiological and Molecular Markers of Aging in Healthy, Non-obese Humans. Cell Metab;31(4):878-881.
Steppan J, Tran H, Benjo AM et al. (2012) Alagebrium in combination with exercise ameliorates age-associated ventricular and vascular stiffness. Exp Gerontol;47:565-572.
Stirban A, Nandrean S, Negrean M et al. (2008) Skin autofluorescence increases postprandially in human subjects. Diabetes Technol Ther;10:200-205.
Stirban A, Negrean M, Stratmann B et al. (2006) Benfotiamine prevents macro and microvascular endothelial dysfunction and oxidative stress following a meal rich in advanced glycation end products in individuals with type 2 diabetes. Diabetes Care;29:2064-2071
Stöckl MT, Zijlstra N, Subramaniam V (2013) α-Synuclein oligomers: an amyloid pore? Insights into mechanisms of α-synuclein oligomer-lipid interactions. Mol Neurobiol;47:613-621.
Stöhr J, Watts JC, Mensinger ZL et al. (2012) Purified and synthetic Alzheimer's amyloid beta (Aβ) prions. Proc Natl Acad Sci U S A;109:11025-11030.
Sugiyama T, Okuno T, Fukuhara M et al. (2007) Angiotensin II receptor blocker inhibits abnormal accumulation of advanced glycation end products and retinal damage in a rat model of type 2 diabetes. Exp Eye Res;85:406-412.
Takahashi R, Imamura A, Yoshikane M et al. (2011) High serum concentrations of pentosidine, an advanced glycation end product, are associated with low normal value of ankle-brachial index in apparently healthy men. Metabolism;60:649-654.
Tan KC, Chow WS, Lam JC et al. (2006) Advanced glycation endproducts in nondiabetic patients with obstructive sleep apnea. Sleep;29:329-333.
Tan Y, Wang CY, Lo S et al. (2008) Methylglyoxal: its presence in beverages and potential scavengers. N Y Acad Sci;1126:72-75.
Tantalaki E, Piperi C, Livadas S et al. (2014) Impact of dietary modification of advanced glycation end products (AGEs) on the hormonal and metabolic profile of women with polycystic ovary syn-drome (PCOS). Hormones (Athens);13:65-73.
Taylor RC (2016) Aging and the UPR(ER). Brain Res;1648:588-593.
Taylor RC, Dillin A (2013) XBP-1 is a cell-nonautonomous regulator of stress resistance and longe-vity. Cell;153:1435-1447.
Tezel G, Luo C, Yang X (2007) Accelerated aging in glaucoma: immunohistochemical assessment of advanced glycation end products in the human retina and optic nerve head. Invest Ophthal-mol Vis Sci;48:1201-1211.
Torrente MP, Shorter J (2013) The metazoan protein disaggregase and amyloid depolymerase system: Hsp110, Hsp70, Hsp40, and small heat shock proteins. Prion;7:457-463.
Tsakiri EN, Iliaki KK, Höhn A et al. (2013) Diet-derived advanced glycation end products or lipo-fuscin disrupts proteostasis and reduces life span in Drosophila melanogaster. Free Radic Biol Med;65:1155-1163.
Tyedmers J, Mogk A, Bukau B (2010) Cellular strategies for controlling protein aggregation. Nat Rev Mol Cell Biol;11:777-788.
Uribarri J, Cai W, Sandu O et al. (2005) Diet-derived advanced glycation end products are major contributors to the body's AGE pool and induce inflammation in healthy subjects. Ann N Y Acad Sci;1043:461-466.
Uribarri J, Stirban A, Sander D et al. (2007) Single oral challenge by advanced glycation end pro-ducts acutely impairs endothelial function in diabetic and nondiabetic subjects. Diabetes Care;30:2579-2582.
Uribarri J, Woodruff S, Goodman S et al. (20109 Advanced glycation end products in foods and a practical guide to their reduction in the diet. J Am Diet Assoc;110:911-916.
Utsunomiya N, Chuyen NV, Kato H (1990) Nutritional and physiological effects of casein modified by glucose, diacetyl, or hexanal. J Nutr Sci Vitaminol;36:387-397.
Uversky VN (2017) Intrinsically disordered proteins in overcrowded milieu: membrane-less orga-nelles, phase separation, and intrinsic disorder. Curr Opin Struct Biol;44:18-30.
Valente EM, Bentivoglio AR, Dixon PH et al. (2001) Localization of a novel locus for autosomal recessive early-onset parkinsonism, PARK6, on human chromosome 1p35-p36. Am J Hum Ge-net;68:895-900.
Van Ham TJ, Holmberg MA, van der Goot AT et al. (2010) Identification of MOAG-4/SERF as a re-gulator of age-related proteotoxicity. Cell;142:601-612.
Van Nguyen C (2006) Toxicity of the AGEs generated from the Maillard reaction: on the relati-onship of food-AGEs and biological-AGEs. Mol Nutr Food Res;50:1140-1149.
Ventura S, Zurdo J, Narayanan S et al. (2004) Short amino acid stretches can mediate amyloid formation in globular proteins: the Src homology 3 (SH3) case. Proc Natl Acad Sci U S A;101:7258-7263.
Vicart P, Caron A, Guicheney P et al. (1998) A missense mutation in the alphaB-crystallin chape-rone gene causes a desmin-related myopathy. Nat Genet;20:92-95.
Vlassara H (2005) Advanced glycation in health and disease: role of the modern environ-ment. Ann N Y Acad Sci;1043:452-460.
Vlassara H, Cai W, Crandall J et al. (2002) Inflammatory mediators are induced by dietary gly-co-toxins, a major risk factor for diabetic angiopathy. Proc Natl Acad Sci U S A;99:15596-15601.
Vlassara H, Li YM, Imani F et al. (1995) Identification of galectin-3 as a high-affinity binding protein for advanced glycation end products (AGE): a new member of the AGE-receptor com-plex. Mol Med;1:634-646.
Wacker JL, Zareie MH, Fong H et al. (2004) Hsp70 and Hsp40 attenuate formation of spherical and annular polyglutamine oligomers by partitioning monomer. Nat Struct Mol Biol;11:1215-1222.
Walker GA, White TM, McColl G et al. (2001) Heat shock protein accumulation is upregulated in a long-lived mutant of Caenorhabditis elegans. J Gerontol A Biol Sci Med Sci;56:281-287.
Watt B, van Niel G, Raposo G et al. (2013) PMEL: a pigment cell-specific model for functional amyloid formation. Pigment Cell Melanoma Res;26:300-315.
Watts JC, Condello C, Stöhr J et al. (2014) Serial propagation of distinct strains of Aβ prions from Alzheimer's disease patients. Proc Natl Acad Sci U S A;11:10323-10328.
Wautier JL, Wautier MP, Schmidt AM et al. (1994) Advanced glycation end products (AGEs) on the surface of diabetic erythrocytes bind to the vessel wall via a specific receptor inducing oxi-dant stress in the vasculature: a link between surface-associated AGEs and diabetic complica-tions. Proc Natl Acad Sci U S A;91:7742-7746.
Wautier MP, Chappey O, Corda S et al. (2001) Activation of NADPH oxidase by AGE links oxidant stress to altered gene expression via RAGE. Am J Physiol Endocrinol Metab;280:E685-E694.
West R, Moshier E, Lubitz I et al. (2014) Dietary advanced glycation end products are associated with decline in memory in young elderly. Mech Ageing Dev;140:10-12.
Westermark GT, Westermark P (2013) Islet amyloid polypeptide and diabetes. Curr Protein Pept Sci;14:330-337.
Westermark P, Engström U, Westermark GT et al. (1989) Islet amyloid polypeptide (IAPP) and pro-IAPP immunoreactivity in human islets of Langerhans. Diabetes Res Clin Pract;7:219-226.
Wilhelmsen KC, Lynch T, Pavlou E et al. (1994) Localization of disinhibition-dementia-parkinsonism-amyotrophy complex to 17q21-22. Am J Hum Genet;55:1159-1165.
Winkler J, Tyedmers J, Bukau B et al. (2012) Chaperone networks in protein disaggregation and prion propagation. J Struct Biol;179:152-160.
Wirth M, Benson G, Schwarz C et al. (2018) The effect of spermidine on memory performance in older adults at risk for dementia: A randomized controlled trial. Cortex;109:181-188.
Wiseman FK, Al-Janabi T, Hardy J et al. (2015) A genetic cause of Alzheimer disease: mechanistic insights from Down syndrome. Nat Rev Neurosci;16:564-574.
Woerner AC, Frottin F, Hornburg D et al. (2016) Cytoplasmic protein aggregates interfere with nucleocytoplasmic transport of protein and RNA. Science;351:173-176.
Won KB, Chang HJ, Park SH et al. (2012) High serum advanced glycation end-products predict coronary artery disease irrespective of arterial stiffness in diabetic patients. Korean Circ J;42:335-340.
Wong RK, Pettit AI, Davies JE et al. (2002) Augmentation of the neutrophil respiratory burst through the action of advanced glycation end products: a potential contributor to vascular oxi-dant stress. Diabetes;51:2846-2853.
Wright KJ, Thomas MM, Betik AC et al. (2014) Exercise training initiated in late middle age at-tenuates cardiac fibrosis and advanced glycation end-product accumulation in senescent rats. Exp Gerontol;50:9-18.
Wu D, Wen W, Qi CL et al. (2012) Ameliorative effect of berberine on renal damage in rats with diabetes induced by high-fat diet and streptozotocin. Phytomedicine;19:712-718.
Xi M, Hai C, Tang H et al. (2010) Antioxidant and antiglycation properties of triterpenoid sapon-ins from Aralia taibaiensistraditionally used for treating diabetes mellitus. Redox Rep;15:20-28.
Yaacoub R, Saliba R, Nsouli B et al. (2008) Formation of lipid oxidation and isomerization pro-ducts during processing of nuts and sesame seeds. J Agri Food Chem;56:7082-7090.
Yamaguchi F, Ariga T, Yoshimura Y et al. (2000) Antioxidative and antiglycation activity of garcinol from Garcinia indica fruit rind. J Agri Food Chem;48:180-185.
Yamagishi S, Matsui T, Ueda S et al. (2007) Advanced glycation end products (AGEs) and car-diovascular disease (CVD) in diabetes. Cardiovasc Hematol Agents Med Chem;5:236-240.
Yamagishi S, Nakamura K, Inoue H et al. (2005) Possible participation of advanced glycation end products in the pathogenesis of colorectal cancer in diabetic patients. Med Hypothe-ses;64:1208-1210.
Yamagishi S, Nakamura K, Inoue H et al. (2005) Serum or cerebrospinal fluid levels of glyceralde-hyde-derived advanced glycation end products (AGEs) may be a promising biomarker for early detection of Alzheimer's disease. Med Hypotheses;64:1205-1207.
Yan SD, Schmidt AM, Anderson GM et al. (1994) Enhanced cellular oxidant stress by the interac-tion of advanced glycation end products with their receptors/binding proteins. J Biol Chem;269:9889-9897.
Yan SJ, Wang L, Li Z et al. (2012) Inhibition of advanced glycation end product formation by Pu-erh tea ameliorates progression of experimental diabetic nephropathy. J Agric Food Chem;60:4102-4110.
Yang Z, Makita Z, Horii Y et al. (1991) Two novel rat liver membrane proteins that bind advanced glycosylation end products: relationship to macrophage receptor for glucose modified pro-teins. J Exp Med;174:515-524.
Yao Y, Cheng XZ, Wang LX et al. (2012) Major phenolic compounds, antioxidant capacity and an-tidiabetic potential of rice bean (Vigna umbellata L.) in China. Int J Mol Sci;13:2707-2716.
Yaylayan VA, Haffenden L, Chu FL et al. (2005) Oxidative pyrolysis and postpyrolytic derivatization techniques for the total analysis of Maillard model systems—investigation of control parameters of Maillard reaction pathways. Ann N Y Acad Sci;1043:41-54.
Ye L, Fritschi SK, Schelle J et al. (2015) Persistence of Aβ seeds in APP null mouse brain. Nat Neurosci;18:16-19.
Yeh CH, Sturgis L, Haidacher J et al. (2001) Requirement for p38 and p44/p42 mitogen-activated protein kinases in RAGE-mediated nuclear factor-kappaB transcriptional activation and cytokine secretion. Diabetes;50:1495-1504.
Yerbury JJ, Ooi L, Dillin A et al. (2016) Walking the tightrope: proteostasis and neurodegenerati-ve disease. J Neurochem;137:489-505.
Yonekura H, Yamamoto Y, Sakurai S et al. (2003) Novel splice variants of the receptor for advan-ced glycation end-products expressed in human vascular endothelial cells and pericytes, and their putative roles in diabetes-induced vascular injury. Biochem J;370:1097-1109.
Yoshida N, Okumura K, Aso Y (2005) High serum pentosidine concentrations are associated with increased arterial stiffness and thickness in patients with type 2 diabetes. Metabolism;54:345-350.
Zeb I, Ahmadi N, Nasir K et al. (2012) Aged garlic extract and coenzyme Q10 have favorable effect on inflammatory markers and coronary atherosclerosis progression: a randomized clinical trial. J Cardiovasc Dis Res;3:185-190.
Zhang K, Donnelly CJ, Haeusler AR et al. (2015) The C9orf72 repeat expansion disrupts nucleo-cy-toplasmic transport. Nature;525:56-61.
Zhang Z, Sethiel MS, Shen W et al. (2013) Hyperoside downregulates the receptor for advanced glycation end products (RAGE) and promotes proliferation in ECV304 cells via the c-Jun N-terminal kinases (JNK) pathway following stimulation by advanced glycation end-products in vit-ro. Int J Mol Sci;14:22697-22707.
Zheng F, He C, Cai W et al. (2002) Prevention of diabetic nephropathy in mice by a diet low in glycoxidation products. Diabetes Metab Res Rev:18:224-237.
Zhu Y, Lan F, Wei J, et al. (2011) Influence of dietary advanced glycation end products on wound healing in nondiabetic mice. J Food Sci;76:5-10.
Zieman SJ, Melenovsky V, Clattenburg L et al. (2007) Advanced glycation endproduct crosslink breaker (alagebrium) improves endothelial functi-on in patients with isolated systolic hyperten-sion. J Hypertens;25:577-583.
Zimprich A, Biskup S, Leitner P et al. (2004) Mutations in LRRK2 cause autosomal-dominant par-kinsonism with pleomorphic pathology. Neuron;44:601-607.
Zizzi A, Tirabassi G, Aspriello SD et al. (2013) Gingival advanced glycation end-products in diabe-tes mellitus-associated chronic periodontitis: an immunohistochemical study. J Periodontal Res;48:293-301.

REGISTER

BÜCHER & LINKS, DIE WEITERHELFEN

BÜCHER DER AUTORIN

Ruge, Nina: Sei DU der Leuchtturm deines Lebens. Selbstbestimmt und frei durch innere Führung. *Gütersloher Verlagshaus*

Ruge, Nina: Der unbesiegbare Sommer in uns: Ein Wegweiser zu unserem ureigenen Kraftort. *Goldmann*

WEITERE EMPFEHLENSWERTE BÜCHER

Blackburn, Elizabeth: Die Entschlüsselung des Alterns. Der Telomer-Effekt. *Mosaik*

Coelho, Manuel Pinto: Älter werden ohne zu altern. Ein Arzt verrät innovative Anti-Aging-Strategien, um die biologische Uhr zurückzudrehen. *Riva*

Gregner, Michael und Stone, Gene: How not to die. Entdecken Sie Nahrungsmittel, die Ihr Leben verlängern – und bewiesenermaßen Krankheiten vorbeugen und heilen. *Unimedica*

Müller, Oliver: Altern. Sterben. Tod: Die Vergänglichkeit des Menschen aus der Sicht der Naturwissenschaften. *Gütersloher Verlagshaus*

Rubach, Malte: Das Geheimnis des gesunden Alterns. Die Essenz aller wissenschaftlichen Studien, mit vielen praktischen Anwendungen. *Knaur*

Sinclair, David A., LaPlante, Matthew D. et al.: Das Ende des Alterns: Die revolutionäre Medizin von morgen. *Dumont*

Straub, Rainer: Altern, Müdigkeit und Entzündungen verstehen. Wenn Immunsystem und Gehirn um Energie ringen. *Springer*

HILFREICHE LINKS

www.alzheimer-forschung.de
www.bundesgesundheitsministerium.de
www.bzfe.de
www.deutsche-alzheimer.de
www.dge.de
www.diabetesstiftung.de
www.parkinson-aktuell.de

DANK

Ein großer Dank geht an meine Eltern, die mich **(Nina)** schon früh für Medizin und Wissenschaft begeisterten!

Danken möchte ich **(Dominik)** zuerst meinem wissenschaftlichen Mentor, Professor Dr. Geoffrey Gurtner. Er war es, der einem unerfahrenen Medizinabsolventen die Chance gab, herausragende Forschung an einer beeindruckenden Institution kennenzulernen. Er hat mir in den Jahren an der Stanford University die Basis des wissenschaftlichen Denkens nahegebracht und mich gelehrt, wie wichtig der Brückenschlag zwischen klinischer Medizin, Forschung und Wirtschaft ist. Sein Vorbild ist die Grundlage für meine Karriere und prägt meine Weltanschauung bis heute. Auch möchte ich meinem chirurgischen Mentor, Dozent Dr. Georg Huemer, danken. Seine schier übermenschliche Energie, sein Elan und sein beeindruckendes operatives Können dienen mir fortwährend als Inspiration und Ansporn. Er hat mir das Handwerk der Plastischen Chirurgie und den Umgang mit Patienten nahegebracht wie kein anderer. Nur durch seine stets kompetente Hilfestellung, im Operationssaal, aber auch weit darüber hinaus, konnte ich zu dem Arzt und Menschen heranreifen, der ich heute bin. Zuletzt, aber nicht am wenigsten danke ich meinem Freund Dominik Thor für seine stetige Unterstützung und die Ermöglichung, neben der klinischen Tätigkeit und wissenschaftlichen Arbeit auch in die spannende Welt der Wirtschaft Einblick zu erhalten. Er hat mit seinem strategisch vorausschauenden Blick, seinem Optimismus und so manchem wertvollen Ratschlag zur rechten Zeit meine Arbeitsweise und Haltung wesentlich geprägt. Seine konstruktive Kritik hilft stets, den Blick für das Wesentliche nicht zu verlieren und in schwierigen Situationen die richtigen Entscheidungen zu treffen. Entschuldigen möchte ich mich bei meiner Familie, für die ich durch oftmals überbordenden Enthusiasmus für die vielen Facetten meines Berufes immer zu wenig Zeit habe.

VITAE

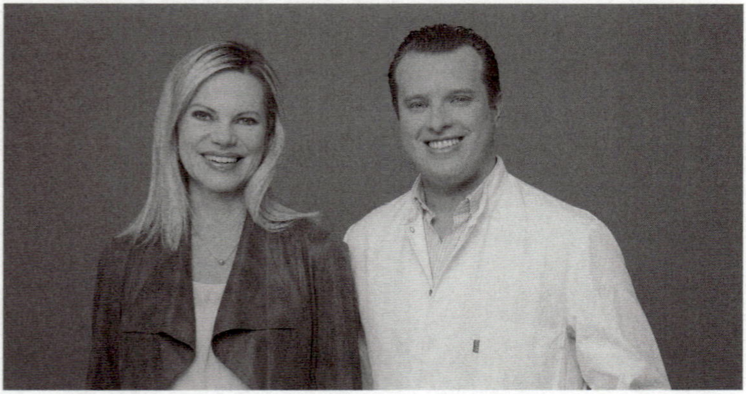

Nina Ruge ist studierte Biologin und Journalistin. Sie moderiert regelmäßig Kongresse und Podiumsdiskussionen zu Themen aus Forschung und Wissenschaft. Zudem ist sie aus Nachrichtensendungen und erfolgreichen Formaten wie „Leute heute" einem großen Publikum bekannt. Nina Ruge ist Autorin mehrerer populärwissenschaftlicher Bücher.
Dr. Dr. med. Dominik Duscher ist plastischer Chirurg und Direktor der Abteilung für Experimentelle Plastische Chirurgie an der TU München. Außerdem arbeitet, lehrt und forscht er an den Universitäten Linz und Tübingen und ist in niedergelassener Praxis in München tätig. Sein Forschungsschwerpunkt ist die Optimierung der Zellfunktion bei Alter und bei Diabetes. Nach seiner medizinischen Ausbildung an der Medizinischen Universität Wien, dem University College London und der Harvard Medical School in Boston absolvierte er einen Postdoktorandenstudienaufenthalt für Stammzellbiologie und Regenerative Medizin an der Stanford University. Er hält mehrere Patente und veröffentlichte mehr als 100 wissenschaftliche Arbeiten. Seine Forschungen zur Hautregeneration führten zur Gründung des Biotech-Unternehmens Tomorrowlabs GmbH, in dem er als geschäftsführender Gesellschafter fungiert.

IMPRESSUM

Projektleitung: Eva Dotterweich, Ariane Hug

Lektorat: Eva Dotterweich

Schlussredaktion: Dr. Helga Hofmann

Umschlaggestaltung & Layout: independent Medien-Design, Horst Moser, München

Herstellung: Petra Roth

Satz: Reemers Publishing Services GmbH

Reproduktion Inhalt: Medienprinzen GmbH, München

Reproduktion Umschlag: Longo AG, Bozen

Druck und Bindung: CPI BOOKS, Ulm

ISBN 978-3-8338-7178-8

1. Auflage 2020

Bildnachweis

Illustrationen: Lisa Borgenheimer, außer S. 124, 152 (Shutterstock), S. 130 (Science Photo Library), Fotos: S. 351: Kay Blaschke

MIX
Papier aus verantwortungsvollen Quellen
FSC® C083411
FSC www.fsc.org

QUALITÄTS G|U GARANTIE

LIEBE LESERINNEN UND LESER,
wir wollen Ihnen mit diesem Buch Informationen und Anregungen geben, um Ihnen das Leben zu erleichtern oder Sie zu inspirieren, Neues auszuprobieren. Wir achten bei der Erstellung unserer Bücher auf Aktualität und stellen höchste Ansprüche an Inhalt und Gestaltung. Alle Anleitungen und Rezepte werden von unseren Autoren, jeweils Experten auf ihren Gebieten, gewissenhaft erstellt und von unseren Redakteuren/innen mit größter Sorgfalt ausgewählt und geprüft.

Haben wir Ihre Erwartungen erfüllt? Sind Sie mit diesem Buch und seinen Inhalten zufrieden? Haben Sie weitere Fragen zu diesem Thema? Wir freuen uns auf Ihre Rückmeldung, auf Lob, Kritik und Anregungen, damit wir für Sie immer besser werden können. Und wir freuen uns, wenn Sie diesen Titel weiterempfehlen, in Ihrem Freundeskreis oder bei Ihrem online-Kauf.

Sollten wir Ihre Erwartungen so gar nicht erfüllt haben, tauschen wir Ihnen Ihr Buch jederzeit gegen ein gleichwertiges zum gleichen oder ähnlichen Thema um.

KONTAKT
GRÄFE UND UNZER VERLAG
Leserservice
Postfach 86 03 13
81630 München
E-Mail: leserservice@graefe-und-unzer.de
Telefon: 00800 / 72 37 33 33*
Telefax: 00800 / 50 12 05 44*
Mo-Do: 9.00-17.00 Uhr
Fr: 9.00-16.00 Uhr (*gebührenfrei in D,A,CH)

GRÄFE UND UNZER

Ein Unternehmen der
GANSKE VERLAGSGRUPPE

www.facebook.com/gu.verlag

Wichtiger Hinweis

Die Informationen in diesem Buch stellen die Erfahrungen und die Meinung der Autoren dar. Sie wurden von ihnen nach bestem Wissen erstellt und mit größtmöglicher Sorgfalt geprüft. Sie bieten jedoch keinen Ersatz für persönlichen kompetenten medizinischen Rat. Weder die Autoren noch der Verlag können für eventuelle Nachteile oder Schäden, die aus den im Buch gegebenen praktischen Hinweisen resultieren, eine Haftung übernehmen.